U0102817

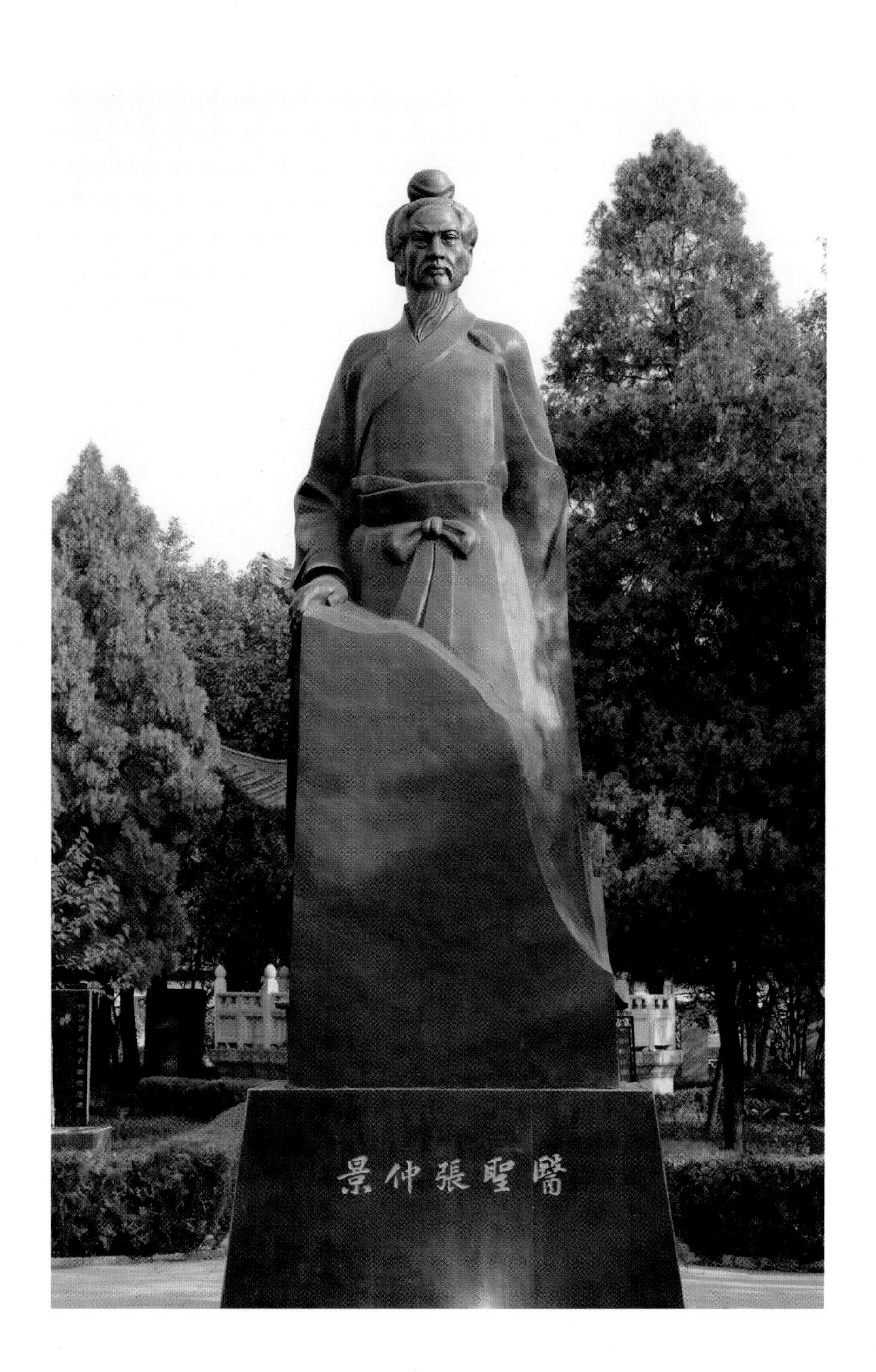
醫聖張仲景

国医经典诵读

伤寒论

[汉]张仲景 著

宋世昌 孙中木 曹清河 主编

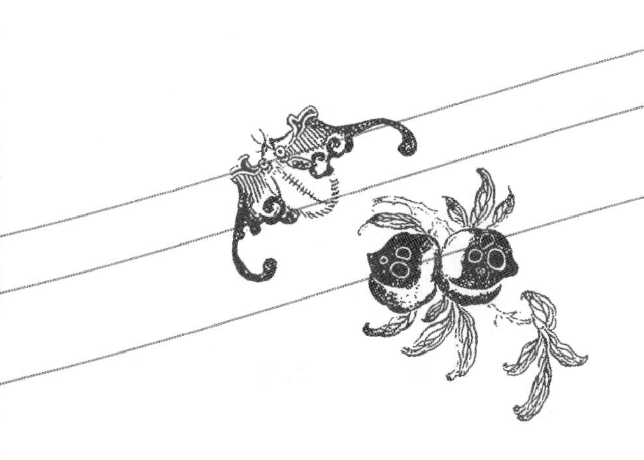

郑州大学出版社

图书在版编目（CIP）数据

伤寒论 /（汉）张仲景著；宋世昌，孙中木，曹清河主编. —郑州：郑州大学出版社，2023.11

（国医经典诵读）

ISBN 978-7-5645-9982-9

Ⅰ.①伤… Ⅱ.①张… ②宋… ③孙… ④曹… Ⅲ.①《伤寒论》Ⅳ.①R222.2

中国国家版本馆CIP数据核字（2023）第202296号

伤寒论

SHANGHANLUN

选题策划	苗　萱	封面设计	薛　莲
责任编辑	高　杨　张　楠	版式设计	李新坡
责任校对	张彦勤	责任监制	李瑞卿

出版发行	郑州大学出版社	地　址	郑州市大学路 40 号（450052）
出 版 人	孙保营	网　址	http://www.zzup.cn
经　销	全国新华书店	发行电话	0371-66966070
印　刷	河南大美印刷有限公司		
开　本	787 mm × 1 092 mm　1/16	彩　页	1
印　张	25.5	字　数	482千字
版　次	2023 年 11 月第 1 版	印　次	2023 年 11 月第 1 次印刷

书　号	ISBN 978-7-5645-9982-9	定　价	128.00 元

编 委 会

主　编　宋世昌　孙中木　曹清河

副主编　张玉铭　张珠琳　苏　圆　胡　英　赵丽娜

编　委　刘　婷　高红霞　孙启智　季　莫　李　丽
　　　　刘雪燕　薛　琴　李小玲　张燕钗　丁　燕
　　　　肖学萍　王旭燕　刘瑞敏　万皓月　杨　锐
　　　　高小丽　戴小秋　郜丽梅　蔡　欢　樊赞红
　　　　杨蕊菡　闵　苏　田利利　黄翠艳　秦　娜
　　　　周　清　高红燕　李晓慧　莎日娜　麻　静
　　　　唐永梅　李美丽

序 言

宋世昌先生于出生于中医世家，家学源远，父辈擅长治疗妇科疾病。临床在诊治妇科疾病之时，年轻妈妈患者常常问及儿童疾病的关联问题，为此宋世昌开始关注儿科疾病，久之妇幼疾患皆通，开创阳光育儿宋氏儿推学。从2013年开始在全国各大中城市推广小儿推拿，并逐渐形成一套集喂养与小儿推拿与一体的宋氏儿推，著有《一学就会的宋氏小儿推拿》一书。宋世昌先生系著名国医王凤岐教授弟子，阳光育儿宋氏儿推创始人，现担任中国民间中医医药研究开发协会穴位贴敷疗法分会和古乾坤艾灸分会执行会长兼秘书长。

宋世昌自幼学医，读经典，学伤寒，喜经方之简便廉验，心中独尊医圣仲景。宋世昌先生不仅精研育儿经和儿推术，为百姓解除病苦，更把传承、弘扬仲景学说作为自己毕生的追求：让经典活起来，让经方应用起来。这次疫情过去，我们相信中华大地一定会兴起一个“全民中医热”，掀起学习中医药知识的高潮。如何利用这个锲机，普及与推广中医药文化和知识，特别是普及与推广中医经典，让广大民众更加广泛地认识中医、认同中医、接受中医，是一个摆在我们中医人面前的重大课题。我们一直讲弘扬中医药文化，但是大多数是在我们中医内部做的，很少向广大民众普及与推广。宋世昌先生亲历了自学《伤寒论》和《金匮要略》的阅读障碍，他看到了古代经典向现代社会广泛传播，需要一个“注音”的桥梁，来解决中医经典推广与普及的广泛性、普及性、全民参与性问题，他就身体力行做成了这件平凡而伟大的事情。基于对经典的热爱和经方的推崇，宋世昌先生对《伤寒论》和《金匮要略》进行注音整理，向社会大众推广与普及祖国医学经典，从而使祖国医学经典走向普通人的阅读视野和自我健康生活。

无论研究与考证、编订与校注、外文与翻译、普及与推广《伤寒论》和《金匮要略》，其目的都是让人们读懂《伤寒论》和《金匮要略》，真正让经典活起来，让经方应用起来。进入二十世纪，中医经典逐渐被边缘化，这一方面有来自中医学西方科技的重大挑战的原因；另一方面，现代文化语境下，由于古代经典的古奥，带来的不便也是一个重要原因。真正的善学者，都只是向文字借道，借一条路而效法天地，师法自然。正如杨鹤汀先生在《伤寒论浅歌》和《金匮浅歌》序言中所言：但汉文近古，辞简义赅，到语体文普及的时候，尚有几人能读这本书？势必把他当做古物陈列而已。“承修先生诵读经典系列”简繁对照、字音合一，易识易记，常学常新，为现代普通民众学习、研究、传承仲景学说，修筑了一条直通经典的捷径，其作用堪与杨鹤汀先生以白话歌诀的文体推出的《伤寒论浅歌》和《金匮浅歌》异曲同工。宋世昌先生热心公益、敬贤法圣、献身国医、传播医典的精神，是我们广大中医人学习的榜样。

刘海燕

二〇二二年三月三十日 医圣祠

目　录

xù

序
序

lùn yuē yú měi lǎn yuè rén rù guó zhī zhěn wàng qí hóu zhī
论曰：余每览越人入虢之诊，望齐侯之
論曰：余每覽越人入虢之診，望齊侯之

sè wèi cháng bù kǎi rán tàn qí cái xiù yě guài dāng jīn jū shì
色，未尝不慨然叹其才秀也。怪当今居世
色，未嘗不慨然歎其才秀也。怪當今居世

zhī shì zēng bù liú shén yī yào jīng jiū fāng zhú shàng yǐ liáo
之士，曾不留神医药，精究方术，上以疗
之士，曾不留神醫藥，精究方術，上以療

jūn qīn zhī jí xià yǐ jiù pín jiàn zhī è zhōng yǐ bǎo shēn cháng
君亲之疾，下以救贫贱之厄，中以保身长
君親之疾，下以救貧賤之厄，中以保身長

quán yǐ yǎng qí shēng dàn jìng zhú róng shì qǐ zhǒng quán háo
全，以养其生，但竞逐荣势，企踵权豪，
全，以養其生，但競逐榮勢，企踵權豪，

zī zī jí jí wéi míng lì shì wù chóng shì qí mò hū qì
孜孜汲汲，惟名利是务，崇饰其末，忽弃
孜孜汲汲，惟名利是務，崇飾其末，忽棄

qí běn huá qí wài ér cuì qí nèi pí zhī bù cún máo jiāng ān
其本，华其外而悴其内，皮之不存，毛将安
其本，華其外而悴其内，皮之不存，毛將安

fù yān cù rán zāo xié fēng zhī qì yīng fēi cháng zhī jí huàn
附焉？猝然遭邪风之气，婴非常之疾，患
附焉？猝然遭邪風之氣，嬰非常之疾，患

jí huò zhì ér fāng zhèn lì jiàng zhì qū jié qīn wàng wū zhù
及祸至，而方震栗，降志屈节，钦望巫祝，
及禍至，而方震慄，降志屈節，欽望巫祝，

gào qióng guī tiān shù shǒu shòu bài jī bǎi nián zhī shòu mìng chí
告穷归天，束手受败。赍百年之寿命，持
告窮歸天，束手受敗。賫百年之壽命，持

zhì guì zhī zhòng qì wěi fù fán yī zì qí suǒ cuò duō jiē wū
至贵之重器，委付凡医，恣其所措，咄嗟呜
至貴之重器，委付凡醫，恣其所措，咄嗟嗚

hū jué shēn yǐ bì shén míng xiāo miè biàn wéi yì wù yōu
呼！厥身已毙，神明消灭，变为异物，幽
呼！厥身已斃，神明消滅，變為異物，幽

qián chóng quán tú wéi tí qì tòng fú jǔ shì hūn mí mò
潜重泉，徒为啼泣。痛夫！举世昏迷，莫
潛重泉，徒為啼泣。痛夫！舉世昏迷，莫

néng jiào wù bù xī qí mìng ruò shì qīng shēng bǐ hé róng shì
能觉悟，不惜其命，若是轻生，彼何荣势
能覺悟，不惜其命，若是輕生，彼何榮勢

zhī yún zāi ér jìn bù néng ài rén zhī rén tuì bù néng ài shēn
之云哉！而进不能爱人知人，退不能爱身
之云哉！而進不能愛人知人，退不能愛身

zhī yǐ yù zāi zhí huò shēn jū è dì méng méng mèi mèi
知己，遇灾值祸，身居厄地，蒙蒙昧昧，
知己，遇災值禍，身居厄地，蒙蒙昧昧，

chǔn ruò yóu hún āi hū qū shì zhī shì chí jìng fú huá bù
蠢若游魂。哀乎！趋世之士，驰竞浮华，不
蠢若遊魂。哀乎！趨世之士，馳競浮華，不

gù gēn běn wàng qū xùn wù wēi ruò bīng gǔ zhì yú shì yě
固根本，忘躯徇物，危若冰谷，至于是也。
固根本，忘軀徇物，危若冰谷，至於是也。

yú zōng zú sù duō xiàng yú èr bǎi jiàn ān jì nián yǐ
余宗族素多，向余二百，建安纪年以
餘宗族素多，向餘二百，建安紀年以

lái yóu wèi shí rěn qí sǐ wáng zhě sān fēn yǒu èr shāng hán

来，犹未十稔，其死亡者，三分有二，伤寒

來，猶未十稔，其死亡者，三分有二，傷寒

shí jū qí qī gǎn wǎng xī zhī lún sàng shāng héng yāo zhī mò

十居其七。感往昔之沦丧，伤横夭之莫

十居其七。感往昔之淪喪，傷橫夭之莫

jiù nǎi qín qiú gǔ xùn bó cǎi zhòng fāng zhuàn yòng sù wèn

救，乃勤求古训，博采众方，撰用《素问》

救，乃勤求古訓，博采眾方，撰用《素問》

jiǔ juǎn bā shí yī nán yīn yáng dà lùn tāi lú yào

《九卷》《八十一难》《阴阳大论》《胎胪药

《九卷》《八十一難》《陰陽大論》《胎臚藥

lù bìng píng mài biàn zhèng wéi shāng hán zá bìng lùn

录》，并《平脉辨证》，为《伤寒杂病论》

錄》，并《平脉辨證》，為《傷寒雜病論》

hé shí liù juǎn suī wèi néng jìn yù zhū bìng shù kě yǐ jiàn bìng

合十六卷。虽未能尽愈诸病，庶可以见病

合十六卷。雖未能盡愈諸病，庶可以見病

zhī yuán ruò néng xún yú suǒ jí sī guò bàn yǐ

知源，若能寻余所集，思过半矣。

知源，若能尋餘所集，思過半矣。

fú tiān bù wǔ xíng yǐ yùn wàn lèi rén bǐng wǔ cháng yǐ

夫天布五行，以运万类，人禀五常，以

夫天布五行，以運萬類，人稟五常，以

yǒu wǔ zàng jīng luò fǔ shù yīn yáng huì tōng xuán míng yōu wēi

有五脏，经络腑俞，阴阳会通，玄冥幽微，

有五臟，經絡腑俞，陰陽會通，玄冥幽微，

biàn huà nán jí zì fēi cái gāo shí miào qǐ néng tàn qí lǐ zhì

变化难极，自非才高识妙，岂能探其理致

變化難極，自非才高識妙，豈能探其理致

zāi shàng gǔ yǒu shén nóng huáng dì qí bó bó gāo léi
哉！上古有神农、黄帝、岐伯、伯高、雷
哉！上古有神農、黄帝、岐伯、伯高、雷

gōng shào yú shào shī zhòng wén zhōng shì yǒu cháng sāng biǎn
公、少俞、少师、仲文，中世有长桑、扁
公、少俞、少師、仲文，中世有長桑、扁

què hàn yǒu gōng chéng yáng qìng jí cāng gōng xià cǐ yǐ wǎng
鹊，汉有公乘阳庆及仓公，下此以往，
鵲，漢有公乘陽慶及倉公，下此以往，

wèi zhī wén yě
未之闻也。
未之聞也。

guān jīn zhī yī bù niàn sī qiú jīng zhǐ yǐ yǎn qí suǒ
观今之医，不念思求经旨，以演其所
觀今之醫，不念思求經旨，以演其所

zhī gè chéng jiā jì zhōng shǐ shùn jiù xǐng jí wèn bìng wù
知，各承家技，终始顺旧，省疾问病，务
知，各承家技，終始順舊，省疾問病，務

zài kǒu gǐ xiāng duì sī xū biàn chù tāng yào àn cùn bù jí
在口给，相对斯须，便处汤药，按寸不及
在口給，相對斯須，便處湯藥，按寸不及

chǐ wò shǒu bù jí zú rén yíng fū yáng sān bù bù cān dòng
尺，握手不及足，人迎趺阳，三部不参，动
尺，握手不及足，人迎趺陽，三部不參，動

shù fā xī bù mǎn wǔ shí duǎn qī wèi zhī jué zhěn jiǔ hòu
数发息，不满五十，短期未知决诊，九候
數發息，不滿五十，短期未知决診，九候

zēng wú fǎng fú míng táng què tíng jìn bù jiàn chá suǒ wèi kūi
曾无仿佛，明堂阙庭，尽不见察，所谓窥
曾無仿佛，明堂闕庭，盡不見察，所謂窺

guǎn ér yǐ fú yù shì sǐ bié shēng shí wéi nán yǐ
管而已。夫欲视死别生，实为难矣！
管而已。夫欲視死别生，實為難矣！

kǒng zǐ yún shēng ér zhī zhī zhě shàng xué zé yà zhī
孔子云：“生而知之者上，学则亚之，
孔子云：“生而知之者上，學則亞之，

duō wén bó zhì zhī zhī cì yě yú sù shàng fāng shù qǐng shì
多闻博识，知之次也。”余宿尚方术，请事
多聞博識，知之次也。”余宿尚方術，請事

sī yǔ
斯语。
斯語。

biàn mài fǎ dì yī
辨脉法第一
辨脉法第一

wèn yuē mài yǒu yīn yáng hé wèi yě dá yuē fán mài
问曰：脉有阴阳，何谓也？答曰：凡脉
問曰：脉有陰陽，何謂也？答曰：凡脉

dà fú shuò dòng huá cǐ míng yáng yě mài chén sè
大、浮、数、动、滑，此名阳也；脉沉、涩、
大、浮、數、動、滑，此名陽也；脉沉、澀、

ruò xián wēi cǐ míng yīn yě fán yīn bìng xiàn yáng mài zhě
弱、弦、微，此名阴也。凡阴病见阳脉者
弱、弦、微，此名陰也。凡陰病見陽脉者

shēng yáng bìng xiàn yīn mài zhě sǐ
生，阳病见阴脉者死。
生，陽病見陰脉者死。

wèn yuē mài yǒu yáng jié yīn jié zhě hé yǐ bié zhī
问曰：脉有阳结、阴结者，何以别之？
問曰：脉有陽結、陰結者，何以別之？

dá yuē qí mài fú ér shuò néng shí bù dà biàn zhě cǐ wéi
答曰：其脉浮而数，能食，不大便者，此为
答曰：其脉浮而數，能食，不大便者，此為

shí míng yuē yáng jié yě qī shí qī rì dāng jù qí mài chén
实，名曰阳结也，期十七日当剧。其脉沉
實，名曰陽結也，期十七日當劇。其脉沉

ér chí bù néng shí shēn tǐ zhòng dà biàn fǎn yìng míng yuē
而迟，不能食，身体重，大便反硬，名曰
而遲，不能食，身體重，大便反硬，名曰

yīn jié yě qī shí sì rì dāng jù
阴结也，期十四日当剧。
陰結也，期十四日當劇。

wèn yuē bìng yǒu xǐ xī wù hán ér fù fā rè zhě hé
问曰：病有洒淅恶寒，而复发热者，何？
問曰：病有灑淅惡寒，而復發熱者，何？

dá yuē yīn mài bù zú yáng wǎng cóng zhī yáng mài bù zú yīn
答曰：阴脉不足，阳往从之，阳脉不足，阴
答曰：陰脉不足，陽往從之，陽脉不足，陰

wǎng chéng zhī yuē hé wèi yáng bù zú dá yuē jiǎ lìng cùn
往乘之。曰：何谓阳不足？答曰：假令寸
往乘之。曰：何謂陽不足？答曰：假令寸

kǒu mài wēi míng yuē yáng bù zú yīn qì shàng rù yáng zhōng zé
口脉微，名曰阳不足，阴气上入阳中，则
口脉微，名曰陽不足，陰氣上入陽中，則

xǐ xī wù hán yě yuē hé wèi yīn bù zú dá yuē chǐ mài
洒淅恶寒也。曰：何谓阴不足？答曰：尺脉
灑淅惡寒也。曰：何謂陰不足？答曰：尺脉

ruò míng yuē yīn bù zú yáng qì xià xiàn rù yīn zhōng zé fā
弱，名曰阴不足，阳气下陷入阴中，则发
弱，名曰陰不足，陽氣下陷入陰中，則發

rè yě yáng mài fú yīn mài ruò zhě zé xuè xū xuè xū zé
热也。阳脉浮，阴脉弱者，则血虚，血虚则
熱也。陽脉浮，陰脉弱者，則血虚，血虚則

jīn jí yě qí mài chén zhě róng qì wēi yě qí mài fú ér
筋急也。其脉沉者，荣气微也。其脉浮而
筋急也。其脉沉者，榮氣微也。其脉浮而

hàn chū rú liú zhū zhě wèi qì shuāi yě róng qì wēi zhě jiā
汗出如流珠者，卫气衰也。荣气微者，加
汗出如流珠者，衛氣衰也。榮氣微者，加

shāo zhēn zé xuè liú bù xíng gèng fā rè ér zào fán yě
烧针，则血留不行，更发热而躁烦也。
燒針，則血留不行，更發熱而躁煩也。

mài ǎi ǎi rú chē gài zhě míng yuē yáng jié yě
脉蔼蔼如车盖者，名曰阳结也。
脉藹藹如車盖者，名曰陽結也。

mài lěi lěi rú xún cháng gān zhě míng yuē yīn jié yě
脉累累如循长竿者，名曰阴结也。
脉累累如循長竿者，名曰陰結也。

mài piē piē rú gēng shàng féi zhě yáng qì wēi yě
脉瞥瞥，如羹上肥者，阳气微也。
脉瞥瞥，如羮上肥者，陽氣微也。

mài yíng yíng rú zhī zhū sī zhě yáng qì shuāi yě
脉萦萦如蜘蛛丝者，阳气衰也。
脉縈縈如蜘蛛絲者，陽氣衰也。

mài mián mián rú xiè qī zhī jué zhě wáng qí xuè yě
脉绵绵如泻漆之绝者，亡其血也。
脉綿綿如瀉漆之絕者，亡其血也。

mài lái huǎn shí yī zhǐ fù lái zhě míng yuē jié mài lái shuò shí yī zhǐ fù lái zhě míng yuē cù mài yáng shèng zé cù yīn shèng zé jié cǐ jiē bìng mài
脉来缓，时一止复来者，名曰结。脉来数，时一止复来者，名曰促。脉阳盛则促，阴盛则结，此皆病脉。
脉來緩，時一止復來者，名曰結。脉來數，時一止復來者，名曰促。脉陽盛則促，陰盛則結，此皆病脉。

yīn yáng xiāng tuán míng yuē dòng yáng dòng zé hàn chū yīn dòng zé fā rè xíng lěng wù hán zhě cǐ sān jiāo shāng yě ruò
阴阳相抟，名曰动。阳动则汗出，阴动则发热。形冷恶寒者，此三焦伤也。若
陰陽相摶，名曰動。陽動則汗出，陰動則發熱。形冷惡寒者，此三焦傷也。若

shuò mài xiàn yú guān shàng, shàng xià wú tóu wěi, rú dòu dà, jué
数脉见于关上，上下无头尾，如豆大，厥
數脈見於關上，上下無頭尾，如豆大，厥

jué dòng yáo zhě, míng yuē dòng yě.
厥动摇者，名曰动也。
厥動搖者，名曰動也。

yáng mài fú dà ér rú, yīn mài fú dà ér rú, yīn mài yǔ
阳脉浮大而濡，阴脉浮大而濡，阴脉与
陽脈浮大而濡，陰脈浮大而濡，陰脈與

yáng mài tóng děng zhě, míng yuē huǎn yě.
阳脉同等者，名曰缓也。
陽脈同等者，名曰緩也。

mài fú ér jǐn zhě, míng yuē xián yě. xián zhě, zhuàng rú
脉浮而紧者，名曰弦也。弦者，状如
脈浮而緊者，名曰弦也。弦者，狀如

gōng xián, àn zhī bù yí yě. mài jǐn zhě, rú zhuǎn suǒ wú cháng
弓弦，按之不移也。脉紧者，如转索无常
弓弦，按之不移也。脈緊者，如轉索無常

yě.
也。
也。

mài xián ér dà, xián zé wéi jiǎn, dà zé wéi kōu, jiǎn zé wéi
脉弦而大，弦则为减，大则为芤，减则为
脈弦而大，弦則為減，大則為芤，減則為

hán, kōu zé wéi xū, hán xū xiāng tuán, cǐ míng wéi gé, fù rén
寒，芤则为虚，寒虚相抟，此名为革，妇人
寒，芤則為虛，寒虛相搏，此名為革，婦人

zé bàn chǎn lòu xià, nán zǐ zé wáng xuè shī jīng.
则半产漏下，男子则亡血失精。
則半產漏下，男子則亡血失精。

wèn yuē bìng yǒu zhàn ér hàn chū yīn dé jiě zhě hé yě
问曰：病有战而汗出，因得解者，何也？
問曰：病有戰而汗出，因得解者，何也？

dá yuē mài fú ér jǐn àn zhī fǎn kōu cǐ wéi běn xū gù
答曰：脉浮而紧，按之反芤，此为本虚，故
答曰：脉浮而緊，按之反芤，此為本虛，故

dāng zhàn ér hàn chū yě qí rén běn xū shì yǐ fā zhàn yǐ
当战而汗出也。其人本虚，是以发战，以
當戰而汗出也。其人本虛，是以發戰，以

mài fú gù dāng hàn chū ér jiě yě ruò mài fú ér shuò àn
脉浮，故当汗出而解也。若脉浮而数，按
脉浮，故當汗出而解也。若脉浮而數，按

zhī bù kōu cǐ rén běn bù xū ruò yù zì jiě dàn hàn chū
之不芤，此人本不虚，若欲自解，但汗出
之不芤，此人本不虛，若欲自解，但汗出

ěr bù fā zhàn yě
耳，不发战也。
耳，不發戰也。

wèn yuē bìng yǒu bù zhàn ér hàn chū jiě zhě hé yě dá
问曰：病有不战而汗出解者，何也？答
問曰：病有不戰而汗出解者，何也？答

yuē mài dà ér fú shuò gù zhī bù zhàn hàn chū ér jiě yě
曰：脉大而浮数，故知不战汗出而解也。
曰：脉大而浮數，故知不戰汗出而解也。

wèn yuē bìng yǒu bù zhàn bù hàn chū ér jiě zhě hé yě
问曰：病有不战不汗出而解者，何也？
問曰：病有不戰不汗出而解者，何也？

dá yuē qí mài zì wēi cǐ yǐ céng fā hàn ruò tù ruò xià
答曰：其脉自微，此以曾发汗、若吐、若下、
答曰：其脉自微，此以曾發汗、若吐、若下、

ruò wáng xuè yǐ nà wú jīn yè cǐ yīn yáng zì hé bì zì
若亡血，以纳无津液，此阴阳自和，必自
若亡血，以納無津液，此陰陽自和，必自

yù gù bù zhàn bù hàn chū ér jiě yě
愈，故不战不汗出而解也。
愈，故不戰不汗出而解也。

wèn yuē shāng hán sān rì mài fú shuò ér wēi bìng rén shēn
问曰：伤寒三日，脉浮数而微，病人身
問曰：傷寒三日，脉浮數而微，病人身

liáng hé zhě hé yě dá yuē cǐ wéi yù jiě yě jiě yǐ yè
凉和者，何也？答曰：此为欲解也，解以夜
涼和者，何也？答曰：此為欲解也，解以夜

bàn mài fú ér jiě zhě jí rán hàn chū yě mài shuò ér jiě
半。脉浮而解者，濈然汗出也；脉数而解
半。脉浮而解者，濈然汗出也；脉數而解

zhě bì néng shí yě mài wēi ér jiě zhě bì dà hàn chū yě
者，必能食也；脉微而解者，必大汗出也。
者，必能食也；脉微而解者，必大汗出也。

wèn yuē mài bìng yù zhī yù wèi yù zhě hé yǐ bié zhī
问曰：脉病欲知愈未愈者，何以别之？
問曰：脉病欲知愈未愈者，何以別之？

dá yuē cùn kǒu guān shàng chǐ zhōng sān chù dà xiǎo fú chén
答曰：寸口、关上、尺中三处，大小浮沉
答曰：寸口、關上、尺中三處，大小浮沉

chí shuò tóng děng suī yǒu hán rè bù jiě zhě cǐ mài yīn yáng wéi
迟数同等，虽有寒热不解者，此脉阴阳为
遲數同等，雖有寒熱不解者，此脉陰陽為

hé píng suī jù dāng yù
和平，虽剧当愈。
和平，雖劇當愈。

shī yuē lì xià dé hóng dà mài shì qí běn wèi qí rén

师曰：立夏得洪。大脉，是其本位，其人

師曰：立夏得洪。大脉，是其本位，其人

bìng shēn tǐ kǔ téng zhòng zhě xū fā qí hàn ruò míng rì shēn

病身体苦疼重者，须发其汗。若明日身

病身體苦疼重者，須發其汗。若明日身

bù téng bù zhòng zhě bù xū fā hàn ruò hàn jí jí zì chū

不疼不重者，不须发汗。若汗濈濈自出

不疼不重者，不須發汗。若汗濈濈自出

zhě míng rì biàn jiě yǐ hé yǐ yán zhī lì xià mài hóng

者，明日便解矣。何以言之？立夏脉洪

者，明日便解矣。何以言之？立夏脉洪

dà shì qí shí mài gù shǐ rán yě sì shí fǎng cǐ

大，是其时脉，故使然也。四时仿此。

大，是其時脉，故使然也。四時仿此。

wèn yuē fán bìng yù zhī hé shí dé hé shí yù dá yuē

问曰：凡病欲知何时得，何时愈？答曰：

問曰：凡病欲知何時得，何時愈？答曰：

jiǎ lìng yè bàn dé bìng zhě míng rì rì zhōng yù rì zhōng dé bìng

假令夜半得病者，明日日中愈，日中得病

假令夜半得病者，明日日中愈，日中得病

zhě yè bàn yù hé yǐ yán zhī rì zhōng dé bìng yè bàn

者，夜半愈。何以言之？日中得病，夜半

者，夜半愈。何以言之？日中得病，夜半

yù zhě yǐ yáng dé yīn zé jiě yě yè bàn dé bìng míng rì rì

愈者，以阳得阴则解也；夜半得病，明日日

愈者，以陽得陰則解也；夜半得病，明日日

zhōng yù zhě yǐ yīn dé yáng zé jiě yě

中愈者，以阴得阳则解也。

中愈者，以陰得陽則解也。

cùn kǒu mài fú wéi zài biǎo chén wéi zài lǐ shuò wéi zài
寸口脉浮为在表，沉为在里，数为在
寸口脈浮為在表，沉為在裏，數為在

fǔ chí wéi zài zàng jiǎ lìng mài chí cǐ wéi zài zàng yě
腑，迟为在脏，假令脉迟，此为在脏也。
腑，遲為在臟，假令脈遲，此為在臟也。

fū yáng mài fú ér sè shào yīn mài rú jīng zhě qí bìng zài
趺阳脉浮而涩，少阴脉如经者，其病在
趺陽脈浮而澀，少陰脈如經者，其病在

pí fǎ dāng xià lì hé yǐ zhī zhī ruò mài fú dà zhě qì
脾，法当下利。何以知之？若脉浮大者，气
脾，法當下利。何以知之？若脈浮大者，氣

shí xuè xū yě jīn fū yáng mài fú ér sè gù zhī pí qì bù
实血虚也。今趺阳脉浮而涩，故知脾气不
實血虛也。今趺陽脈浮而澀，故知脾氣不

zú wèi qì xū yě yǐ shào yīn mài xián ér fú cái xiàn cǐ
足，胃气虚也。以少阴脉弦而浮才见，此
足，胃氣虛也。以少陰脈弦而浮纔見，此

wéi tiáo mài gù chèng rú jīng yě ruò fǎn huá ér shuò zhě gù
为调脉，故称如经也。若反滑而数者，故
為調脈，故稱如經也。若反滑而數者，故

zhī dāng shǐ nóng yě
知当屎脓也。
知當屎膿也。

cùn kǒu mài fú ér jǐn fú zé wéi fēng jǐn zé wéi hán
寸口脉浮而紧，浮则为风，紧则为寒。
寸口脈浮而緊，浮則為風，緊則為寒。

fēng zé shāng wèi hán zé shāng róng róng wèi jù bìng gú jié fán
风则伤卫，寒则伤荣，荣卫俱病，骨节烦
風則傷衛，寒則傷榮，榮衛俱病，骨節煩

téng dāng fā qí hàn yě
疼，当发其汗也。
疼，當發其汗也。

fū yáng mài chí ér huǎn wèi qì rú jīng yě fū yáng mài
趺阳脉迟而缓，胃气如经也。趺阳脉
趺陽脉遲而緩，胃氣如經也。趺陽脉

fú ér shuò fú zé shāng wèi shuò zé dòng pí cǐ fēi běn
浮而数，浮则伤胃，数则动脾，此非本
浮而數，浮則傷胃，數則動脾，此非本

bìng yī tè xià zhī suǒ wéi yě róng wèi nèi xiàn qí shuò xiān
病，医特下之所为也。荣卫内陷，其数先
病，醫特下之所為也。榮衛内陷，其數先

wēi mài fǎn dàn fú qí rén bì dà biàn yìng qì yī ér chú
微，脉反但浮，其人必大便硬，气噫而除，
微，脉反但浮，其人必大便硬，氣噫而除，

hé yǐ yán zhī běn yǐ shuò mài dòng pí qí shuò xiān wēi gù
何以言之？本以数脉动脾，其数先微，故
何以言之？本以數脉動脾，其數先微，故

zhī pí qì bù zhì dà biàn yìng qì yī ér chú jīn mài fǎn
知脾气不治，大便硬，气噫而除。今脉反
知脾氣不治，大便硬，氣噫而除。今脉反

fú qí shuò gǎi wēi xié qì dú liú xīn zhōng zé jī xié rè
浮，其数改微，邪气独留，心中则饥，邪热
浮，其數改微，邪氣獨留，心中則飢，邪熱

bù shā gǔ cháo rè fā kě shuò mài dāng chí huǎn mài yīn qián
不杀谷，潮热发渴，数脉当迟缓，脉因前
不殺穀，潮熱發渴，數脉當遲緩，脉因前

hòu dù shuò rú fǎ bìng zhě zé jī shuò mài bù shí zé shēng
后度数如法，病者则饥，数脉不时，则生
後度數如法，病者則飢，數脉不時，則生

è chuāng yě
恶疮也。
惡瘡也。

shī yuē bìng rén mài wēi ér sè zhě cǐ wéi yī suǒ bìng yě
师曰：病人脉微而涩者，此为医所病也。
師曰：病人脉微而澀者，此為醫所病也。

dà fā qí hàn yòu shuò dà xià zhī qí rén wáng xuè bìng dāng
大发其汗，又数大下之，其人亡血，病当
大發其汗，又數大下之，其人亡血，病當

wù hán hòu nǎi fā rè wú xiū zhǐ shí xià yuè shèng rè yù
恶寒，后乃发热，无休止时，夏月盛热，欲
惡寒，後乃發熱，無休止時，夏月盛熱，欲

zhuó fù yī dōng yuè shèng hán yù luǒ qí shēn suǒ yǐ rán
着复衣，冬月盛寒，欲裸其身。所以然
着復衣，冬月盛寒，欲裸其身。所以然

zhě yáng wēi zé wù hán yīn ruò zé fā rè cǐ yī fā qí hàn
者，阳微则恶寒，阴弱则发热，此医发其汗，
者，陽微則惡寒，陰弱則發熱，此醫發其汗，

shǐ yáng qì wēi yòu dà xià zhī lìng yīn qì ruò wǔ yuè zhī
使阳气微，又大下之，令阴气弱。五月之
使陽氣微，又大下之，令陰氣弱。五月之

shí yáng qì zài biǎo wèi zhōng xū lěng yǐ yáng qì nà wēi bù
时，阳气在表，胃中虚冷，以阳气纳微，不
時，陽氣在表，胃中虛冷，以陽气納微，不

néng shèng lěng gù yù zhuó fù yī shí yī yuè zhī shí yáng qì
能胜冷，故欲着复衣。十一月之时，阳气
能勝冷，故欲着復衣。十一月之時，陽氣

zài lǐ wèi zhōng fán rè yǐ yīn qì nà ruò bù néng shèng rè
在里，胃中烦热，以阴气纳弱，不能胜热，
在裏，胃中煩熱，以陰氣納弱，不能勝熱，

gù yù luǒ qí shēn yòu yīn mài chí sè gù zhī wáng xuè yě
故欲裸其身。又阴脉迟涩，故知亡血也。
故欲裸其身。又陰脉遲澀，故知亡血也。

mài fú ér dà xīn xià fǎn yìng yǒu rè shǔ zàng zhě gōng
脉浮而大，心下反硬，有热，属脏者，攻
脉浮而大，心下反硬，有熱，屬臟者，攻

zhī bù lìng fā hàn shǔ fǔ zhě bù lìng sōu shuò sōu shuò zé
之，不令发汗；属腑者，不令溲数，溲数则
之，不令發汗；屬腑者，不令溲數，溲數則

dà biàn yìng hàn duō zé rè yù hàn shǎo zé biàn nán mài chí
大便硬。汗多则热愈，汗少则便难，脉迟
大便硬。汗多則熱愈，汗少則便難，脉遲

shàng wèi kě gōng
尚未可攻。
尚未可攻。

mài fú ér hóng shēn hàn rú yóu chuǎn ér bù xiū shuǐ jiāng
脉浮而洪，身汗如油，喘而不休，水浆
脉浮而洪，身汗如油，喘而不休，水漿

bù xià xíng tǐ bù rén zhà jìng zhà luàn cǐ wéi mìng jué yě
不下，形体不仁，乍静乍乱，此为命绝也。
不下，形體不仁，乍靜乍亂，此為命絕也。

yòu wèi zhī hé zàng xiān shòu qí zāi ruò hàn chū fà rùn chuǎn bù
又未知何脏先受其灾，若汗出发润，喘不
又未知何臟先受其災，若汗出髮潤，喘不

xiū zhě cǐ wéi fèi xiān jué yě yáng fǎn dú liú xíng tǐ rú
休者，此为肺先绝也。阳反独留，形体如
休者，此為肺先絕也。陽反獨留，形體如

yān xūn zhí shì yáo tóu zhě cǐ wéi xīn jué yě chún wěn fǎn
烟熏，直视摇头者，此为心绝也。唇吻反
煙熏，直視搖頭者，此為心絕也。唇吻反

qīng sì zhī zhì xí zhě cǐ wéi gān jué yě huán kǒu lí hēi
青，四肢漐习者，此为肝绝也。环口黧黑，
青，四肢漐習者，此為肝絕也。環口黧黑，

róu hàn fā huáng zhě cǐ wéi pí jué yě sōu biàn yí shī kuáng
柔汗发黄者，此为脾绝也。溲便遗失，狂
柔汗發黃者，此為脾絕也。溲便遺失，狂

yán mù fǎn zhí shì zhě cǐ wéi shèn jué yě yòu wèi zhī hé
言、目反直视者，此为肾绝也。又未知何
言、目反直視者，此為腎絕也。又未知何

zàng yīn yáng qián jué ruò yáng qì qián jué yīn qì hòu jié zhě
脏阴阳前绝，若阳气前绝，阴气后竭者，
臟陰陽前絕，若陽氣前絕，陰氣後竭者，

qí rén sǐ shēn sè bì qīng yīn qì qián jué yáng qì hòu jié
其人死，身色必青；阴气前绝，阳气后竭
其人死，身色必青；陰氣前絕，陽氣後竭

zhě qí rén sǐ shēn sè bì chì yè xià wēn xīn xià rè yě
者，其人死，身色必赤，腋下温，心下热也。
者，其人死，身色必赤，腋下溫，心下熱也。

cùn kǒu mài fú dà ér yī fǎn xià zhī cǐ wéi dà nì fú
寸口脉浮大，而医反下之，此为大逆，浮
寸口脈浮大，而醫反下之，此為大逆，浮

zé wú xuè dà zé wéi hán hán qì xiāng tuán zé wéi cháng
则无血，大则为寒，寒气相抟，则为肠
則無血，大則為寒，寒氣相搏，則為腸

míng yī nǎi bù zhī ér fǎn yǐn lěng shuǐ lìng hàn dà chū shuǐ
鸣。医乃不知，而反饮冷水，令汗大出，水
鳴。醫乃不知，而反飲冷水，令汗大出，水

dé hán qì lěng bì xiāng tuán qí rén jí yē
得寒气，冷必相抟，其人即噎。
得寒氣，冷必相搏，其人即饐。

fū yáng mài fú，fú zé wéi xū，fú xū xiāng bó，gù lìng
趺阳脉浮，浮则为虚，浮虚相抟，故令
趺陽脉浮，浮則為虛，浮虛相搏，故令

qì yē，yán wèi qì xū jié yě。mài huá zé wéi yuě，cǐ wéi yī
气噎，言胃气虚竭也。脉滑则为哕，此为医
氣饲，言胃氣虛竭也。脉滑則為噦，此為醫

jiù，zé xū qǔ shí，shǒu kōng pò xuè，mài fú，bí zhōng zào
咎，责虚取实，守空迫血，脉浮，鼻中燥
咎，責虛取實，守空迫血，脉浮，鼻中燥

zhě，bì nǜ yě。
者，必衄也。
者，必衄也。

zhū mài fú shuò，dāng fā rè ér sǎ xī wù hán，ruò yǒu tòng
诸脉浮数，当发热而洒淅恶寒，若有痛
諸脉浮數，當發熱而灑淅惡寒，若有痛

chù，yǐn shí rú cháng zhě，xù jī yǒu nóng yě。
处，饮食如常者，蓄积有脓也。
處，飲食如常者，蓄積有膿也。

mài fú ér chí，miàn rè chì ér zhàn tì zhě，liù qī rì dāng
脉浮而迟，面热赤而战惕者，六七日当
脉浮而遲，面熱赤而戰惕者，六七日當

hàn chū ér jiě。fǎn fā rè zhě，chài chí，chí wéi wú yáng，bù
汗出而解。反发热者，瘥迟，迟为无阳，不
汗出而解。反發熱者，瘥遲，遲為無陽，不

néng zuò hàn，qí shēn bì yǎng yě。
能作汗，其身必痒也。
能作汗，其身必癢也。

cùn kǒu mài yīn yáng jù jǐn zhě，fǎ dāng qīng xié zhòng yú shàng
寸口脉阴阳俱紧者，法当清邪中于上
寸口脉陰陽俱緊者，法當清邪中於上

jiāo zhuó xié zhòng yú xià jiāo qīng xié zhòng shàng míng yuē jié
焦，浊邪中于下焦。清邪中上，名曰洁
焦，濁邪中於下焦。清邪中上，名曰潔

yě zhuó xié zhòng xià míng yuē hún yě yīn zhòng yú xié bì
也；浊邪中下，名曰浑也。阴中于邪，必
也；濁邪中下，名曰渾也。陰中於邪，必

nà lì yě biǎo qì wēi xū lǐ qì bù shǒu gù shǐ xié zhòng
纳慄也。表气微虚，里气不守，故使邪中
納慄也。表氣微虛，裏氣不守，故使邪中

yú yīn yě yáng zhòng yú xié bì fā rè tóu tòng xiàng jiàng jǐng
于阴也。阳中于邪，必发热头痛，项强颈
於陰也。陽中於邪，必發熱頭痛，項強頸

luán yāo tòng jìng suān suǒ wéi yáng zhòng wù lù zhī qì gù yuē
挛，腰痛胫酸，所为阳中雾露之气。故曰
攣，腰痛脛酸，所為陽中霧露之氣。故曰

qīng xié zhòng shàng zhuó xié zhòng xià yīn qì wéi lì zú xī
清邪中上，浊邪中下。阴气为慄，足膝
清邪中上，濁邪中下。陰氣為慄，足膝

nì lěng biàn nì wàng chū biǎo qì wēi xū lǐ qì wēi jí sān
逆冷，便溺妄出。表气微虚，里气微急，三
逆冷，便溺妄出。表氣微虛，裏氣微急，三

jiāo xiāng hùn nèi wài bù tōng shàng jiāo fú yù zàng qì xiāng
焦相溷，内外不通。上焦怫郁，脏气相
焦相溷，内外不通。上焦怫郁，臟氣相

xūn kǒu làn shí yín yě zhōng jiāo bù zhì wèi qì shàng chōng
熏，口烂食龂也。中焦不治，胃气上冲，
熏，口爛食齗也。中焦不治，胃氣上衝，

pí qì bù zhuǎn wèi zhōng wéi zhuó róng wèi bù tōng xuè níng bù
脾气不转，胃中为浊，荣卫不通，血凝不
脾氣不轉，胃中為濁，榮衛不通，血凝不

liú ruò wèi qì qián tōng zhě xiǎo biàn chì huáng yǔ rè xiāng

流。若卫气前通者，小便赤黄，与热相

流。若衛氣前通者，小便赤黃，與熱相

tuán yīn rè zuò shǐ yóu yú jīng luò chū rù zàng fǔ rè qì

抟，因热作使，游于经络，出入脏腑，热气

摶，因熱作使，遊於經絡，出入臟腑，熱氣

suǒ guò zé wéi yōng nóng ruò yīn qì qián tōng zhě yáng qì jué

所过，则为痈脓。若阴气前通者，阳气厥

所過，則為癰膿。若陰氣前通者，陽氣厥

wēi yīn wú suǒ shǐ kè qì nèi rù tì ér chū zhī shēng

微，阴无所使，客气内入，嚏而出之，声

微，陰無所使，客氣內入，嚏而出之，聲

wà yān sè hán jué xiāng zhuī wéi rè suǒ yōng xuè níng zì

嗢。咽塞，寒厥相追，为热所拥，血凝自

嗢。咽塞，寒厥相追，為熱所擁，血凝自

xià zhuàng rú tún gān yīn yáng jù jué pí qì gū ruò wǔ

下，状如豚肝。阴阳俱厥，脾气孤弱，五

下，狀如豚肝。陰陽俱厥，脾氣孤弱，五

yè zhù xià xià jiāo bù hé qīng biàn xià zhòng lìng biàn shuò

液注下。下焦不盍，清便下重，令便数

液注下。下焦不盍，清便下重，令便數

nán jì zhù jiǎo tòng mìng jiāng nán quán

难，齐筑湫痛，命将难全。

難，齊築湫痛，命將難全。

mài yīn yáng jù jǐn zhě kǒu zhōng qì chū chún kǒu gān zào

脉阴阳俱紧者，口中气出，唇口干燥，

脉陰陽俱緊者，口中氣出，唇口乾燥，

quán wò zú lěng bí zhōng tì chū shé shàng tāi huá wù wàng zhì

蜷卧足冷，鼻中涕出，舌上胎滑，勿妄治

蜷卧足冷，鼻中涕出，舌上胎滑，勿妄治

yě dào qī rì yǐ lái qí rén wēi fā rè shǒu zú wēn zhě
也。到七日以来，其人微发热，手足温者，
也。到七日以來，其人微發熱，手足溫者，

cǐ wéi yù jiě huò dào bā rì yǐ shàng fǎn dà fā rè zhě cǐ
此为欲解；或到八日以上，反大发热者，此
此為欲解；或到八日以上，反大發熱者，此

wéi nán zhì shè shǐ wù hán zhě bì yù ǒu yě fù nà tòng
为难治。设使恶寒者，必欲呕也；腹纳痛
為難治。設使惡寒者，必欲嘔也；腹納痛

zhě bì yù lì yě
者，必欲利也。
者，必欲利也。

mài yīn yáng jù jǐn zhì yú tù lì qí mài dú bù jiě
脉阴阳俱紧，至于吐利，其脉独不解；
脉陰陽俱緊，至於吐利，其脉獨不解；

jǐn qù rù ān cǐ wéi yù jiě ruò mài chí zhì liù qī rì bù
紧去入安，此为欲解。若脉迟，至六七日不
緊去入安，此為欲解。若脉遲，至六七日不

yù shí cǐ wéi wǎn fā shuǐ tíng gù yě wéi wèi jiě shí zì
欲食，此为晚发，水停故也，为未解；食自
欲食，此為晚發，水停故也，為未解；食自

kě zhě wéi yù jiě
可者，为欲解。
可者，為欲解。

bìng liù qī rì shǒu zú sān bù mài jiē zhì dà fán ér kǒu
病六七日，手足三部脉皆至，大烦而口
病六七日，手足三部脉皆至，大煩而口

jìn bù néng yán qí rén zào rǎo zhě bì yù jiě yě ruò mài
噤不能言，其人躁扰者，必欲解也。若脉
噤不能言，其人躁擾者，必欲解也。若脉

hé qí rén dà fán mù chóng jiǎn nèi jì huáng zhě cǐ yù jiě yě
和，其人大烦，目重睑内际黄者，此欲解也。
和，其人大煩，目重瞼內際黃者，此欲解也。

mài fú ér shuò fú wéi fēng shuò wéi xū fēng wéi rè xū wéi hán fēng xū xiāng tuán zé xǐ xī wù hán yě
脉浮而数，浮为风，数为虚，风为热，虚为寒，风虚相抟，则洒淅恶寒也。
脉浮而數，浮為風，數為虛，風為熱，虛為寒，風虛相摶，則灑淅惡寒也。

mài fú ér huá fú wéi yáng huá wéi shí yáng shí xiāng tuán qí mài shuò jí wèi qì shī dù fú huá zhī mài shuò jí fā rè hàn chū zhě cǐ wéi bù zhì
脉浮而滑，浮为阳，滑为实，阳实相抟，其脉数疾，卫气失度。浮滑之脉数疾，发热汗出者，此为不治。
脉浮而滑，浮為陽，滑為實，陽實相摶，其脉數疾，衛氣失度。浮滑之脉數疾，發熱汗出者，此為不治。

shāng hán ké nì shàng qì qí mài sǎn zhě sǐ wèi qí xíng sǔn gù yě
伤寒咳逆上气，其脉散者死，谓其形损故也。
傷寒欬逆上氣，其脉散者死，謂其形損故也。

píng mài fǎ dì èr

平脉法第二

平脉法第二

wèn yuē mài yǒu sān bù yīn yáng xiāng chéng róng wèi xuè
问曰：脉有三部，阴阳相乘，荣卫血
問曰：脉有三部，陰陽相乘，榮衛血

qì zài rén tǐ gōng hū xī chū rù shàng xià yú zhōng yīn
气，在人体躬。呼吸出入，上下于中，因
氣，在人體躬。呼吸出入，上下於中，因

xī yóu bù jīn yè liú tōng suí shí dòng zuò xiào xiàng xíng
息游布，津液流通。随时动作，效象形
息遊布，津液流通。隨時動作，效象形

róng chūn xián qiū fú dōng chén xià hóng chá sè guān mài dà
容，春弦秋浮，冬沉夏洪。察色观脉，大
容，春弦秋浮，冬沉夏洪。察色觀脉，大

xiǎo bù tóng yī shí zhī jiān biàn wú jīng cháng chǐ cùn cēn cī
小不同，一时之间，变无经常，尺寸参差，
小不同，一時之間，變無經常，尺寸參差，

huò duǎn huò cháng shàng xià guāi cuò huò cún huò wáng bìng zhé
或短或长，上下乖错，或存或亡。病辄
或短或長，上下乖錯，或存或亡。病輒

gǎi yì jìn tuì dī áng xīn mí yì huò dòng shī jì gāng
改易，进退低昂，心迷意惑，动失纪纲。
改易，進退低昂，心迷意惑，動失紀綱。

yuàn wèi jù chén lìng dé fēn míng shī yuē zǐ zhī suǒ wèn
愿为具陈，令得分明。师曰：子之所问，
願為具陳，令得分明。師曰：子之所問，

dào zhī gēn yuán mài yǒu sān bù chǐ cùn jí guān róng wèi liú
道之根源。脉有三部，尺寸及关，荣卫流
道之根源。脉有三部，尺寸及關，榮衛流

xíng bù shī héng quán shèn chén xīn hóng fèi fú gān xián cǐ
行，不失衡铨。肾沉心洪，肺浮肝弦，此
行，不失衡銓。腎沉心洪，肺浮肝弦，此

zì jīng cháng bù shī zhū fēn chū rù shēng jiàng lòu kè zhōu
自经常，不失铢分。出入升降，漏刻周
自經常，不失銖分。出入升降，漏刻周

xuán shuǐ xià bǎi kè yī zhōu xún huán dāng fù cùn kǒu xū
旋，水下百刻，一周循环。当复寸口，虚
旋，水下百刻，一周循環。當復寸口，虛

shí jiàn yān biàn huà xiāng chéng yīn yáng xiāng gān fēng zé fú
实见焉，变化相乘，阴阳相干。风则浮
實見焉，變化相乘，陰陽相干。風則浮

xū hán zé láo jiān chén qián shuǐ chù zhī yǐn jí xián dòng zé
虚，寒则牢坚，沉潜水滀，支饮急弦。动则
虛，寒則牢堅，沉潛水滀，支飲急弦。動則

wéi tòng shuò zé rè fán shè yǒu bù yìng zhī biàn suǒ yuán
为痛，数则热烦，设有不应，知变所缘。
為痛，數則熱煩，設有不應，知變所緣。

sān bù bù tóng bìng gè yì duān dà guò kě guài bù jí yì
三部不同，病各异端，大过可怪，不及亦
三部不同，病各異端，大過可怪，不及亦

rán xié bù kōng jiàn zhōng bì yǒu jiān shěn chá biǎo lǐ sān
然。邪不空见，终必有奸，审察表里，三
然。邪不空見，終必有奸，審察表裏，三

jiāo bié yān zhī qí suǒ shě xiāo xī zhěn kàn liào dù fǔ zàng
焦别焉。知其所舍，消息诊看，料度腑脏，
焦別焉。知其所舍，消息診看，料度腑臟，

dú jiàn ruò shén wèi zǐ tiáo jì chuán yǔ xián rén
独见若神。为子条记，传与贤人。
獨見若神。為子條記，傳與賢人。

shī yuē hū xī zhě mài zhī tóu yě chū chí mài lái jí
师曰：呼吸者，脉之头也。初持脉，来疾
師曰：呼吸者，脉之頭也。初持脉，來疾

qù chí cǐ chū jí rù chí míng yuē nèi xū wài shí yě chū
去迟，此出疾入迟，名曰内虚外实也。初
去遲，此出疾入遲，名曰内虚外實也。初

chí mài lái chí qù jí cǐ chū chí rù jí míng yuē nèi shí wài
持脉，来迟去疾，此出迟入疾，名曰内实外
持脉，來遲去疾，此出遲入疾，名曰内實外

xū yě
虚也。
虚也。

wèn yuē shàng gōng wàng ér zhī zhī zhōng gōng wèn ér zhī
问曰：上工望而知之，中工问而知
問曰：上工望而知之，中工問而知

zhī xià gōng mài ér zhī zhī yuàn wén qí shuō shī yuē bìng
之，下工脉而知之，愿闻其说。师曰：病
之，下工脉而知之，願聞其說。師曰：病

jiā rén qǐng yún bìng rén kǔ fā rè shēn tǐ téng bìng rén zì
家人请云，病人苦发热，身体疼，病人自
家人請云，病人苦發熱，身體疼，病人自

wò shī dào zhěn qí mài chén ér chí zhě zhī qí chài yě hé
卧，师到诊其脉，沉而迟者，知其瘥也。何
卧，師到診其脉，沉而遲者，知其瘥也。何

yǐ zhī zhī ruò biǎo yǒu bìng zhě mài dāng fú dà jīn mài fǎn
以知之？若表有病者，脉当浮大，今脉反
以知之？若表有病者，脉當浮大，今脉反

chén chí gù zhī yù yě jiǎ lìng bìng rén yún fù nèi cù tòng
沉迟，故知愈也。假令病人云腹内猝痛，
沉遲，故知愈也。假令病人云腹内卒痛，

bìng rén zì zuò shī dào mài zhī fú ér dà zhě zhī qí chài
病人自坐，师到脉之，浮而大者，知其瘥
病人自坐，師到脉之，浮而大者，知其瘥

yě hé yǐ zhī zhī ruò lǐ yǒu bìng zhě mài dāng chén ér
也。何以知之？若里有病者，脉当沉而
也。何以知之？若裏有病者，脉當沉而

xì jīn mài fú dà gù zhī yù yě
细，今脉浮大，故知愈也。
細，今脉浮大，故知愈也。

shī yuē bìng jiā rén lái qǐng yún bìng rén fā rè fán jí
师曰：病家人来请云，病人发热烦极。
師曰：病家人來請云，病人發熱煩極。

míng rì shī dào bìng rén xiàng bì wò cǐ rè yǐ qù yě shè
明日师到，病人向壁卧，此热已去也。设
明日師到，病人向壁卧，此熱已去也。設

lìng mài bù hé chù yán yǐ yù shè lìng xiàng bì wò wén shī
令脉不和，处言已愈。设令向壁卧，闻师
令脉不和，處言已愈。設令向壁卧，聞師

dào bù jīng qǐ ér xì shì ruò sān yán sān zhǐ mài zhī yàn tuò
到，不惊起而盻视，若三言三止，脉之咽唾
到，不驚起而盻視，若三言三止，脉之咽唾

zhě cǐ zhà bìng yě shè lìng mài zì hé chù yán cǐ bìng dà
者，此诈病也。设令脉自和，处言此病大
者，此詐病也。設令脉自和，處言此病大

zhòng dāng xū fú tǔ xià yào zhēn jiǔ shù shí bǎi chù nǎi yù
重，当须服吐下药，针灸数十百处乃愈。
重，當須服吐下藥，針灸數十百處乃愈。

shī chí mài bìng rén qiàn zhě wú bìng yě mài zhī shēn
师持脉，病人欠者，无病也。脉之呻
師持脉，病人欠者，無病也。脉之呻

zhě bìng yě yán chí zhě fēng yě yáo tóu yán zhě lǐ tòng
者，病也。言迟者，风也。摇头言者，里痛
者，病也。言遲者，風也。搖頭言者，裏痛

yě xíng chí zhě biǎo qiáng yě zuò ér fú zhě duǎn qì yě
也。行迟者，表强也。坐而伏者，短气也。
也。行遲者，表強也。坐而伏者，短氣也。

zuò ér xià yī jiǎo zhě yāo tòng yě lǐ shí hù fù rú huái
坐而下一脚者，腰痛也。里实护腹，如怀
坐而下一脚者，腰痛也。裏實護腹，如懷

luǎn wù zhě xīn tòng yě
卵物者，心痛也。
卵物者，心痛也。

shī yuē fú qì zhī bìng yǐ yì hòu zhī jīn yuè zhī nèi
师曰：伏气之病，以意候之，今月之内，
師曰：伏氣之病，以意候之，今月之內，

yù yǒu fú qì jiǎ lìng jiù yǒu fú qì dāng xū mài zhī ruò
欲有伏气。假令旧有伏气，当须脉之。若
欲有伏氣。假令舊有伏氣，當須脉之。若

mài wēi ruò zhě dāng hóu zhōng tòng sì shāng fēi hóu bì yě bìng
脉微弱者，当喉中痛似伤，非喉痹也。病
脉微弱者，當喉中痛似傷，非喉痹也。病

rén yún shí yān zhōng tòng suī ěr jīn fù yù xià lì
人云，实咽中痛。虽尔，今复欲下利。
人云，實咽中痛。雖爾，今復欲下利。

wèn yuē rén kǒng bù zhě qí mài hé zhuàng shī yuē mài
问曰：人恐怖者，其脉何状？师曰：脉
問曰：人恐怖者，其脉何狀？師曰：脉

xíng rú xún sī lěi lěi rán qí miàn bái tuō sè yě
形如循丝累累然，其面白脱色也。
形如循絲累累然，其面白脱色也。

wèn yuē rén bù yǐn qí mài hé lèi shī yuē mài zì
问曰：人不饮，其脉何类？师曰：脉自
問曰：人不飲，其脉何類？師曰：脉自

sè chún kǒu gān zào yě
涩，唇口干燥也。
澀，唇口乾燥也。

wèn yuē rén kuì zhě qí mài hé lèi shī yuē mài fú ér
问曰：人愧者，其脉何类？师曰：脉浮而
問曰：人愧者，其脉何類？師曰：脉浮而

miàn sè zhà bái zhà chì
面色乍白乍赤。
面色乍白乍赤。

wèn yuē jīng shuō mài yǒu sān shū liù shū zhòng zhě hé wèi
问曰：经说脉有三菽六菽重者，何谓
問曰：經說脉有三菽六菽重者，何謂

yě shī yuē mài rén yǐ zhǐ àn zhī rú sān shū zhī zhòng zhě
也？师曰：脉人以指按之，如三菽之重者，
也？師曰：脉人以指按之，如三菽之重者，

fèi qì yě rú liù shū zhī zhòng zhě xīn qì yě rú jiǔ shū zhī
肺气也；如六菽之重者，心气也；如九菽之
肺氣也；如六菽之重者，心氣也；如九菽之

zhòng zhě pí qì yě rú shí èr shū zhī zhòng zhě gān qì yě
重者，脾气也；如十二菽之重者，肝气也；
重者，脾氣也；如十二菽之重者，肝氣也；

àn zhī zhì gǔ zhě shèn qì yě jiǎ lìng xià lì cùn kǒu guān
按之至骨者，肾气也。假令下利，寸口、关
按之至骨者，腎氣也。假令下利，寸口、關

shàng chǐ zhōng xī bù jiàn mài rán chǐ zhōng shí yī xiǎo jiàn
上，尺中，悉不见脉，然尺中时一小见，
上，尺中，悉不見脉，然尺中時一小見，

mài zài jǔ tóu zhě shèn qì yě ruò jiàn sǔn mài lái zhì wéi nán
脉再举头者，肾气也；若见损脉来至，为难
脈再舉頭者，腎氣也；若見損脈來至，為難

zhì
治。
治。

wèn yuē mài yǒu xiāng chéng yǒu zòng yǒu héng yǒu nì yǒu
问曰：脉有相乘，有纵有横，有逆有
問曰：脈有相乘，有縱有横，有逆有

shùn hé wèi yě shī yuē shuǐ xíng chéng huǒ jīn xíng chéng
顺，何谓也？师曰：水行乘火，金行乘
順，何謂也？師曰：水行乘火，金行乘

mù míng yuē zòng huǒ xíng chéng shuǐ mù xíng chéng jīn míng yuē
木，名曰纵；火行乘水，木行乘金，名曰
木，名曰縱；火行乘水，木行乘金，名曰

héng shuǐ xíng chéng jīn huǒ xíng chéng mù míng yuē nì jīn xíng
横；水行乘金，火行乘木，名曰逆；金行
横；水行乘金，火行乘木，名曰逆；金行

chéng shuǐ mù xíng chéng huǒ míng yuē shùn yě
乘水，木行乘火，名曰顺也。
乘水，木行乘火，名曰順也。

wèn yuē mài yǒu cán zéi hé wèi yě shī yuē mài yǒu
问曰：脉有残贼，何谓也？师曰：脉有
問曰：脈有殘賊，何謂也？師曰：脈有

xián jǐn fú huá chén sè cǐ liù mài míng yuē cán zéi
弦、紧、浮、滑、沉、涩，此六脉名曰残贼，
弦、緊、浮、滑、沉、澀，此六脈名曰殘賊，

néng wéi zhū mài zuò bìng yě
能为诸脉作病也。
能為諸脈作病也。

wèn yuē mài yǒu zāi guài hé wèi yě shī yuē jiǎ lìng rén

问曰：脉有灾怪，何谓也？师曰：假令人

問曰：脉有災怪，何謂也？師曰：假令人

bìng mài dé tài yáng yǔ xíng zhèng xiāng yìng yīn wéi zuò tāng

病，脉得太阳，与形证相应，因为作汤，

病，脉得太陽，與形證相應，因為作湯，

bǐ huán sòng tāng rú shí qǐng bìng rén nǎi dà tù ruò xià lì

比还送汤，如食顷，病人乃大吐，若下利，

比還送湯，如食頃，病人乃大吐，若下利，

fù zhōng tòng shī yuē wǒ qián lái bù jiàn cǐ zhèng jīn nǎi biàn

腹中痛。师曰：我前来不见此证，今乃变

腹中痛。師曰：我前來不見此證，今乃變

yì shì míng zāi guài yòu wèn yuē hé yuán zuò cǐ tù lì

异，是名灾怪。又问曰：何缘作此吐利？

異，是名災怪。又問曰：何緣作此吐利？

dá yuē huò yǒu jiù shí fú yào jīn nǎi fā zuò gù wéi zāi guài

答曰：或有旧时服药，今乃发作，故为灾怪

答曰：或有舊時服藥，今乃發作，故為災怪

ěr

耳。

耳。

wèn yuē dōng fāng gān mài qí xíng hé sì shī yuē gān

问曰：东方肝脉，其形何似？师曰：肝

問曰：東方肝脉，其形何似？師曰：肝

zhě mù yě míng jué yīn qí mài wēi xián rú ruò ér cháng

者，木也，名厥阴，其脉微弦，濡弱而长，

者，木也，名厥陰，其脉微弦，濡弱而長，

shì gān mài yě gān bìng zì dé rú ruò zhě yù yě jiǎ lìng

是肝脉也。肝病自得濡弱者，愈也。假令

是肝脉也。肝病自得濡弱者，愈也。假令

dé chún xián mài zhě sǐ hé yǐ zhī zhī yǐ qí mài rú xián
得纯弦脉者，死。何以知之？以其脉如弦
得純弦脉者，死。何以知之？以其脉如弦

zhí cǐ shì gān zàng shāng gù zhī sǐ yě
直，此是肝脏伤，故知死也。
直，此是肝臟傷，故知死也。

nán fāng xīn mài qí xíng hé sì shī yuē xīn zhě huǒ
南方心脉，其形何似？师曰：心者，火
南方心脉，其形何似？師曰：心者，火

yě míng shào yīn qí mài hóng dà ér cháng shì xīn mài yě
也，名少阴，其脉洪大而长，是心脉也。
也，名少陰，其脉洪大而長，是心脉也。

xīn bìng zì dé hóng dà zhě yù yě jiǎ lìng mài lái wēi qù
心病自得洪大者，愈也。假令脉来微去
心病自得洪大者，愈也。假令脉來微去

dà gù míng fǎn bìng zài lǐ yě mài lái tóu xiǎo běn dà gù
大，故名反，病在里也。脉来头小本大，故
大，故名反，病在裏也。脉來頭小本大，故

míng fù bìng zài biǎo yě shàng wēi tóu xiǎo zhě zé hàn chū
名覆，病在表也。上微头小者，则汗出。
名覆，病在表也。上微頭小者，則汗出。

xià wēi běn dà zhě zé wéi guān gé bù tōng bù dé niào tóu wú
下微本大者，则为关格不通，不得尿，头无
下微本大者，則為關格不通，不得尿，頭無

hàn zhě kě zhì yǒu hàn zhě sǐ
汗者，可治，有汗者死。
汗者，可治，有汗者死。

xī fāng fèi mài qí xíng hé sì shī yuē fèi zhě jīn
西方肺脉，其形何似？师曰：肺者，金
西方肺脉，其形何似？師曰：肺者，金

yě míng tài yīn qí mài máo fú yě fèi bìng zì dé cǐ mài

也，名太阴，其脉毛浮也。肺病自得此脉，

也，名太陰，其脉毛浮也。肺病自得此脉，

ruò dé huǎn chí zhě jiē yù ruò dé shuò zhě zé jù hé yǐ

若得缓迟者，皆愈。若得数者则剧。何以

若得緩遲者，皆愈。若得數者則劇。何以

zhī zhī shuò zhě nán fāng huǒ huǒ kè xī fāng jīn fǎ dāng

知之？数者，南方火，火克西方金，法当

知之？數者，南方火，火剋西方金，法當

yōng zhǒng wéi nán zhì yě

痈肿，为难治也。

癰腫，為難治也。

wèn yuē èr yuè dé máo fú mài hé yǐ chǔ yán zhì qiū dāng

问曰：二月得毛浮脉，何以处言至秋当

問曰：二月得毛浮脉，何以處言至秋當

sǐ shī yuē èr yuè zhī shí mài dāng rú ruò fǎn dé máo fú

死？师曰：二月之时，脉当濡弱，反得毛浮

死？師曰：二月之時，脉當濡弱，反得毛浮

zhě gù zhī zhì qiū sǐ èr yuè gān yòng shì gān shǔ mù mài

者，故知至秋死。二月肝用事，肝属木，脉

者，故知至秋死。二月肝用事，肝屬木，脉

yīng rú ruò fǎn dé máo fú mài zhě shì fèi mài yě fèi shǔ

应濡弱，反得毛浮脉者，是肺脉也。肺属

應濡弱，反得毛浮脉者，是肺脉也。肺屬

jīn jīn lái kè mù gù zhī zhì qiū sǐ tā jiē fǎng cǐ shī

金，金来克木，故知至秋死。他皆仿此。师

金，金來剋木，故知至秋死。他皆仿此。師

yuē mài féi rén zé fú shòu rén zé chén féi rén dāng chén

曰：脉肥人责浮，瘦人责沉。肥人当沉，

曰：脉肥人責浮，瘦人責沉。肥人當沉，

jīn fǎn fú shòu rén dāng fú jīn fǎn chén gù zé zhī
今反浮，瘦人当浮，今反沉，故责之。
今反浮，瘦人當浮，今反沉，故責之。

shī yuē cùn mài xià bù zhì guān wéi yáng jué chǐ mài shàng
师曰：寸脉下不至关，为阳绝；尺脉上
師曰：寸脉下不至關，為陽絕；尺脉上

bù zhì guān wéi yīn jué cǐ jiē bù zhì jué sǐ yě ruò jì
不至关，为阴绝，此皆不治，决死也。若计
不至關，為陰絕，此皆不治，決死也。若計

qí yú mìng shēng sǐ zhī qī qī yǐ yuè jié kè zhī yě
其余命生死之期，期以月节克之也。
其餘命生死之期，期以月節剋之也。

shī yuē mài bìng rén bù bìng míng yuē xíng shī yǐ wú wàng
师曰：脉病人不病，名曰行尸，以无旺
師曰：脉病人不病，名曰行尸，以無王

qì cù xuàn pú bù shí rén zhě duǎn mìng zé sǐ rén bìng mài
气，猝眩仆不识人者，短命则死。人病脉
氣，猝眩仆不識人者，短命則死。人病脉

bù bìng míng yuē nèi xū yǐ wú gǔ shén suī kùn wú kǔ
不病，名曰内虚，以无谷神，虽困无苦。
不病，名曰内虚，以無穀神，雖困無苦。

wèn yuē xī yǎn chén míng yuē huá hé wèi yě shī yuē
问曰：翕奄沉，名曰滑，何谓也？师曰：
問曰：翕奄沉，名曰滑，何謂也？師曰：

chén wéi chún yīn xī wéi zhèng yáng yīn yáng hé hé gù lìng mài
沉为纯阴，翕为正阳，阴阳和合，故令脉
沉為純陰，翕為正陽，陰陽和合，故令脉

huá guān chǐ zì píng yáng míng mài wēi chén shí yǐn zì kě
滑，关尺自平。阳明脉微沉，食饮自可。
滑，關尺自平。陽明脉微沉，食飲自可。

shào yīn mài wēi huá huá zhě jǐn zhī fú míng yě cǐ wéi yīn
少阴脉微滑，滑者，紧之浮名也，此为阴
少陰脉微滑，滑者，緊之浮名也，此為陰

shí qí rén bì gǔ nèi hàn chū yīn xià shī yě
实，其人必股内汗出，阴下湿也。
實，其人必股内汗出，陰下濕也。

wèn yuē céng wéi rén suǒ nàn jǐn mài cóng hé ér lái shī
问曰：曾为人所难，紧脉从何而来？师
問曰：曾為人所難，緊脉從何而來？師

yuē jiǎ lìng wáng hàn ruò tù yǐ fèi lǐ hán gù lìng mài jǐn
曰：假令亡汗，若吐，以肺里寒，故令脉紧
曰：假令亡汗，若吐，以肺裏寒，故令脉緊

yě jiǎ lìng ké zhě zuò yǐn lěng shuǐ gù lìng mài jǐn yě jiǎ
也。假令咳者，坐饮冷水，故令脉紧也。假
也。假令欬者，坐飲冷水，故令脉緊也。假

lìng xià lì yǐ wèi xū lěng gù lìng mài jǐn yě
令下利，以胃虚冷，故令脉紧也。
令下利，以胃虛冷，故令脉緊也。

cùn kǒu wèi qì shèng míng yuē gāo róng qì shèng míng yuē
寸口卫气盛，名曰高。荣气盛，名曰
寸口衛氣盛，名曰高。榮氣盛，名曰

zhāng gāo zhāng xiāng tuán míng yuē gāng wèi qì ruò míng yuē
章。高章相抟，名曰纲。卫气弱，名曰
章。高章相摶，名曰綱。衛氣弱，名曰

dié róng qì ruò míng yuē bēi dié bēi xiāng tuán míng yuē
惵。荣气弱，名曰卑。惵卑相抟，名曰
惵。榮氣弱，名曰卑。惵卑相摶，名曰

sǔn wèi qì hé míng yuē huǎn róng qì hé míng yuē chí
损。卫气和，名曰缓。荣气和，名曰迟。
損。衛氣和，名曰緩。榮氣和，名曰遲。

huǎn chí xiāng tuán míng yuē chén
缓迟相抟，名曰沉。
緩遲相摶，名曰沉。

cùn kǒu mài huǎn ér chí huǎn zé yáng qì cháng qí sè xiān
寸口脉缓而迟，缓则阳气长，其色鲜，
寸口脉緩而遲，緩則陽氣長，其色鲜，

qí yán guāng qí shēng shāng máo fā cháng chí zé yīn qì
其颜光，其声商，毛发长。迟则阴气
其顔光，其聲商，毛髮長。遲則陰氣

shèng gú suǐ shēng xuè mǎn jī ròu jǐn báo xiān yìng yīn yáng
盛，骨髓生，血满，肌肉紧薄鲜硬，阴阳
盛，骨髓生，血滿，肌肉緊薄鲜硬，陰陽

xiāng bào róng wèi jù xíng gāng róu xiāng dé míng yuē qiáng yě
相抱，荣卫俱行，刚柔相得，名曰强也。
相抱，榮衛俱行，剛柔相得，名曰強也。

fū yáng mài huá ér jǐn huá zhě wèi qì shí jǐn zhě pí
趺阳脉滑而紧，滑者，胃气实，紧者，脾
趺陽脉滑而緊，滑者，胃氣實，緊者，脾

qì qiáng chí shí jī qiáng tòng huán zì shāng yǐ shǒu bǎ rèn
气强，持实击强，痛还自伤，以手把刃，
氣強，持實擊強，痛還自傷，以手把刃，

zuò zuò chuāng yě
坐作疮也。
坐作瘡也。

cùn kǒu mài fú ér dà fú wéi xū dà wéi shí zài chǐ wéi
寸口脉浮而大，浮为虚，大为实，在尺为
寸口脉浮而大，浮為虚，大為實，在尺為

guān zài cùn wéi gé guān zé bù dé xiǎo biàn gé zé tǔ nì
关，在寸为格，关则不得小便，格则吐逆。
關，在寸為格，關則不得小便，格則吐逆。

fū yáng mài fú ér sè fú zé tǔ nì shuǐ gǔ bù huà
趺阳脉伏而涩，伏则吐逆，水谷不化，
趺陽脉伏而澀，伏則吐逆，水穀不化，

sè zé shí bù dé rù míng yuē guān gé
涩则食不得入，名曰关格。
澀則食不得入，名曰關格。

mài fú ér dà fú wéi fēng xū dà wéi qì qiáng fēng qì
脉浮而大，浮为风虚，大为气强，风气
脉浮而大，浮為風虛，大為氣強，風氣

xiāng tuán bì chéng yǐn zhěn shēn tǐ wéi yǎng yǎng zhě míng
相抟，必成隐疹，身体为痒。痒者，名
相摶，必成隱疹，身體為癢。癢者，名

xiè fēng jiǔ jiǔ wéi jiā lài
泄风，久久为痂癞。
泄風，久久為痂癩。

cùn kǒu mài ruò ér chí ruò zhě wèi qì wēi chí zhě róng zhōng
寸口脉弱而迟，弱者卫气微，迟者荣中
寸口脉弱而遲，弱者衛氣微，遲者榮中

hán róng wéi xuè xuè hán zé fā rè wèi wéi qì qì wēi zhě
寒。荣为血，血寒则发热。卫为气，气微者
寒。榮為血，血寒則發熱。衛為氣，氣微者

xīn nèi jī jī ér xū mǎn bù néng shí yě
心内饥，饥而虚满，不能食也。
心內飢，飢而虛滿，不能食也。

fū yáng mài dà ér jǐn zhě dāng jí xià lì wéi nán zhì
趺阳脉大而紧者，当即下利，为难治。
趺陽脉大而緊者，當即下利，為難治。

cùn kǒu mài ruò ér huǎn ruò zhě yáng qì bù zú huǎn zhě wèi
寸口脉弱而缓，弱者阳气不足，缓者胃
寸口脉弱而緩，弱者陽氣不足，緩者胃

qì yǒu yú yī ér tūn suān shí cù bù xià qì tián yú gé
气有余，噫而吞酸，食猝不下，气填于膈
氣有餘，噫而吞酸，食猝不下，氣填於膈

shàng yě
上也。
上也。

fū yáng mài jǐn ér fú fú wéi qì jǐn wéi hán fú wéi
趺阳脉紧而浮，浮为气，紧为寒，浮为
趺陽脉緊而浮，浮為氣，緊為寒，浮為

fù mǎn jǐn wéi jiǎo tòng fú jǐn xiāng tuán cháng míng ér zhuǎn
腹满，紧为绞痛，浮紧相抟，肠鸣而转，
腹滿，緊為絞痛，浮緊相摶，腸鳴而轉，

zhuǎn jí qì dòng gé qì nǎi xià shào yīn mài bù chū qí yīn
转即气动，膈气乃下，少阴脉不出，其阴
轉即氣動，膈氣乃下，少陰脉不出，其陰

zhǒng dà ér xū yě
肿大而虚也。
腫大而虛也。

cùn kǒu mài wēi ér sè wēi zhě wèi qì bù xíng sè zhě róng
寸口脉微而涩，微者卫气不行，涩者荣
寸口脉微而澀，微者衛氣不行，澀者榮

qì bù dǎi róng wèi bù néng xiāng jiāng sān jiāo wú suǒ yǎng shēn
气不逮，荣卫不能相将，三焦无所仰，身
氣不逮，榮衛不能相將，三焦無所仰，身

tǐ bì bù rén róng qì bù zú zé fán téng kǒu nán yán wèi
体痹不仁。荣气不足，则烦疼口难言。卫
體痹不仁。榮氣不足，則煩疼口難言。衛

qì xū zhě zé wù hán shuò qiàn sān jiāo bù guī qí bù shàng
气虚者，则恶寒数欠，三焦不归其部，上
氣虛者，則惡寒數欠，三焦不歸其部，上

jiāo bù guī zhě yī ér zuò tūn zhōng jiāo bù guī zhě bù néng
焦不归者，噫而酢吞；中焦不归者，不能
焦不歸者，噫而酢吞；中焦不歸者，不能

xiāo gǔ yǐn shí xià jiāo bù guī zhě zé yí sōu
消谷引食；下焦不归者，则遗溲。
消穀引食；下焦不歸者，則遺溲。

fū yáng mài chén ér shuò chén wéi shí shuò xiāo gǔ jǐn zhě
趺阳脉沉而数，沉为实，数消谷，紧者
趺陽脉沉而數，沉為實，數消穀，緊者

bìng nán zhì
病难治。
病難治。

cùn kǒu mài wēi ér sè wēi zhě wèi qì shuāi sè zhě róng qì
寸口脉微而涩，微者卫气衰，涩者荣气
寸口脉微而澀，微者衛氣衰，澀者榮氣

bù zú wèi qì shuāi miàn sè huáng róng qì bù zú miàn sè
不足。卫气衰，面色黄；荣气不足，面色
不足。衛氣衰，面色黄；榮氣不足，面色

qīng róng wéi gēn wèi wéi yè róng wèi jù wēi zé gēn yè kū
青。荣为根，卫为叶，荣卫俱微，则根叶枯
青。榮為根，衛為葉，榮衛俱微，則根葉枯

gǎo ér hán lì ké nì tuò xīng tǔ xián mò yě
槁而寒栗、咳逆、唾腥、吐涎沫也。
槁而寒慄、欬逆、唾腥、吐涎沫也。

fū yáng mài fú ér kōu fú zhě wèi qì xū kōu zhě róng qì
趺阳脉浮而芤，浮者胃气虚，芤者荣气
趺陽脉浮而芤，浮者胃氣虚，芤者榮氣

shāng qí shēn tǐ shòu jī ròu jiǎ cuò fú kōu xiāng tuán zōng
伤，其身体瘦，肌肉甲错，浮芤相抟，宗
傷，其身體瘦，肌肉甲錯，浮芤相摶，宗

qì wēi shuāi sì shǔ duàn jué
气微衰，四属断绝。
氣微衰，四屬斷絕。

cùn kǒu mài wēi ér huǎn wēi zhě wèi qì shū shū zé qí fū
寸口脉微而缓，微者胃气疏，疏则其肤
寸口脉微而緩，微者胃氣疏，疏則其膚

kōng huǎn zhě wèi qì shí shí zé gǔ xiāo ér shuǐ huà yě gǔ
空；缓者胃气实，实则谷消而水化也。谷
空；緩者胃氣實，實則穀消而水化也。穀

rù yú wèi mài dào nǎi háng shuǐ rù yú jīng qí xuè nǎi chéng
入于胃，脉道乃行，水入于经，其血乃成。
入於胃，脉道乃行，水入於經，其血乃成。

róng shèng zé qí fū bì shū sān jiāo jué jīng míng yuē xuè bēng
荣盛则其肤必疏，三焦绝经，名曰血崩。
榮盛則其膚必疏，三焦絕經，名曰血崩。

fū yáng mài wēi ér jǐn jǐn zé wéi hán wēi zé wéi xū
趺阳脉微而紧，紧则为寒，微则为虚，
趺陽脉微而緊，緊則為寒，微則為虛，

wēi jǐn xiāng tuán zé wéi duǎn qì
微紧相抟，则为短气。
微緊相摶，則為短氣。

shào yīn mài ruò ér sè ruò zhě wēi fán sè zhě jué nì
少阴脉弱而涩，弱者微烦，涩者厥逆。
少陰脉弱而濇，弱者微煩，濇者厥逆。

fū yáng mài bù chū pí bù shàng xià shēn lěng fū yìng
趺阳脉不出，脾不上下，身冷肤硬。
趺陽脉不出，脾不上下，身冷膚硬。

shào yīn mài bù zhì shèn qì wēi shǎo jīng xuè bēn qì cù
少阴脉不至，肾气微，少精血，奔气促
少陰脉不至，腎氣微，少精血，奔氣促

pò		shàng	rù	xiōng	gé		zōng	qì	fǎn	jù		xuè	jié	xīn	xià		yáng
迫	，	上	入	胸	膈	，	宗	气	反	聚	，	血	结	心	下	，	阳
迫	，	上	入	胸	膈	，	宗	氣	反	聚	，	血	結	心	下	，	陽

qì tuì xià rè guī yīn gǔ yǔ yīn xiāng dòng lìng shēn bù rén
气退下，热归阴股，与阴相动，令身不仁，
氣退下，熱歸陰股，與陰相動，令身不仁，

cǐ wéi shī jué dāng cì qī mén jù què
此为尸厥，当刺期门、巨阙。
此為尸厥，當刺期門、巨闕。

cùn kǒu mài wēi chǐ mài jǐn qí rén xū sǔn duō hàn zhī yīn
寸口脉微，尺脉紧，其人虚损多汗，知阴
寸口脉微，尺脉緊，其人虛損多汗，知陰

cháng zài jué bù jiàn yáng yě
常在，绝不见阳也。
常在，絕不見陽也。

cùn kǒu zhū wēi wáng yáng zhū rú wáng xuè zhū ruò fā rè
寸口诸微亡阳，诸濡亡血，诸弱发热，
寸口諸微亡陽，諸濡亡血，諸弱發熱，

zhū jǐn wéi hán zhū chéng hán zhě zé wéi jué yù mào bù rén
诸紧为寒。诸乘寒者，则为厥，郁冒不仁，
諸緊為寒。諸乘寒者，則為厥，鬱冒不仁，

yǐ wèi wú gǔ qì pí sè bù tōng kǒu jí bù néng yán zhàn ér
以胃无谷气，脾涩不通，口急不能言，战而
以胃無穀氣，脾澀不通，口急不能言，戰而

lì yě
栗也。
慄也。

wèn yuē rú ruò hé yǐ fǎn shì shí yī tóu shī yuē wǔ
问曰：濡弱何以反适十一头？师曰：五
問曰：濡弱何以反適十一頭？師曰：五

zàng liù fǔ xiāng chéng gù lìng shí yī
脏六腑相乘，故令十一。
臟六腑相乘，故令十一。

wèn yuē hé yǐ zhī chéng fǔ hé yǐ zhī chéng zàng shī
问曰：何以知乘腑？何以知乘脏？师
問曰：何以知乘腑？何以知乘臟？師

yuē zhū yáng fú shuò wéi chéng fǔ zhū yīn chí sè wéi chéng zàng
曰：诸阳浮数为乘腑，诸阴迟涩为乘脏
曰：諸陽浮數為乘腑，諸陰遲澀為乘臟

yě
也。
也。

shāng hán lì dì sān

伤寒例第三

傷寒例第三

sì shí bā jié èr shí sì qì，qī shí èr hòu jué bìng fǎ：

四时八节二十四气，七十二候决病法：

四時八節二十四氣，七十二候決病法：

lì chūn zhēng yuè jié zhǐ gèn　yǔ shuǐ zhèng yuè zhòng zhǐ yín

立春正月节指艮　雨水正月中指寅

立春正月節指艮　雨水正月中指寅

jīng zhé èr yuè jié zhǐ jiǎ　chūn fēn èr yuè zhòng zhǐ mǎo

惊蛰二月节指甲　春分二月中指卯

驚蟄二月節指甲　春分二月中指卯

qīng míng sān yuè jié zhǐ yǐ　gǔ yǔ sān yuè zhòng zhǐ chén

清明三月节指乙　谷雨三月中指辰

清明三月節指乙　穀雨三月中指辰

lì xià sì yuè jié zhǐ xùn　xiǎo mǎn sì yuè zhòng zhǐ sì

立夏四月节指巽　小满四月中指巳

立夏四月節指巽　小滿四月中指巳

máng zhòng wǔ yuè jié zhǐ bǐng　xià zhì wǔ yuè zhòng zhǐ wǔ

芒种五月节指丙　夏至五月中指午

芒種五月節指丙　夏至五月中指午

xiǎo shǔ liù yuè jié zhǐ dīng　dà shǔ liù yuè zhòng zhǐ wèi

小暑六月节指丁　大暑六月中指未

小暑六月節指丁　大暑六月中指未

lì qiū qī yuè jié zhǐ kūn　chù shǔ qī yuè zhòng zhǐ shēn

立秋七月节指坤　处暑七月中指申

立秋七月節指坤　處暑七月中指申

bái lù bā yuè jié zhǐ gēng　qiū fēn bā yuè zhòng zhǐ yǒu

白露八月节指庚　秋分八月中指酉

白露八月節指庚　秋分八月中指酉

hán lù jiǔ yuè jié zhǐ xīn　shuāng jiàng jiǔ yuè zhòng zhǐ xū
寒露九月节指辛　霜降九月中指戌
寒露九月節指辛　霜降九月中指戌

lì dōng shí yuè jié zhǐ qián　xiǎo xuě shí yuè zhòng zhǐ hài
立冬十月节指乾　小雪十月中指亥
立冬十月節指乾　小雪十月中指亥

dà xuě shí yī yuè jié zhǐ rén　dōng zhì shí yī yuè zhòng zhǐ zǐ
大雪十一月节指壬　冬至十一月中指子
大雪十一月節指壬　冬至十一月中指子

xiǎo hán shí èr yuè jié zhǐ guǐ　dà hán shí èr yuè zhòng zhǐ chǒu
小寒十二月节指癸　大寒十二月中指丑
小寒十二月節指癸　大寒十二月中指丑

yīn yáng dà lùn yún chūn qì wēn hé xià qì shǔ rè
《阴阳大论》云：春气温和，夏气暑热，
《陰陽大論》云：春氣溫和，夏氣暑熱，

qiū qì qīng liáng dōng qì bīng liè cǐ zé sì shí zhēng qì zhī xù
秋气清凉，冬气冰冽，此则四时正气之序
秋氣清凉，冬氣冰冽，此則四時正氣之序

yě dōng shí yán hán wàn lèi shēn cáng jūn zǐ gù mì zé
也。冬时严寒，万类深藏，君子固密，则
也。冬時嚴寒，萬類深藏，君子固密，則

bù shāng yú hán chù mào zhī zhě nǎi míng shāng hán ěr qí
不伤于寒，触冒之者，乃名伤寒耳。其
不傷於寒，觸冒之者，乃名傷寒耳。其

shāng yú sì shí zhī qì jiē néng wéi bìng yǐ shāng hán wéi dú
伤于四时之气，皆能为病，以伤寒为毒
傷於四時之氣，皆能為病，以傷寒為毒

zhě yǐ qí zuì chéng shā lì zhī qì yě zhòng ér jí bìng zhě
者，以其最成杀厉之气也。中而即病者，
者，以其最成殺厲之氣也。中而即病者，

míng yuē shāng hán bù jí bìng zhě hán dú cáng yú jī fū zhì
名曰伤寒。不即病者，寒毒藏于肌肤，至
名曰傷寒。不即病者，寒毒藏於肌膚，至

chūn biàn wéi wēn bìng zhì xià biàn wéi shǔ bìng shǔ bìng zhě rè
春变为温病，至夏变为暑病。暑病者，热
春變為溫病，至夏變為暑病。暑病者，熱

jí zhòng yú wēn yě shì yǐ xīn kǔ zhī rén chūn xià duō wēn rè
极重于温也。是以辛苦之人，春夏多温热
極重於溫也。是以辛苦之人，春夏多溫熱

bìng zhě jiē yóu dōng shí chù hán suǒ zhì fēi shí xíng zhī qì yě
病者，皆由冬时触寒所致，非时行之气也。
病者，皆由冬時觸寒所致，非時行之氣也。

fán shí xíng zhě chūn shí yīng nuǎn ér fǎn dà hán xià shí yīng rè
凡时行者，春时应暖而反大寒，夏时应热
凡時行者，春時應暖而反大寒，夏時應熱

ér fǎn dà liáng qiū shí yīng liáng ér fǎn dà rè dōng shí yīng hán
而反大凉，秋时应凉而反大热，冬时应寒
而反大涼，秋時應涼而反大熱，冬時應寒

ér fǎn dà wēn cǐ fēi qí shí ér yǒu qí qì shì yǐ yī suì zhī
而反大温，此非其时而有其气，是以一岁之
而反大溫，此非其時而有其氣，是以一歲之

zhōng zhǎng yòu zhī bìng duō xiāng sì zhě cǐ zé shí xíng zhī qì
中，长幼之病多相似者，此则时行之气
中，長幼之病多相似者，此則時行之氣

yě fú yù hòu zhī sì shí zhèng qì wéi bìng jí shí xíng yì qì
也。夫欲候知四时正气为病，及时行疫气
也。夫欲候知四時正氣為病，及時行疫氣

zhī fǎ jiē dāng àn dǒu lì zhàn zhī jiǔ yuè shuāng jiàng jié hòu
之法，皆当按斗历占之。九月霜降节后
之法，皆當按斗曆占之。九月霜降節後

yí jiàn hán xiàng dōng dà hán zhì zhèng yuè yǔ shuǐ jié hòu yí jiě
宜渐寒，向冬大寒，至正月雨水节后宜解
宜漸寒，向冬大寒，至正月雨水節後宜解

yě suǒ yǐ wèi zhī yǔ shuǐ zhě yǐ bīng xuě jiě ér wéi yǔ shuǐ
也。所以谓之雨水者，以冰雪解而为雨水
也。所以謂之雨水者，以冰雪解而為雨水

gù yě zhì jīng zhé èr yuè jié hòu qì jiàn hé nuǎn xiàng xià
故也。至惊蛰二月节后，气渐和暖，向夏
故也。至驚蟄二月節後，氣漸和暖，向夏

dà rè zhì qiū biàn liáng cóng shuāng jiàng yǐ hòu zhì chūn fēn yǐ
大热，至秋便凉。从霜降以后至春分以
大熱，至秋便涼。從霜降以後至春分以

qián fán yǒu chù mào shuāng lù tǐ zhòng hán jí bìng zhě wèi zhī
前，凡有触冒霜露，体中寒即病者，谓之
前，凡有觸冒霜露，體中寒即病者，謂之

shāng hán yě jiǔ yuè shí yuè hán qì shàng wēi wéi bìng zé qīng
伤寒也。九月十月寒气尚微，为病则轻，
傷寒也。九月十月寒氣尚微，為病則輕，

shí yī yuè shí èr yuè hán liè yǐ yán wéi bìng zé zhòng zhēng
十一月十二月，寒冽已严，为病则重。正
十一月十二月，寒冽已嚴，為病則重。正

yuè èr yuè hán jiàn jiāng jiě wéi bìng yì qīng cǐ yǐ dōng shí bù
月二月寒渐将解，为病亦轻。此以冬时不
月二月寒漸將解，為病亦輕。此以冬時不

tiáo shì yǒu shāng hán zhī rén jí wéi bìng yě qí dōng yǒu fēi
调，适有伤寒之人，即为病也。其冬有非
調，適有傷寒之人，即為病也。其冬有非

jié zhī nuǎn zhě míng wéi dōng wēn dōng wēn zhī dú yǔ shāng
节之暖者，名为冬温。冬温之毒，与伤
節之暖者，名為冬溫。冬溫之毒，與傷

hán dà yì dōng wēn fù yǒu xiān hòu gēng xiāng chóng tà yì yǒu
寒大异，冬温复有先后，更相重沓，亦有
寒大異，冬溫復有先後，更相重沓，亦有

qīng zhòng wéi zhì bù tóng zhèng rú hòu zhāng cóng lì chūn jié
轻重，为治不同，证如后章。从立春节
輕重，為治不同，證如後章。從立春節

hòu qí zhōng wú bào dà hán yòu bù bīng xuě ér yǒu rén zhuàng rè
后，其中无暴大寒又不冰雪，而有人壮热
後，其中無暴大寒又不冰雪，而有人壯熱

wéi bìng zhě cǐ shǔ chūn shí yáng qì fā yú dōng shí fú hán yì
为病者，此属春时阳气发于冬时伏寒，亦
為病者，此屬春時陽氣發於冬時伏寒，亦

wéi wēn bìng cóng chūn fēn yǐ hòu zhì qiū fēn jié qián tiān yǒu
为温病。从春分以后，至秋分节前，天有
為溫病。從春分以後，至秋分節前，天有

bào hán zhě jiē wéi shí xíng hán yì yě sān yuè sì yuè huò yǒu
暴寒者，皆为时行寒疫也。三月四月，或有
暴寒者，皆為時行寒疫也。三月四月，或有

bào hán qí shí yáng qì shàng ruò wéi hán suǒ zhé bìng rè yóu
暴寒，其时阳气尚弱，为寒所折，病热犹
暴寒，其時陽氣尚弱，為寒所折，病熱猶

qīng wǔ yuè liù yuè yáng qì yǐ shèng wéi hán suǒ zhé bìng
轻。五月六月，阳气已盛，为寒所折，病
輕。五月六月，陽氣已盛，為寒所折，病

rè zé zhòng qī yuè bā yuè yáng qì yǐ shuāi wéi hán suǒ
热则重。七月八月，阳气已衰，为寒所
熱則重。七月八月，陽氣已衰，為寒所

zhé bìng rè yì wēi qí bìng yǔ wēn jí shǔ bìng xiāng sì dàn
折，病热亦微，其病与温及暑病相似，但
折，病熱亦微，其病與溫及暑病相似，但

zhì yǒu shū ěr shí wǔ rì dé yī qì yú sì shí zhī zhōng
治有殊耳。十五日得一气，于四时之中，
治有殊耳。十五日得一氣，於四時之中，

yī shí yǒu liù qì sì liù míng wéi èr shí sì qì rán qì hòu
一时有六气，四六名为二十四气。然气候
一時有六氣，四六名為二十四氣。然氣候

yì yǒu yīng zhì réng bù zhì huò yǒu wèi yīng zhì ér zhì zhě huò
亦有应至仍不至，或有未应至而至者，或
亦有應至仍不至，或有未應至而至者，或

yǒu zhì ér tài guò zhě jiē chéng bìng qì yě dàn tiān dì dòng
有至而太过者，皆成病气也。但天地动
有至而太過者，皆成病氣也。但天地動

jìng yīn yáng gǔ jī zhě gè zhèng yī qì ěr shì yǐ bǐ chūn
静，阴阳鼓击者，各正一气耳。是以彼春
靜，陰陽鼓擊者，各正一氣耳。是以彼春

zhī nuǎn wéi xià zhī shǔ bǐ qiū zhī fèn wéi dōng zhī nù shì
之暖，为夏之暑；彼秋之忿，为冬之怒。是
之暖，為夏之暑；彼秋之忿，為冬之怒。是

gù dōng zhì zhī hòu yī yáng yáo shēng yī yīn yáo jiàng yě xià
故冬至之后，一阳爻升，一阴爻降也；夏
故冬至之後，一陽爻升，一陰爻降也；夏

zhì zhī hòu yī yáng qì xià yī yīn qì shàng yě sī zé dōng
至之后，一阳气下，一阴气上也。斯则冬
至之後，一陽氣下，一陰氣上也。斯則冬

xià èr zhì yīn yáng hé yě chūn qiū èr fēn yīn yáng lí yě
夏二至，阴阳合也。春秋二分，阴阳离也。
夏二至，陰陽合也。春秋二分，陰陽離也。

yīn yáng jiāo yì rén biàn bìng yān cǐ jūn zǐ chūn xià yǎng yáng
阴阳交易，人变病焉。此君子春夏养阳，
陰陽交易，人變病焉。此君子春夏養陽，

qiū dōng yǎng yīn shùn tiān dì zhī gāng róu yě xiǎo rén chù mào
秋冬养阴，顺天地之刚柔也。小人触冒，
秋冬養陰，順天地之剛柔也。小人觸冒，

bì yīng bào zhěn xū zhī dú liè zhī qì liú zài hé jīng ér
必婴暴疹。须知毒烈之气，留在何经，而
必嬰暴疹。須知毒烈之氣，留在何經，而

fā hé bìng xiáng ér qǔ zhī shì yǐ chūn shāng yú fēng xià bì
发何病，详而取之。是以春伤于风，夏必
發何病，詳而取之。是以春傷於風，夏必

sūn xiè xià shāng yú shǔ qiū bì bìng nüè qiū shāng yú shī
飧泄；夏伤于暑，秋必病疟；秋伤于湿，
飧泄；夏傷於暑，秋必病瘧；秋傷於濕，

dōng bì ké sou dōng shāng yú hán chūn bì bìng wēn cǐ bì rán
冬必咳嗽；冬伤于寒，春必病温。此必然
冬必咳嗽；冬傷於寒，春必病溫。此必然

zhī dào kě bù shěn míng zhī shāng hán zhī bìng zhú rì qiǎn
之道，可不审明之。伤寒之病，逐日浅
之道，可不審明之。傷寒之病，逐日淺

shēn yǐ shī fāng zhì jīn shì rén shāng hán huò shǐ bù zǎo
深，以施方治。今世人伤寒，或始不早
深，以施方治。今世人傷寒，或始不早

zhì huò zhì bù duì bìng huò rì shù jiǔ yān kùn nǎi gào yī
治，或治不对病，或日数久淹，困乃告医，
治，或治不對病，或日數久淹，困乃告醫，

yī rén yòu bù yī cì dì ér zhì zhī zé bù zhòng bìng jiē yí
医人又不依次第而治之，则不中病，皆宜
醫人又不依次第而治之，則不中病，皆宜

lín shí xiāo xī zhì fāng wú bù xiào yě
临时消息制方，无不效也。
臨時消息制方，無不效也。

yòu tǔ dì wēn liáng gāo xià bù tóng wù xìng gāng róu cān
又土地温凉，高下不同，物性刚柔，飡
又土地溫涼，高下不同，物性剛柔，飡

jū yì yì shì gù huáng dì xīng sì fāng zhī wèn qí bó jǔ sì
居亦异。是故黄帝兴四方之问，岐伯举四
居亦異。是故黃帝興四方之問，岐伯舉四

zhì zhī néng yǐ xùn hòu xián kāi qí wèi wù zhě lín bìng zhī
治之能，以训后贤，开其未悟者。临病之
治之能，以訓後賢，開其未悟者。臨病之

gōng yí xū liǎng shěn yě
工，宜须两审也。
工，宜須兩審也。

fán shāng yú hán zé wéi bìng rè rè suī shèn bù sǐ
凡伤于寒，则为病热，热虽甚，不死。
凡傷於寒，則為病熱，熱雖甚，不死。

ruò liǎng gǎn yú hán ér bìng zhě bì sǐ
若两感于寒而病者，必死。
若兩感於寒而病者，必死。

chǐ cùn jù fú zhě tài yáng shòu bìng yě dāng yī èr rì fā
尺寸俱浮者，太阳受病也，当一二日发。
尺寸俱浮者，太陽受病也，當一二日發。

yǐ qí mài shàng lián fēng fǔ gù tóu xiàng tòng yāo jí jiàng
以其脉上连风府，故头项痛，腰脊强。
以其脈上連風府，故頭項痛，腰脊強。

chǐ cùn jù cháng zhě yáng míng shòu bìng yě dāng èr sān rì
尺寸俱长者，阳明受病也。当二三日
尺寸俱長者，陽明受病也。當二三日

fā yǐ qí mài jiā bí luò yú mù gù shēn rè mù tòng bí
发。以其脉夹鼻络于目，故身热目痛鼻
發。以其脈夾鼻絡於目，故身熱目痛鼻

gān bù dé wò

干，不得卧。

乾，不得卧。

chǐ cùn jù xián zhě shào yáng shòu bìng yě dāng sān sì rì

尺寸俱弦者，少阳受病也，当三四日

尺寸俱弦者，少陽受病也，當三四日

fā yǐ qí mài xún xié luò yú ěr gù xiōng xié tòng ér ěr

发。以其脉循胁络于耳，故胸胁痛而耳

發。以其脉循脅絡於耳，故胸脅痛而耳

lóng cǐ sān jīng jiē shòu bìng wèi rù yú fǔ zhě kě hàn ér

聋。此三经皆受病，未入于腑者，可汗而

聾。此三經皆受病，未入於腑者，可汗而

yǐ

已。

已。

chǐ cùn jù chén xì zhě tài yīn shòu bìng yě dāng sì wǔ rì

尺寸俱沉细者，太阴受病也，当四五日

尺寸俱沉細者，太陰受病也，當四五日

fā yǐ qí mài bù wèi zhōng luò yú yì gù fù mǎn ér yì

发。以其脉布胃中、络于嗌，故腹满而嗌

發。以其脉布胃中、絡於嗌，故腹滿而嗌

gān

干。

乾。

chǐ cùn jù chén zhě shào yīn shòu bìng yě dāng wǔ liù rì

尺寸俱沉者，少阴受病也，当五六日

尺寸俱沉者，少陰受病也，當五六日

fā yǐ qí mài guàn shèn luò yú fèi xì shé běn gù kǒu zào

发。以其脉贯肾，络于肺，系舌本，故口燥

發。以其脉貫腎，絡於肺，係舌本，故口燥

shé gān ér kě 舌干而渴。 舌乾而渴。
chǐ cùn jù wēi huǎn zhě jué yīn shòu bìng yě dāng liù qī rì 尺寸俱微缓者，厥阴受病也，当六七日 尺寸俱微緩者，厥陰受病也，當六七日
fā yǐ qí mài xún yīn qì luò yú gān gù fán mǎn ér náng 发。以其脉循阴器络于肝，故烦满而囊 發。以其脉循陰器絡於肝，故煩滿而囊
suō cǐ sān jīng jiē shòu bìng yǐ rù yú fǔ kě xià ér yǐ 缩。此三经皆受病，已入于腑，可下而已。 縮。此三經皆受病，已入於腑，可下而已。
ruò liǎng gǎn yú hán zhě yī rì tài yáng shòu zhī jí yǔ shào 若两感于寒者，一日太阳受之，即与少 若兩感於寒者，一日太陽受之，即與少
yīn jù bìng zé tóu tòng kǒu gān fán mǎn ér kě èr rì yáng 阴俱病，则头痛口干、烦满而渴。二日阳 陰俱病，則頭痛口乾、煩滿而渴。二日陽
míng shòu zhī jí yǔ tài yīn jù bìng zé fù mǎn shēn rè bù 明受之，即与太阴俱病，则腹满，身热，不 明受之，即與太陰俱病，則腹滿，身熱，不
yù shí zhān yǔ sān rì shào yáng shòu zhī jí yǔ jué yīn jù 欲食，谵语。三日少阳受之，即与厥阴俱 欲食，譫语。三日少陽受之，即與厥陰俱
bìng zé ěr lóng náng suō ér jué shuǐ jiāng bù rù bù zhī rén 病，则耳聋、囊缩而厥，水浆不入，不知人 病，則耳聾、囊縮而厥，水漿不入，不知人
zhě liù rì sǐ ruò sān yīn sān yáng wǔ zàng liù fǔ jiē shòu 者，六日死。若三阴三阳，五脏六腑皆受 者，六日死。若三陰三陽，五臟六腑皆受

bìng zé róng wèi bù xíng zàng fǔ bù tōng zé sǐ yǐ qí bù
病，则荣卫不行，脏腑不通，则死矣。其不
病，則榮衛不行，臟腑不通，則死矣。其不

liǎng gǎn yú hán gèng bù chuán jīng bù jiā yì qì zhě zhì qī
两感于寒，更不传经，不加异气者，至七
兩感於寒，更不傳經，不加異氣者，至七

rì tài yáng bìng shuāi tóu tòng shǎo yù yě bā rì yáng míng bìng
日太阳病衰，头痛少愈也。八日阳明病
日太陽病衰，頭痛少愈也。八日陽明病

shuāi shēn rè shǎo xiē yě jiǔ rì shào yáng bìng shuāi ěr lóng
衰，身热少歇也。九日少阳病衰，耳聋
衰，身熱少歇也。九日少陽病衰，耳聾

wēi wén yě shí rì tài yīn bìng shuāi fù jiǎn rú gù zé sī
微闻也。十日太阴病衰，腹减如故，则思
微聞也。十日太陰病衰，腹減如故，則思

yǐn shí shí yī rì shào yīn bìng shuāi kě zhǐ shé gān yǐ ér
饮食。十一日少阴病衰，渴止，舌干已，而
飲食。十一日少陰病衰，渴止，舌乾已，而

tì yě shí èr rì jué yīn bìng shuāi náng zòng shào fù wēi
嚏也。十二日厥阴病衰，囊纵，少腹微
嚏也。十二日厥陰病衰，囊縱，少腹微

xià dà qì jiē qù bìng rén jīng shén shuǎng huì yě ruò guò shí
下，大气皆去，病人精神爽慧也。若过十
下，大氣皆去，病人精神爽慧也。若過十

sān rì yǐ shàng bù jiān cùn chǐ xiàn zhě dà wēi ruò gèng gǎn
三日以上不间，寸尺陷者，大危。若更感
三日以上不間，寸尺陷者，大危。若更感

yì qì biàn wéi tā bìng zhě dāng yī hòu huài bìng zhèng ér zhì
异气，变为他病者，当依后坏病证而治
異氣，變為他病者，當依後壞病證而治

zhī ruò mài yīn yáng jù shèng chóng gǎn yú hán zhě biàn chéng
之。若脉阴阳俱盛，重感于寒者，变成
之。若脉陰陽俱盛，重感於寒者，變成

wēn nüè yáng mài fú huá yīn mài rú ruò zhě gèng yù yú
温疟。阳脉浮滑，阴脉濡弱者，更遇于
溫瘧。陽脉浮滑，陰脉濡弱者，更遇於

fēng biàn wéi fēng wēn yáng mài hóng shuò yīn mài shí dà zhě
风，变为风温。阳脉洪数，阴脉实大者，
風，變為風溫。陽脉洪數，陰脉實大者，

gèng yù wēn rè biàn wéi wēn dú wēn dú wéi bìng zuì zhòng yě
更遇温热，变为温毒，温毒为病最重也。
更遇溫熱，變為溫毒，溫毒為病最重也。

yáng mài rú ruò yīn mài xián jǐn zhě gèng yù wēn qì biàn wéi
阳脉濡弱，阴脉弦紧者，更遇温气，变为
陽脉濡弱，陰脉弦緊者，更遇溫氣，變為

wēn yì yǐ cǐ dōng shāng yú hán fā wéi wēn bìng mài zhī
温疫。以此冬伤于寒，发为温病。脉之
溫疫。以此冬傷於寒，發為溫病。脉之

biàn zhèng fāng zhì rú shuō
变证，方治如说。
變證，方治如說。

fán rén yǒu jí bù shí jí zhì yǐn rěn jì chài yǐ chéng
凡人有疾，不时即治，隐忍冀瘥，以成
凡人有疾，不時即治，隱忍冀瘥，以成

gù jí xiǎo ér nǚ zǐ yì yǐ zī shèn shí qì bù hé
痼疾。小儿女子，益以滋甚。时气不和，
痼疾。小兒女子，益以滋甚。時氣不和，

biàn dāng zǎo yán xún qí xié yóu jí zài còu lǐ yǐ shí zhì
便当早言，寻其邪由，及在腠理，以时治
便當早言，尋其邪由，及在腠理，以時治

zhī hǎn yǒu bù yù zhě huàn rén rěn zhī shù rì nǎi shuō xié
之，罕有不愈者。患人忍之，数日乃说，邪
之，罕有不愈者。患人忍之，數日乃說，邪

qì rù zàng zé nán kě zhì cǐ wéi jiā yǒu huàn bèi lǜ zhī
气入脏，则难可制。此为家有患，备虑之
氣入臟，則難可制。此為家有患，備慮之

yào fán zuò tāng yào bù kě bì chén yè jiào bìng xū yú jí
要。凡作汤药，不可避晨夜，觉病须臾，即
要。凡作湯藥，不可避晨夜，覺病須臾，即

yí biàn zhì bù děng zǎo wǎn zé yì yù yǐ rú huò chài chí
宜便治，不等早晚，则易愈矣。如或瘥迟，
宜便治，不等早晚，則易愈矣。如或瘥遲，

bìng jí chuán biàn suī yù chú zhì bì nán wéi lì fú yào bù
病即传变，虽欲除治，必难为力。服药不
病即傳變，雖欲除治，必難為力。服藥不

rú fāng fǎ zòng yì wéi shī bù xū zhì zhī
如方法，纵意违师，不须治之。
如方法，縱意違師，不須治之。

fán shāng hán zhī bìng duō cóng fēng hán dé zhī shǐ biǎo zhòng
凡伤寒之病，多从风寒得之。始表中
凡傷寒之病，多從風寒得之。始表中

fēng hán rù lǐ zé bù xiāo yǐ wèi yǒu wēn fù ér dāng bù xiāo
风寒，入里则不消矣，未有温覆而当不消
風寒，入裏則不消矣，未有溫覆而當不消

sàn zhě bù zài zhèng zhì nǐ yù gōng zhī yóu dāng xiān jiě
散者。不在证治，拟欲攻之，犹当先解
散者。不在證治，擬欲攻之，猶當先解

biǎo nǎi kě xià zhī ruò biǎo yǐ jiě ér nà bù xiāo fēi dà
表，乃可下之。若表已解，而内不消，非大
表，乃可下之。若表已解，而納不消，非大

mǎn yóu shēng hán rè zé bìng bù chú ruò biǎo yǐ jiě ér
满，犹生寒热，则病不除。若表已解，而
滿，猶生寒熱，則病不除。若表已解，而

nà bù xiāo dà mǎn dà shí jiān yǒu zào shǐ zì kě chú xià zhī
纳不消，大满大实坚有燥屎，自可除下之，
納不消，大滿大實堅有燥屎，自可除下之，

suī sì wǔ rì bù néng wéi huò yě ruò bù yí xià ér biàn
虽四五日，不能为祸也。若不宜下，而便
雖四五日，不能為禍也。若不宜下，而便

gōng zhī nèi xū rè rù xié rè suí lì fán zào zhū biàn bù
攻之，内虚热入，协热遂利，烦躁诸变，不
攻之，內虛熱入，協熱遂利，煩躁諸變，不

kě shèng shǔ qīng zhě kùn dǔ zhòng zhě bì sǐ yǐ
可胜数，轻者困笃，重者必死矣。
可勝數，輕者困篤，重者必死矣。

fú yáng shèng yīn xū hàn zhī zé sǐ xià zhī zé yù
夫阳盛阴虚，汗之则死，下之则愈。
夫陽盛陰虛，汗之則死，下之則愈。

yáng xū yīn shèng hàn zhī zé yù xià zhī zé sǐ fú rú
阳虚阴盛，汗之则愈，下之则死。夫如
陽虛陰盛，汗之則愈，下之則死。夫如

shì zé shén dān ān kě yǐ wù fā gān suí hé kě yǐ wàng
是，则神丹安可以误发，甘遂何可以妄
是，則神丹安可以誤發，甘遂何可以妄

gōng xū shèng zhī zhì xiāng bèi qiān lǐ jí xiōng zhī jī yìng
攻！虚盛之治，相背千里，吉凶之机，应
攻！虛盛之治，相背千里，吉凶之機，應

ruò yǐng xiǎng qǐ róng yì zāi kuàng guì zhī xià yān yáng shèng
若影响，岂容易哉！况桂枝下咽，阳盛
若影響，豈容易哉！況桂枝下咽，陽盛

jí bì chéng qì rù wèi yīn shèng yǐ wáng sǐ shēng zhī yào
即毙；承气入胃，阴盛以亡。死生之要，
即斃；承氣入胃，陰盛以亡。死生之要，

zài hū xū yú shì shēn zhī jìn bù xiá jì rì cǐ yīn yáng xū
在乎须臾，视身之尽，不暇计日，此阴阳虚
在乎須臾，視身之盡，不暇計日，此陰陽虛

shí zhī jiāo cuò qí hòu zhì wēi fā hàn tù xià zhī xiāng fǎn qí
实之交错，其候至微，发汗吐下之相反，其
實之交錯，其候至微，發汗吐下之相反，其

huò zhì sù ér yī zhú qiǎn xiá měng rán bù zhī bìng yuán wéi
祸至速。而医术浅狭，懵然不知病源，为
禍至速。而醫术淺狹，懵然不知病源，為

zhì nǎi wù shǐ bìng zhě yǔn mò zì wèi qí fēn zhì lìng yuān
治乃误，使病者殒没，自谓其分。至令冤
治乃誤，使病者殞沒，自謂其分。至令冤

hún sè yú míng lù sǐ shī yíng yú kuàng yě rén zhě jiàn cǐ
魂塞于冥路，死尸盈于旷野，仁者鉴此，
魂塞於冥路，死尸盈於曠野，仁者鑒此，

qǐ bù tòng yú
岂不痛欤！
豈不痛歟！

fán liǎng gǎn bìng jù zuò zhì yǒu xiān hòu fā biǎo gōng lǐ
凡两感病俱作，治有先后，发表攻里，
凡兩感病俱作，治有先後，發表攻裏，

běn zì bù tóng ér zhí mí yòng yì zhě nǎi yún shén dān gān suí
本自不同。而执迷用意者，乃云神丹甘遂
本自不同。而執迷用意者，乃云神丹甘遂

hé ér yǐn zhī qiě jiě qí biǎo yòu chú qí lǐ yán qiǎo sì
合而饮之，且解其表，又除其里。言巧似
合而飲之，且解其表，又除其裏。言巧似

shì qí lǐ shí wéi fú zhì zhě zhī jǔ cuò yě cháng shěn yǐ
是，其理实违。夫智者之举错也，常审以
是，其理實違。夫智者之舉錯也，常審以

shèn yú zhě zhī dòng zuò yě bì guǒ ér sù ān wēi zhī biàn
慎，愚者之动作也，必果而速。安危之变，
慎，愚者之動作也，必果而速。安危之變，

qǐ kě guǐ zāi shì shàng zhī shì dàn wù bǐ xī xí zhī róng
岂可诡哉！世上之士，但务彼翕习之荣，
豈可詭哉！世上之士，但務彼翕習之榮，

ér mò jiàn cǐ qīng wēi zhī bài wéi míng zhě jū rán néng hù qí
而莫见此倾危之败，唯明者居然能护其
而莫見此傾危之敗，唯明者居然能護其

běn jìn qǔ zhū shēn fú hé yuǎn zhī yǒu yān
本，近取诸身，夫何远之有焉？
本，近取諸身，夫何遠之有焉？

fán fā hàn wēn nuǎn tāng yào qí fāng suī yán rì sān fú ruò
凡发汗温暖汤药，其方虽言日三服，若
凡發汗溫暖湯藥，其方雖言日三服，若

bìng jù bù jiě dāng cù qí jiān kě bàn rì zhōng jìn sān fú
病剧不解，当促其间，可半日中尽三服。
病劇不解，當促其間，可半日中盡三服。

ruò yǔ bìng xiāng zǔ jí biàn yǒu suǒ jué bìng zhòng zhě yī rì
若与病相阻，即便有所觉。病重者，一日
若與病相阻，即便有所覺。病重者，一日

yī yè dāng zuì shí guān zhī rú fú yí jì bìng zhèng yóu zài
一夜当晬时观之，如服一剂，病证犹在，
一夜當晬時觀之，如服一劑，病證猶在，

gù dāng fù zuò běn tāng fú zhī zhì yǒu bù kěn hàn chū fú sān
故当复作本汤服之。至有不肯汗出，服三
故當復作本湯服之。至有不肯汗出，服三

jì nǎi jiě ruò hàn bù chū zhě sǐ bìng yě
剂乃解。若汗不出者，死病也。
劑乃解。若汗不出者，死病也。

fán dé shí qì bìng zhì wǔ liù rì ér kě yù yǐn shuǐ yǐn
凡得时气病，至五六日而渴欲饮水，饮
凡得時氣病，至五六日而渴欲飲水，飲

bù néng duō bù dāng yǔ yě hé zhě yǐ fù zhōng rè shàng
不能多，不当与也。何者？以腹中热尚
不能多，不當與也。何者？以腹中熱尚

shǎo bù néng xiāo zhī biàn gèng yǔ rén zuò bìng yě zhì qī bā
少，不能消之，便更与人作病也。至七八
少，不能消之，便更與人作病也。至七八

rì dà kě yù yǐn shuǐ zhě yóu dāng yī zhèng ér yǔ zhī yǔ
日，大渴欲饮水者，犹当依证而与之。与
日，大渴欲飲水者，猶當依證而與之。與

zhī cháng lìng bù zú wù jí yì yě yán néng yǐn yí dǒu yǔ
之常令不足，勿极意也，言能饮一斗，与
之常令不足，勿極意也，言能飲一斗，與

wǔ shēng ruò yǐn ér fù mǎn xiǎo biàn bù lì ruò chuǎn ruò
五升。若饮而腹满，小便不利，若喘若
五升。若飲而腹滿，小便不利，若喘若

yuě bù kě yǔ zhī yě hū rán dà hàn chū shì wéi zì yù
哕，不可与之也。忽然大汗出，是为自愈
噦，不可與之也。忽然大汗出，是為自愈

yě
也。
也。

fán dé bìng fǎn néng yǐn shuǐ cǐ wéi yù yù zhī bìng qí
凡得病，反能饮水，此为欲愈之病。其
凡得病，反能飲水，此為欲愈之病。其

bù xiǎo bìng zhě dàn wén bìng yǐn shuǐ zì yù xiǎo kě zhě nǎi qiáng
不晓病者，但闻病饮水自愈，小渴者乃强
不曉病者，但聞病飲水自愈，小渴者乃強

yǔ yǐn zhī yīn chéng qí huò bù kě fù shǔ yě
与饮之，因成其祸，不可复数也。
與飲之，因成其禍，不可復數也。

fán dé bìng jué mài dòng shuò fú tāng yào gēng chí mài fú
凡得病，厥脉动数，服汤药更迟，脉浮
凡得病，厥脉動數，服湯藥更遲，脉浮

dà jiǎn xiǎo chū zào hòu jìng cǐ jiē yù zhèng yě
大减小，初躁后静，此皆愈证也。
大減小，初躁後靜，此皆愈證也。

fán zhì wēn bìng kě cì wǔ shí jiǔ xué yòu shēn zhī xué
凡治温病，可刺五十九穴。又，身之穴
凡治溫病，可刺五十九穴。又，身之穴

sān bǎi liù shí yǒu wǔ qí sān shí xué jiǔ zhī yǒu hài qī shí jiǔ
三百六十有五，其三十穴灸之有害，七十九
三百六十有五，其三十穴灸之有害，七十九

xué cì zhī wéi zāi bìng zhōng suǐ yě
穴刺之为灾，并中髓也。
穴刺之為災，并中髓也。

mài sì sǔn sān rì sǐ píng rén sì xī bìng rén mài yī
脉四损，三日死。平人四息，病人脉一
脉四損，三日死。平人四息，病人脉一

zhì míng yuē sì sǔn
至，名曰四损。
至，名曰四損。

mài wǔ sǔn yī rì sǐ píng rén wǔ xī bìng rén mài yī
脉五损，一日死。平人五息，病人脉一
脉五損，一日死。平人五息，病人脉一

zhì míng yuē wǔ sǔn
至，名曰五损。
至，名曰五損。

mài liù sǔn yí shí sǐ píng rén liù xī bìng rén mài yí
脉六损，一时死。平人六息，病人脉一
脉六損，一時死。平人六息，病人脉一

zhì míng yuē liù sǔn
至，名曰六损。
至，名曰六損。

mài shèng shēn hán dé zhī shāng hán mài xū shēn rè dé
脉盛身寒，得之伤寒；脉虚身热，得
脉盛身寒，得之傷寒；脉虚身熱，得

zhī shāng shǔ mài yīn yáng jù shèng dà hàn chū bù jiě zhě sǐ
之伤暑。脉阴阳俱盛，大汗出不解者死。
之傷暑。脉陰陽俱盛，大汗出不解者死。

mài yīn yáng jù xū rè bù zhǐ zhě sǐ mài zhì zhà shuò zhà shū
脉阴阳俱虚，热不止者死。脉至乍数乍疏
脉陰陽俱虛，熱不止者死。脉至乍數乍疏

zhě sǐ mài zhì rú zhuǎn suǒ qí rì sǐ zhān yán wàng yǔ
者死。脉至如转索，其日死。谵言妄语，
者死。脉至如轉索，其日死。譫言妄語，

shēn wēi rè mài fú dà shǒu zú wēn zhě shēng nì lěng mài
身微热，脉浮大，手足温者生；逆冷，脉
身微熱，脉浮大，手足溫者生；逆冷，脉

chén xì zhě bù guò yī rì sǐ yǐ cǐ yǐ qián shì shāng hán rè
沉细者，不过一日死矣。此以前是伤寒热
沉細者，不過一日死矣。此以前是傷寒熱

bìng zhèng hòu yě
病证候也。
病證候也。

biàn jìng shī yē mài zhèng dì sì
辨痉湿暍脉证第四
辨痙濕暍脉證第四

shāng hán suǒ zhì tài yáng bìng jìng shī yē, cǐ sān zhǒng yí yīng
伤寒所致太阳病痉湿暍，此三种宜应
傷寒所致太陽病痙濕暍，此三種宜應

bié lùn, yǐ wéi yǔ shāng hán xiāng sì, gù cǐ jiàn zhī.
别论，以为与伤寒相似，故此见之。
別論，以為與傷寒相似，故此見之。

tài yáng bìng, fā rè、wú hàn、fǎn wù hán zhě, míng yuē
太阳病，发热、无汗、反恶寒者，名曰
太陽病，發熱、無汗、反惡寒者，名曰

gāng jìng.
刚痉。
剛痙。

tài yáng bìng, fā rè、hàn chū, ér bù wù hán. míng yuē
太阳病，发热、汗出，而不恶寒。名曰
太陽病，發熱、汗出，而不惡寒。名曰

róu jìng.
柔痉。
柔痙。

tài yáng bìng, fā rè、mài chén ér xì zhě, míng yuē jìng.
太阳病，发热、脉沉而细者，名曰痉。
太陽病，發熱、脉沉而細者，名曰痙。

tài yáng bìng, fā hàn tài duō, yīn zhì jìng.
太阳病，发汗太多，因致痉。
太陽病，發汗太多，因致痙。

bìng shēn rè, zú hán, jǐng xiàng jiàng jí, wù hán, shí tóu
病身热，足寒，颈项强急，恶寒，时头
病身熱，足寒，頸項強急，惡寒，時頭

rè miàn chì mù mài chì dú tóu miàn yáo cù kǒu jìn bēi fǎn
热面赤，目脉赤，独头面摇，猝口噤，背反
熱面赤，目脉赤，獨頭面搖，猝口噤，背反

zhāng zhě jìng bìng yě
张者，痉病也。
張者，痙病也。

tài yáng bìng guān jié téng tòng ér fán mài chén ér xì
太阳病，关节疼痛而烦，脉沉而细。
太陽病，關節疼痛而煩，脉沉而細。

zhě cǐ míng shī bì shī bì zhī hòu qí rén xiǎo biàn bù lì
者，此名湿痹。湿痹之候，其人小便不利，
者，此名濕痹。濕痹之候，其人小便不利，

dà biàn fǎn kuài dàn dāng lì qí xiǎo biàn
大便反快，但当利其小便。
大便反快，但當利其小便。

shī jiā zhī wéi bìng yī shēn jìn téng fā rè shēn sè rú
湿家之为病，一身尽疼，发热，身色如
濕家之為病，一身盡疼，發熱，身色如

sì xūn huáng
似熏黄。
似熏黃。

shī jiā qí rén dàn tóu hàn chū bēi jiàng yù dé bèi fù
湿家，其人但头汗出，背强，欲得被覆
濕家，其人但頭汗出，背強，欲得被覆

xiàng huǒ ruò xià zhī zǎo zé yuě xiōng mǎn xiǎo biàn bù lì
向火。若下之早，则哕，胸满，小便不利，
向火。若下之早，則噦，胸滿，小便不利，

shé shàng rú tái zhě yǐ dān tián yǒu rè xiōng zhōng yǒu hán kě
舌上如苔者，以丹田有热，胸中有寒，渴
舌上如苔者，以丹田有熱，胸中有寒，渴

yù dé shuǐ ér bù néng yǐn kǒu zào fán yě
欲得水而不能饮，口燥烦也。
欲得水而不能飲，口燥煩也。

shī jiā xià zhī é shàng hàn chū wēi chuǎn xiǎo biàn lì
湿家，下之，额上汗出，微喘，小便利
濕家，下之，額上汗出，微喘，小便利

zhě sǐ ruò xià lì bù zhǐ zhě yì sǐ
者死；若下利不止者，亦死。
者死；若下利不止者，亦死。

wèn yuē fēng shī xiāng tuán yī shēn jìn téng tòng fǎ dāng
问曰：风湿相抟，一身尽疼，痛法当
問曰：風濕相摶，一身盡疼，痛法當

hàn chū ér jiě zhí tiān yīn yǔ bù zhǐ yī yún cǐ kě fā hàn
汗出而解。值天阴雨不止，医云此可发汗，
汗出而解。值天陰雨不止，醫云此可發汗，

hàn zhī bìng bù yù zhě hé yě dá yuē fā qí hàn hàn dà
汗之病不愈者，何也？答曰：发其汗，汗大
汗之病不愈者，何也？答曰：發其汗，汗大

chū zhě dàn fēng qì qù shī qì zài shì gù bù yù yě ruò
出者，但风气去，湿气在，是故不愈也。若
出者，但風氣去，濕氣在，是故不愈也。若

zhì fēng shī zhě fā qí hàn dàn wēi wēi sì yù chū hàn zhě fēng
治风湿者，发其汗，但微微似欲出汗者，风
治風濕者，發其汗，但微微似欲出汗者，風

shī jù qù yě
湿俱去也。
濕俱去也。

shī jiā bìng shēn shàng téng tòng fā rè miàn huáng ér chuǎn
湿家病，身上疼痛，发热面黄而喘，
濕家病，身上疼痛，發熱面黄而喘，

tóu tòng bí sè ér fán qí mài dà zì néng yǐn shí fù zhòng
头痛鼻塞而烦，其脉大，自能饮食，腹中
頭痛鼻塞而煩，其脉大，自能飲食，腹中

hé wú bìng bìng zài tóu zhòng hán shī gù bí sè nà yào bí
和无病，病在头中寒湿，故鼻塞，纳药鼻
和無病，病在頭中寒濕，故鼻塞，納藥鼻

zhōng zé yù
中则愈。
中則愈。

bìng zhě yī shēn jìn téng fā rè rì bū suǒ jù zhě cǐ míng
病者一身尽疼，发热日晡所剧者，此名
病者一身盡疼，發熱日晡所劇者，此名

fēng shī cǐ bìng shāng yú hàn chū dāng fēng huò jiǔ shāng qǔ lěng
风湿。此病伤于汗出当风，或久伤取冷
風濕。此病傷於汗出當風，或久傷取冷

suǒ zhì yě
所致也。
所致也。

tài yáng zhòng rè zhě yē shì yě qí rén hàn chū wù
太阳中热者，暍是也。其人汗出、恶
太陽中熱者，暍是也。其人汗出、惡

hán shēn rè ér kě yě
寒、身热而渴也。
寒、身熱而渴也。

tài yáng zhōng yē zhě shēn rè téng zhòng ér mài wēi ruò
太阳中暍者，身热、疼重而脉微弱，
太陽中暍者，身熱、疼重而脉微弱，

cǐ yǐ xià yuè shāng lěng shuǐ shuǐ háng pí zhōng suǒ zhì yě
此以夏月伤冷水，水行皮中所致也。
此以夏月傷冷水，水行皮中所致也。

tài yáng zhòng yē zhě fā rè wù hán shēn zhòng ér téng
太阳中暍者，发热、恶寒、身重而疼
太陽中暍者，發熱、惡寒、身重而疼

tòng qí mài xián xì kōu chí xiǎo biàn yǐ xǐ xǐ rán máo sǒng
痛，其脉弦细芤迟，小便已洒洒然毛耸，
痛，其脉弦細芤遲，小便已灑灑然毛聳，

shǒu zú nì lěng xiǎo yǒu láo shēn jí rè kǒu kāi qián bǎn chǐ
手足逆冷，小有劳，身即热，口开前板齿
手足逆冷，小有勞，身即熱，口開前板齒

zào ruò fā hàn zé wù hán shèn jiā wēn zhēn zé fā rè
燥。若发汗，则恶寒甚；加温针，则发热
燥。若發汗，則惡寒甚；加溫針，則發熱

shèn shù xià zhī zé lìn shèn
甚；数下之，则淋甚。
甚；數下之，則淋甚。

biàn tài yáng bìng mài zhèng bìng zhì shàng dì wǔ
辨太阳病脉证并治上第五
辨太陽病脉證并治上第五

tài yáng zhī wéi bìng, mài fú, tóu xiàng jiàng tòng ér wù hán。
太阳之为病，脉浮，头项强痛而恶寒。
太陽之為病，脉浮，頭項強痛而惡寒。

tài yáng bìng, fā rè, hàn chū, wù fēng, mài huǎn zhě, míng wéi zhòng fēng。
太阳病，发热，汗出，恶风，脉缓者，名为中风。
太陽病，發熱，汗出，惡風，脉緩者，名為中風。

tài yáng bìng, huò yǐ fā rè, huò wèi fā rè, bì wù hán, tǐ tòng, ǒu nì, mài yīn yáng jù jǐn zhě, míng wéi shāng hán。
太阳病，或已发热，或未发热，必恶寒，体痛，呕逆，脉阴阳俱紧者，名为伤寒。
太陽病，或已發熱，或未發熱，必惡寒，體痛，嘔逆，脉陰陽俱緊者，名為傷寒。

shāng hán yī rì, tài yáng shòu zhī, mài ruò jìng zhě, wéi bù chuán; pō yù tù, ruò zào fán, mài shuò jí zhě, wéi chuán yě。
伤寒一日，太阳受之，脉若静者，为不传；颇欲吐，若躁烦，脉数急者，为传也。
傷寒一日，太陽受之，脉若靜者，為不傳；頗欲吐，若躁煩，脉數急者，為傳也。

shāng hán èr sān rì, yáng míng、shào yáng zhèng bù jiàn zhě, wéi bù chuán yě。
伤寒二三日，阳明、少阳证不见者，为不传也。
傷寒二三日，陽明、少陽證不見者，為不傳也。

tài yáng bìng, fā rè ér kě, bù wù hán zhě, wéi wēn bìng。
太阳病，发热而渴，不恶寒者，为温病。
太陽病，發熱而渴，不惡寒者，為溫病。

ruò fā hàn yǐ, shēn zhuó rè zhě, míng fēng wēn。fēng wēn wéi
若发汗已，身灼热者，名风温。风温为
若發汗已，身灼熱者，名風溫。風溫為

bìng, mài yīn yáng jù fú, zì hàn chū, shēn zhòng, duō mián shuì,
病，脉阴阳俱浮，自汗出，身重，多眠睡，
病，脈陰陽俱浮，自汗出，身重，多眠睡，

bí xī bì hān, yǔ yán nán chū。ruò bèi xià zhě, xiǎo biàn bù
鼻息必鼾，语言难出。若被下者，小便不
鼻息必鼾，語言難出。若被下者，小便不

lì, zhí shì shī sōu。ruò bèi huǒ zhě, wēi fā huáng sè, jù zé
利，直视失溲。若被火者，微发黄色，剧则
利，直視失溲。若被火者，微發黃色，劇則

rú jīng xián, shí chì zòng, ruò huǒ xūn zhī。yī nì shàng yǐn
如惊痫，时瘛疭，若火熏之。一逆尚引
如驚癇，時瘛瘲，若火熏之。一逆尚引

rì, zài nì cù mìng qī。
日，再逆促命期。
日，再逆促命期。

bìng yǒu fā rè wù hán zhě, fā yú yáng yě; wú rè wù hán
病有发热恶寒者，发于阳也；无热恶寒
病有發熱惡寒者，發於陽也；無熱惡寒

zhě, fā yú yīn yě。fā yú yáng, qī rì yù; fā yú yīn,
者，发于阴也。发于阳，七日愈；发于阴，
者，發於陰也。發於陽，七日愈；發於陰，

liù rì yù。yǐ yáng shù qī, yīn shù liù gù yě。
六日愈。以阳数七，阴数六故也。
六日愈。以陽數七，陰數六故也。

tài yáng bìng tóu tòng zhì qī rì yǐ shàng zì yù zhě yǐ
太阳病，头痛至七日以上自愈者，以
太陽病，頭痛至七日以上自愈者，以

xíng qí jīng jìn gù yě ruò yù zuò zài jīng zhě zhēn zú yáng
行其经尽故也。若欲作再经者，针足阳
行其經盡故也。若欲作再經者，針足陽

míng shǐ jīng bù chuán zé yù
明，使经不传则愈。
明，使經不傳則愈。

tài yáng bìng yù jiě shí cóng sì zhì wèi shàng
太阳病，欲解时，从巳至未上。
太陽病，欲解時，從巳至未上。

fēng jiā biǎo jiě ér bù liǎo liǎo zhě shí èr rì yù
风家，表解而不了了者，十二日愈。
風家，表解而不了了者，十二日愈。

bìng rén shēn dà rè fǎn yù dé yī zhě rè zài pí fū
病人身大热，反欲得衣者，热在皮肤，
病人身大熱，反欲得衣者，熱在皮膚，

hán zài gǔ suǐ yě shēn dà hán fǎn bù yù jìn yī zhě hán zài
寒在骨髓也；身大寒，反不欲近衣者，寒在
寒在骨髓也；身大寒，反不欲近衣者，寒在

pí fū rè zài gǔ suǐ yě
皮肤，热在骨髓也。
皮膚，熱在骨髓也。

tài yáng zhòng fēng yáng fú ér yīn ruò yáng fú zhě rè zì
太阳中风，阳浮而阴弱，阳浮者，热自
太陽中風，陽浮而陰弱，陽浮者，熱自

fā yīn ruò zhě hàn zì chū sè sè wù hán xī xī wù fēng
发，阴弱者，汗自出，啬啬恶寒，淅淅恶风，
發，陰弱者，汗自出，嗇嗇惡寒，淅淅惡風，

xī xī fā rè bí míng gān ǒu zhě guì zhī tāng zhǔ zhī
翕翕发热，鼻鸣干呕者，桂枝汤主之。
翕翕發熱，鼻鳴乾嘔者，桂枝湯主之。

guì zhī sān liǎng qù pí sháo yào sān liǎng gān cǎo èr
桂枝三两，去皮 芍药三两 甘草二
桂枝三兩，去皮 芍藥三兩 甘草二

liǎng zhì shēng jiāng sān liǎng qiē dà zǎo shí èr méi bāi
两，炙 生姜三两，切 大枣十二枚，擘
兩，炙 生薑三兩，切 大棗十二枚，擘

shàng wǔ wèi fǔ jǔ sān wèi yǐ shuǐ qī shēng wēi huǒ zhǔ
上五味，㕮咀三味，以水七升，微火煮
上五味，㕮咀三味，以水七升，微火煑

qǔ sān shēng qù zǐ shì hán wēn fú yí shēng fú yǐ xū
取三升，去滓。适寒温，服一升。服已须
取三升，去滓。適寒溫，服一升。服已須

yú chuò rè xī zhōu yī shēng yú yǐ zhù yào lì wēn fù lìng
臾，啜热稀粥一升余，以助药力。温覆令
臾，啜熱稀粥一升餘，以助藥力。溫覆令

yí shí xǔ biàn shēn zhí zhí wēi sì yǒu hàn zhě yì jiā bù kě
一时许，遍身漐漐，微似有汗者益佳，不可
一時許，遍身漐漐，微似有汗者益佳，不可

lìng rú shuǐ liú lí bìng bì bù chú ruò yī fú hàn chū bìng
令如水流漓，病必不除。若一服汗出病
令如水流漓，病必不除。若一服汗出病

chài tíng hòu fú bù bì jìn jì ruò bù hàn gēng fú yī qián
瘥，停后服，不必尽剂。若不汗，更服依前
瘥，停後服，不必盡劑。若不汗，更服依前

fǎ yòu bù hàn hòu fú xiǎo cù qí jiān bàn rì xǔ lìng sān
法。又不汗，后服小促其间，半日许，令三
法。又不汗，後服小促其間，半日許，令三

fú jìn ruò bìng zhòng zhě yī rì yī yè fú zhōu shí guān

服尽。若病重者，一日一夜服，周时观

服盡。若病重者，一日一夜服，周時觀

zhī fú yī jì jìn bìng zhèng yóu zài zhě gēng zuò fú ruò

之。服一剂尽，病证犹在者，更作服。若

之。服一劑盡，病證猶在者，更作服。若

hàn bù chū nǎi fú zhì èr sān jì jìn shēng lěng nián huá ròu

汗不出，乃服至二三剂。禁生冷、黏滑、肉

汗不出，乃服至二三劑。禁生冷、黏滑、肉

miàn wǔ xīn jiǔ lào xiù è děng wù

面、五辛、酒酪、臭恶等物。

麵、五辛、酒酪、臭惡等物。

tài yáng bìng tóu tòng fā rè hàn chū wù fēng guì zhī

太阳病，头痛，发热，汗出恶风，桂枝

太陽病，頭痛，發熱，汗出惡風，桂枝

tāng zhǔ zhī

汤主之。

湯主之。

tài yáng bìng xiàng bēi jiàng jǐn jǐn fǎn hàn chū wù fēng zhě

太阳病，项背强几几，反汗出恶风者，

太陽病，項背強几几，反汗出惡風者，

guì zhī jiā gě gēn tāng zhǔ zhī

桂枝加葛根汤主之。

桂枝加葛根湯主之。

gě gēn sì liǎng má huáng sān liǎng qù jié sháo yào èr

葛根四两 麻黄三两，去节 芍药二

葛根四兩 麻黄三兩，去節 芍藥二

liǎng shēng jiāng sān liǎng qiē gān cǎo èr liǎng zhì dà zǎo

两 生姜三两，切 甘草二两，炙 大枣

兩 生薑三兩，切 甘草二兩，炙 大棗

shí èr méi bāi guì zhī èr liǎng qù pí
十二枚，擘　桂枝二两，去皮
十二枚，擘　桂枝二兩，去皮

shàng qī wèi yǐ shuǐ yì dǒu xiān zhǔ má huáng gě gēn
上七味，以水一斗，先煮麻黄、葛根，
上七味，以水一斗，先煑麻黃、葛根，

jiǎn èr shēng qù shàng mò nà zhū yào zhǔ qǔ sān shēng qù
减二升，去上沫，纳诸药，煮取三升，去
減二升，去上沫，納諸藥，煑取三升，去

zǐ wēn fú yí shēng fù qǔ wēi sì hàn bù xū chuò zhōu
滓。温服一升，覆取微似汗，不须啜粥，
滓。溫服一升，覆取微似汗，不須啜粥，

yú rú guì zhī fǎ jiāng xī jí jìn jì
余如桂枝法，将息及禁忌。
餘如桂枝法，將息及禁忌。

tài yáng bìng xià zhī hòu qí qì shàng chōng zhě kě yǔ guì
太阳病，下之后，其气上冲者，可与桂
太陽病，下之後，其氣上衝者，可與桂

zhī tāng fāng yòng qián fǎ ruò bù shàng chōng zhě bù dé yǔ
枝汤，方用前法。若不上冲者，不得与
枝湯，方用前法。若不上衝者，不得與

zhī
之。
之。

tài yáng bìng sān rì yǐ fā hàn ruò tù ruò xià ruò wēn
太阳病三日，已发汗，若吐、若下、若温
太陽病三日，已發汗，若吐、若下、若溫

zhēn réng bù jiě zhě cǐ wéi huài bìng guì zhī bù zhōng yǔ zhī
针，仍不解者，此为坏病，桂枝不中与之
針，仍不解者，此為壞病，桂枝不中與之

yě guān qí mài zhēng zhī fàn hé nì suí zhèng zhì zhī guì
也。观其脉症，知犯何逆，随证治之。桂
也。觀其脉症，知犯何逆，隨證治之。桂

zhī běn wéi jiě jī ruò qí rén mài fú jǐn fā rè hàn bù chū
枝本为解肌，若其人脉浮紧，发热汗不出
枝本為解肌，若其人脉浮緊，發熱汗不出

zhě bù kě yǔ zhī yě cháng xū shí cǐ wù lìng wù yě
者，不可与之也。常须识此，勿令误也。
者，不可與之也。常須識此，勿令誤也。

ruò jiǔ kè bìng bù kě yǔ guì zhī tāng dé zhī zé ǒu
若酒客病，不可与桂枝汤，得之则呕，
若酒客病，不可與桂枝湯，得之則嘔，

yǐ jiǔ kè bù xǐ gān gù yě
以酒客不喜甘故也。
以酒客不喜甘故也。

chuǎn jiā zuò guì zhī tāng jiā hòu pò xìng zǐ jiā
喘家，作桂枝汤，加厚朴杏子佳。
喘家，作桂枝湯，加厚朴杏子佳。

fán fú guì zhī tāng tù zhě qí hòu bì tǔ nóng xuè yě
凡服桂枝汤吐者，其后必吐脓血也。
凡服桂枝湯吐者，其後必吐膿血也。

tài yáng bìng fā hàn suí lòu bù zhǐ qí rén wù fēng xiǎo
太阳病，发汗，遂漏不止，其人恶风，小
太陽病，發汗，遂漏不止，其人惡風，小

biàn nán sì zhī wēi jí nán yǐ qū shēn zhě guì zhī jiā fù zǐ
便难，四肢微急，难以屈伸者，桂枝加附子
便難，四肢微急，難以屈伸者，桂枝加附子

tāng zhǔ zhī
汤主之。
湯主之。

guì zhī sān liǎng，qù pí　sháo yào sān liǎng　gān cǎo sān
桂枝三两，去皮　芍药三两　甘草三
桂枝三兩，去皮　芍藥三兩　甘草三

liǎng，zhì　shēng jiāng sān liǎng，qiē　dà zǎo shí èr méi，bāi
两，炙　生姜三两，切　大枣十二枚，擘
兩，炙　生薑三兩，切　大棗十二枚，擘

fù zǐ yī méi，páo，qù pí，pò bā piàn
附子一枚，炮，去皮，破八片
附子一枚，炮，去皮，破八片

shàng liù wèi，yǐ shuǐ qī shēng，zhǔ qǔ sān shēng，qù zǐ。
上六味，以水七升，煮取三升，去滓。
上六味，以水七升，煑取三升，去滓。

wēn fú yí shēng。běn yún，guì zhī tāng jīn jiā fù zǐ。jiāng xī
温服一升。本云，桂枝汤今加附子。将息
溫服一升。本云，桂枝湯今加附子。將息

rú qián fǎ。
如前法。
如前法。

tài yáng bìng xià zhī hòu，mài cù xiōng mǎn zhě，guì zhī qù
太阳病下之后，脉促胸满者，桂枝去
太陽病下之後，脉促胸滿者，桂枝去

sháo yào tāng zhǔ zhī。
芍药汤主之。
芍藥湯主之。

guì zhī sān liǎng，qù pí　gān cǎo èr liǎng，zhì　shēng jiāng
桂枝三两，去皮　甘草二两，炙　生姜
桂枝三兩，去皮　甘草二兩，炙　生薑

sān liǎng，qiè　dà zǎo shí èr méi，bāi
三两，切　大枣十二枚，擘
三兩，切　大棗十二枚，擘

shàng sì wèi ，yǐ shuǐ qī shēng ，zhǔ qǔ sān shēng ，qù zǐ ，
上四味，以水七升，煮取三升，去滓，
上四味，以水七升，煑取三升，去滓，

wēn fú yí shēng 。běn yún ，guì zhī tāng jīn qù sháo yào 。jiāng
温服一升。本云，桂枝汤今去芍药。将
溫服一升。本云，桂枝湯今去芍藥。將

xī rú qián fǎ 。
息如前法。
息如前法。

ruò wēi hán zhě ，guì zhī qù sháo yào jiā fù zǐ tāng zhǔ zhī 。
若微寒者，桂枝去芍药加附子汤主之。
若微寒者，桂枝去芍藥加附子湯主之。

guì zhī sān liǎng ，qù pí　gān cǎo èr liǎng ，zhì　shēng jiāng
桂枝三两，去皮　甘草二两，炙　生姜
桂枝三兩，去皮　甘草二兩，炙　生薑

sān liǎng ，qiē　dà zǎo shí èr méi ，bāi　fù zǐ yī méi ，
三两，切　大枣十二枚，擘　附子一枚，
三兩，切　大棗十二枚，擘　附子一枚，

páo ，qù pí ，pò bā piàn
炮，去皮，破八片
炮，去皮，破八片

shàng wǔ wèi ，yǐ shuǐ qī shēng ，zhǔ qǔ sān shēng ，qù zǐ 。
上五味，以水七升，煮取三升，去滓。
上五味，以水七升，煑取三升，去滓。

wēn fú yī shēng 。běn yún ，guì zhī tāng jīn qù sháo yào jiā fù
温服一升。本云，桂枝汤今去芍药加附
溫服一升。本云，桂枝湯今去芍藥加附

zǐ 。jiāng xī rú qián fǎ 。
子。将息如前法。
子。將息如前法。

tài yáng bìng, dé zhī bā jiǔ rì, rú nüè zhuàng, fā rè wù
太阳病，得之八九日，如疟状，发热恶
太陽病，得之八九日，如瘧狀，發熱惡

hán, rè duō hán shǎo, qí rén bù ǒu, qīng biàn yù zì kě, yī
寒，热多寒少，其人不呕，清便欲自可，一
寒，熱多寒少，其人不嘔，清便欲自可，一

rì èr sān dù fā, mài wēi huǎn zhě, wéi yù yù yě。mài wēi
日二三度发，脉微缓者，为欲愈也。脉微
日二三度發，脉微緩者，為欲愈也。脉微

ér wù hán zhě, cǐ yīn yáng jù xū, bù kě gèng fā hàn、gèng
而恶寒者，此阴阳俱虚，不可更发汗、更
而惡寒者，此陰陽俱虛，不可更發汗、更

xià、gèng tù yě。miàn sè fǎn yǒu rè sè zhě, wèi yù jiě yě,
下、更吐也。面色反有热色者，未欲解也，
下、更吐也。面色反有熱色者，未欲解也，

yǐ qí bù néng dé xiǎo hàn chū, shēn bì yǎng, yí guì zhī má huáng
以其不能得小汗出，身必痒，宜桂枝麻黄
以其不能得小汗出，身必癢，宜桂枝麻黃

gè bàn tāng。
各半汤。
各半湯。

guì zhī yī liǎng shí liù zhū, qù pí　sháo yào　shēng jiāng
桂枝一两十六铢，去皮　芍药　生姜
桂枝一兩十六銖，去皮　芍藥　生薑

qiē　gān cǎo zhì　má huáng　gè yī liǎng, qù jié　dà
切　甘草炙　麻黄　各一两，去节　大
切　甘草炙　麻黃　各一兩，去節　大

zǎo sì méi, bāi　xìng rén èr shí sì méi, tāng jìn, qù pí jiān
枣四枚，擘　杏仁二十四枚，汤浸，去皮尖
棗四枚，擘　杏仁二十四枚，湯浸，去皮尖

jí liǎng rén zhě
及两仁者
及兩仁者

shàng qī wèi, yǐ shuǐ wǔ shēng, xiān zhǔ má huáng yī èr
上七味，以水五升，先煮麻黄一二
上七味，以水五升，先煑麻黃一二

fèi, qù shàng mò, nà zhū yào, zhǔ qǔ yī shēng bā gě, qù
沸，去上沫，纳诸药，煮取一升八合，去
沸，去上沫，納諸藥，煑取一升八合，去

zǐ. wēn fú liù gě. běn yún, guì zhī tāng sān gě, má huáng
滓。温服六合。本云，桂枝汤三合，麻黄
滓。溫服六合。本云，桂枝湯三合，麻黃

tāng sān gě, bìng wéi liù gě, dùn fú. jiāng xī rú shàng fǎ.
汤三合，并为六合，顿服。将息如上法。
湯三合，并為六合，頓服。將息如上法。

tài yáng bìng, chū fú guì zhī tāng, fǎn fán bù jiě zhě,
太阳病，初服桂枝汤，反烦不解者，
太陽病，初服桂枝湯，反煩不解者，

xiān cì fēng chí、fēng fǔ, què yǔ guì zhī tāng zé yù.
先刺风池、风腑，却与桂枝汤则愈。
先刺風池、風腑，却與桂枝湯則愈。

fú guì zhī tāng, dà hàn chū, mài hóng dà zhě, yǔ guì zhī
服桂枝汤，大汗出，脉洪大者，与桂枝
服桂枝湯，大汗出，脉洪大者，與桂枝

tāng, rú qián fǎ. ruò xíng sì nüè, yī rì zài fā zhě, hàn chū
汤，如前法。若形似疟，一日再发者，汗出
湯，如前法。若形似瘧，一日再發者，汗出

bì jiě, yí guì zhī èr má huáng yī tāng.
必解，宜桂枝二麻黄一汤。
必解，宜桂枝二麻黃一湯。

guì zhī yī liǎng shí qī zhū, qù pí sháo yào yī liǎng liù
桂枝一两十七铢，去皮 芍药一两六
桂枝一兩十七銖，去皮 芍藥一兩六

zhū má huáng shí liù zhū, qù jié shēng jiāng yī liǎng liù
铢 麻黄十六铢，去节 生姜一两六
銖 麻黃十六銖，去節 生薑一兩六

zhū, qiē xìng rén shí liù gè, qù pí jiān gān cǎo yī liǎng èr
铢，切 杏仁十六个，去皮尖 甘草一两二
銖，切 杏仁十六個，去皮尖 甘草一兩二

zhū, zhì dà zǎo wǔ méi, bāi
铢，炙 大枣五枚，擘
銖，炙 大棗五枚，擘

shàng qī wèi, yǐ shuǐ wǔ shēng, xiān zhǔ má huáng yī èr
上七味，以水五升，先煮麻黄一二
上七味，以水五升，先煑麻黃一二

fèi, qù shàng mò, nà zhū yào, zhǔ qǔ èr shēng, qù zǐ。wēn
沸，去上沫，纳诸药，煮取二升，去滓。温
沸，去上沫，納諸藥，煑取二升，去滓。溫

fú yī shēng, rì zài fú。běn yún, guì zhī tāng èr fèn, má
服一升，日再服。本云，桂枝汤二分，麻
服一升，日再服。本云，桂枝湯二分，麻

huáng tāng yī fèn, hé wéi èr shēng, fēn zài fú。jīn hé wéi yī
黄汤一分，合为二升，分再服。今合为一
黃湯一分，合為二升，分再服。今合為一

fāng, jiāng xī rú qián fǎ。
方，将息如前法。
方，將息如前法。

fú guì zhī tāng, dà hàn chū hòu, dà fán kě bù jiě, mài hóng
服桂枝汤，大汗出后，大烦渴不解，脉洪
服桂枝湯，大汗出後，大煩渴不解，脉洪

dà zhě bái hǔ jiā rén shēn tāng zhǔ zhī 大者，白虎加人参汤主之。 大者，白虎加人參湯主之。
zhī mǔ liù liǎng shí gāo yí jīn suì mián guǒ gān cǎo 知母六两 石膏一斤，碎，绵裹 甘草 知母六兩 石膏一斤，碎，綿裹 甘草
zhì èr liǎng jīng mǐ liù gě rén shēn sān liǎng 炙，二两 粳米六合 人参三两 炙，二兩 粳米六合 人參三兩
shàng wǔ wèi yǐ shuǐ yì dǒu zhǔ mǐ shóu tāng chéng qù 上五味，以水一斗，煮米熟汤成，去 上五味，以水一斗，煮米熟湯成，去
zǐ wēn fú yī shēng rì sān fú 滓。温服一升，日三服。 滓。溫服一升，日三服。
tài yáng bìng fā rè wù hán rè duō hán shǎo mài wēi ruò zhě 太阳病，发热恶寒，热多寒少，脉微弱者， 太陽病，發熱惡寒，熱多寒少，脉微弱者，
cǐ wú yáng yě bù kě fā hàn yí guì zhī èr yuè bì yī tāng 此无阳也，不可发汗，宜桂枝二越婢一汤。 此無陽也，不可發汗，宜桂枝二越婢一湯。
guì zhī qù pí sháo yào má huáng gān cǎo zhì gè 桂枝去皮 芍药 麻黄 甘草炙 各 桂枝去皮 芍藥 麻黃 甘草炙 各
shí bā zhū dà zǎo sì méi bāi shēng jiāng yī liǎng èr zhū 十八铢 大枣四枚，擘 生姜一两二铢， 十八銖 大棗四枚，擘 生薑一兩二銖，
qiē shí gāo èr shí sì zhū suì mián guǒ 切 石膏二十四铢，碎，绵裹 切 石膏二十四銖，碎，綿裹

shàng qī wèi yǐ shuǐ wǔ shēng zhǔ má huáng yī èr fèi
上七味，以水五升，煮麻黄一二沸，
上七味，以水五升，煑麻黃一二沸，

qù shàng mò nà zhū yào zhǔ qǔ èr shēng qù zǐ wēn fú
去上沫，纳诸药，煮取二升，去滓。温服
去上沫，納諸藥，煑取二升，去滓。溫服

yī shēng běn yún dāng cái wéi yuè bì tāng guì zhī tāng hé
一升。本云，当裁为越婢汤、桂枝汤合
一升。本云，當裁為越婢湯、桂枝湯合

zhī yǐn yī shēng jīn hé wéi yī fāng guì zhī tāng èr fèn
之，饮一升。今合为一方，桂枝汤二分，
之，飲一升。今合為一方，桂枝湯二分，

yuè bì tāng yī fèn
越婢汤一分。
越婢湯一分。

fú guì zhī tāng huò xià zhī réng tóu xiàng jiàng tòng xī xī
服桂枝汤，或下之，仍头项强痛，翕翕
服桂枝湯，或下之，仍頭項強痛，翕翕

fā rè wú hàn xīn xià mǎn wēi tòng xiǎo biàn bù lì zhě guì
发热，无汗，心下满微痛，小便不利者，桂
發熱，無汗，心下滿微痛，小便不利者，桂

zhī qù guì jiā fú líng bái zhú tāng zhǔ zhī
枝去桂加茯苓白术汤主之。
枝去桂加茯苓白术湯主之。

sháo yào sān liǎng gān cǎo èr liǎng zhì shēng jiāng qiē
芍药三两　甘草二两，炙　生姜切
芍藥三兩　甘草二兩，炙　生薑切

bái zhú fú líng gè sān liǎng dà zǎo shí èr méi bāi
白术　茯苓　各三两　大枣十二枚，擘
白术　茯苓　各三兩　大棗十二枚，擘

shàng liù wèi yǐ shuǐ bā shēng zhǔ qǔ sān shēng qù zǐ
上六味，以水八升，煮取三升，去滓。
上六味，以水八升，煑取三升，去滓。

wēn fú yī shēng xiǎo biàn lì zé yù běn yún guì zhī tāng jīn
温服一升，小便利则愈。本云，桂枝汤今
溫服一升，小便利則愈。本云，桂枝湯今

qù guì zhī jiā fú líng bái zhú
去桂枝，加茯苓、白术。
去桂枝，加茯苓、白术。

shāng hán mài fú zì hàn chū xiǎo biàn shuò xīn fán wēi
伤寒脉浮，自汗出，小便数，心烦，微
傷寒脉浮，自汗出，小便數，心煩，微

wù hán jiǎo luán jí fǎn yǔ guì zhī yù gōng qí biǎo cǐ wù
恶寒，脚挛急，反与桂枝欲攻其表，此误
惡寒，脚攣急，反與桂枝欲攻其表，此誤

yě dé zhī biàn jué yān zhōng gān fán zào tù nì zhě zuò
也；得之便厥，咽中干，烦躁，吐逆者，作
也；得之便厥，咽中乾，煩躁，吐逆者，作

gān cǎo gān jiāng tāng yǔ zhī yǐ fù qí yáng ruò jué yù zú wēn
甘草干姜汤与之，以复其阳；若厥愈足温
甘草乾薑湯與之，以復其陽；若厥愈足溫

zhě gēng zuò sháo yào gān cǎo tāng yǔ zhī qí jiǎo jí shēn ruò
者，更作芍药甘草汤与之，其脚即伸；若
者，更作芍藥甘草湯與之，其脚即伸；若

wèi qì bù hé zhān yǔ zhě shǎo yǔ tiáo wèi chéng qì tāng ruò
胃气不和，谵语者，少与调胃承气汤；若
胃氣不和，譫語者，少與調胃承氣湯；若

chóng fā hàn fù jiā shāo zhēn zhě sì nì tāng zhǔ zhī
重发汗，复加烧针者，四逆汤主之。
重發汗，復加燒針者，四逆湯主之。

gān cǎo gān jiāng tāng fāng
甘草干姜汤方
甘草乾薑湯方

gān cǎo sì liǎng zhì gān jiāng èr liǎng
甘草四两，炙　干姜二两
甘草四兩，炙　乾薑二兩

shàng èr wèi yǐ shuǐ sān shēng zhǔ qǔ yī shēng wǔ gě
上二味，以水三升，煮取一升五合，
上二味，以水三升，煮取一升五合，

qù zǐ fēn wēn zài fú
去滓。分温再服。
去滓。分溫再服。

sháo yào gān cǎo tāng fāng
芍药甘草汤方
芍藥甘草湯方

bái sháo yào gān cǎo zhì gè sì liǎng
白芍药　甘草炙　各四两
白芍藥　甘草炙　各四兩

shàng èr wèi yǐ shuǐ sān shēng zhǔ qǔ yī shēng wǔ gě
上二味，以水三升，煮取一升五合，
上二味，以水三升，煮取一升五合，

qù zǐ fēn wēn zài fú
去滓。分温再服。
去滓。分溫再服。

tiáo wèi chéng qì tāng fāng
调胃承气汤方
調胃承氣湯方

dà huáng sì liǎng qù pí qīng jiǔ xǐ gān cǎo èr liǎng
大黄四两，去皮，清酒洗　甘草二两，
大黃四兩，去皮，清酒洗　甘草二兩，

zhì máng xiāo bàn shēng
炙 芒硝半升
炙 芒硝半升

shàng sān wèi, yǐ shuǐ sān shēng, zhǔ qǔ yì shēng, qù zǐ, nà
上三味，以水三升，煮取一升，去滓，纳
上三味，以水三升，煑取一升，去滓，納

máng xiāo, gèng shàng huǒ wēi zhǔ lìng fèi. shǎo shǎo wēn fú zhī.
芒硝，更上火微煮令沸。少少温服之。
芒硝，更上火微煑令沸。少少溫服之。

sì nì tāng fāng
四逆汤方
四逆湯方

gān cǎo èr liǎng, zhì gān jiāng yī liǎng bàn fù zǐ yī
甘草二两，炙 干姜一两半 附子一
甘草二兩，炙 乾薑一兩半 附子一

méi, shēng yòng, qù pí, pò bā piàn
枚，生用，去皮，破八片
枚，生用，去皮，破八片

shàng sān wèi, yǐ shuǐ sān shēng, zhǔ qǔ yī shēng èr gě,
上三味，以水三升，煮取一升二合，
上三味，以水三升，煑取一升二合，

qù zǐ. fēn wēn zài fú. qiáng rén kě dà fù zǐ yí méi、gān
去滓。分温再服。强人可大附子一枚、干
去滓。分溫再服。強人可大附子一枚、乾

jiāng sān liǎng.
姜三两。
薑三兩。

wèn yuē: zhèng xiàng yáng dàn, àn fǎ zhì zhī ér zēng jù, jué
问曰：证象阳旦，按法治之而增剧，厥
問曰：證象陽旦，按法治之而增劇，厥

nì yān zhōng gān liǎng jìng jū jí ér zhān yǔ shī yuē yán
逆，咽中干，两胫拘急而谵语。师曰：言
逆，咽中乾，兩脛拘急而譫語。師曰：言

yè bàn shǒu zú dāng wēn liǎng jiǎo dāng shēn hòu rú shī yán hé
夜半手足当温，两脚当伸。后如师言，何
夜半手足當溫，兩脚當伸。後如師言，何

yǐ zhī cǐ dá yuē cùn kǒu mài fú ér dà fú wéi fēng dà
以知此？答曰：寸口脉浮而大，浮为风，大
以知此？答曰：寸口脉浮而大，浮為風，大

wéi xū fēng zé shēng wēi rè xū zé liǎng jìng luán bìng xíng
为虚。风则生微热，虚则两胫挛。病形
為虛。風則生微熱，虛則兩脛攣。病形

xiàng guì zhī yīn jiā fù zǐ cān qí jiān zēng guì lìng hàn chū
象桂枝，因加附子参其间，增桂令汗出。
象桂枝，因加附子參其間，增桂令汗出。

fù zǐ wēn jīng wáng yáng gù yě jué nì yān zhōng gān fán
附子温经，亡阳故也。厥逆，咽中干，烦
附子溫經，亡陽故也。厥逆，咽中乾，煩

zào yáng míng nèi jié zhān yǔ fán luàn gēng yǐn gān cǎo gān jiāng
躁，阳明内结，谵语烦乱，更饮甘草干姜
躁，陽明納結，譫語煩亂，更飲甘草乾薑

tāng yè bàn yáng qì huán liǎng zú dāng rè jìng shàng wēi jū
汤，夜半阳气还，两足当热；胫尚微拘
湯，夜半陽氣還，兩足當熱；脛尚微拘

jí chóng yǔ sháo yào gān cǎo tāng ěr nǎi jìng shēn yǐ chéng qì
急，重与芍药甘草汤，尔乃胫伸；以承气
急，重與芍藥甘草湯，爾乃脛伸；以承氣

tāng wēi táng zé zhǐ qí zhān yǔ gù zhī bìng kě yù
汤微溏，则止其谵语，故知病可愈。
湯微溏，則止其譫語，故知病可愈。

biàn tài yáng bìng mài zhèng bìng zhì zhōng dì liù
辨太阳病脉证并治中第六
辨太陽病脉證并治中第六

tài yáng bìng xiàng bēi jiàng jǐn jǐn wú hàn wù fēng gě gēn
太阳病，项背强几几，无汗恶风，葛根
太陽病，項背強几几，無汗惡風，葛根

tāng zhǔ zhī
汤主之。
湯主之。

gě gēn sì liǎng má huáng sān liǎng qù jié guì zhī èr
葛根四两 麻黄三两，去节 桂枝二
葛根四兩 麻黃三兩，去節 桂枝二

liǎng qù pí shēng jiāng sān liǎng qiē gān cǎo èr liǎng zhì
两，去皮 生姜三两，切 甘草二两，炙
兩，去皮 生薑三兩，切 甘草二兩，炙

sháo yào èr liǎng dà zǎo shí èr méi bāi
芍药二两 大枣十二枚，擘
芍藥二兩 大棗十二枚，擘

shàng qī wèi yǐ shuǐ yī dǒu xiān zhǔ má huáng gě gēn
上七味，以水一斗，先煮麻黄、葛根，
上七味，以水一斗，先煑麻黃、葛根，

jiǎn èr shēng qù bái mò nà zhū yào zhǔ qǔ sān shēng qù
减二升，去白沫，纳诸药，煮取三升，去
減二升，去白沫，納諸藥，煑取三升，去

zǐ wēn fú yí shēng fù qǔ wēi sì hàn yú rú guì zhī fǎ
滓。温服一升，覆取微似汗，余如桂枝法
滓。溫服一升，覆取微似汗，餘如桂枝法

jiāng xī jí jìn jì zhū tāng jiē fǎng cǐ
将息及禁忌。诸汤皆仿此。
將息及禁忌。諸湯皆仿此。

tài yáng yǔ yáng míng hé bìng zhě，bì zì xià lì，gě gēn tāng

太阳与阳明合病者，必自下利，葛根汤

太陽與陽明合病者，必自下利，葛根湯

zhǔ zhī

主之。

主之。

tài yáng yǔ yáng míng hé bìng，bù xià lì，dàn ǒu zhě，gě

太阳与阳明合病，不下利，但呕者，葛

太陽與陽明合病，不下利，但嘔者，葛

gēn jiā bàn xià tāng zhǔ zhī

根加半夏汤主之。

根加半夏湯主之。

gě gēn sì liǎng　má huáng sān liǎng，qù jié　gān cǎo èr

葛根四两　麻黄三两，去节　甘草二

葛根四兩　麻黄三兩，去節　甘草二

liǎng，zhì　sháo yào èr liǎng　guì zhī èr liǎng，qù pí　shēng

两，炙　芍药二两　桂枝二两，去皮　生

兩，炙　芍藥二兩　桂枝二兩，去皮　生

jiāng èr liǎng，qiē　bàn xià bàn shēng，xǐ　dà zǎo shí èr

姜二两，切　半夏半升，洗　大枣十二

薑二兩，切　半夏半升，洗　大棗十二

méi，bāi

枚，擘

枚，擘

shàng bā wèi，yǐ shuǐ yī dǒu，xiān zhǔ gé gēn、má huáng，

上八味，以水一斗，先煮葛根、麻黄，

上八味，以水一斗，先煑葛根、麻黄，

jiǎn èr shēng，qù bái mò，nà zhū yào，zhǔ qǔ sān shēng，qù

减二升，去白沫，纳诸药，煮取三升，去

减二升，去白沫，納諸藥，煑取三升，去

zǐ wēn fú yī shēng fù qǔ wēi sì hàn
滓。温服一升，覆取微似汗。
滓。溫服一升，覆取微似汗。

tài yáng bìng guì zhī zhèng yī fǎn xià zhī lì suí bù zhǐ
太阳病桂枝证，医反下之，利遂不止，
太陽病桂枝證，醫反下之，利遂不止，

mài cù zhě biǎo wèi jiě yě chuǎn ér hàn chū zhě gě gēn huáng
脉促者，表未解也，喘而汗出者，葛根黄
脉促者，表未解也，喘而汗出者，葛根黃

qín huáng lián tāng zhǔ zhī
芩黄连汤主之。
芩黃連湯主之。

gě gēn bàn jīn gān cǎo èr liǎng zhì huáng qín sān liǎng
葛根半斤 甘草二两，炙 黄芩三两
葛根半斤 甘草二兩，炙 黃芩三兩

huáng lián sān liǎng
黄连三两
黃連三兩

shàng sì wèi yǐ shuǐ bā shēng xiān zhǔ gě gēn jiǎn èr
上四味，以水八升，先煮葛根，减二
上四味，以水八升，先煑葛根，減二

shēng nà zhū yào zhǔ qǔ èr shēng qù zǐ fēn wēn zài fú
升，纳诸药，煮取二升，去滓。分温再服。
升，納諸藥，煑取二升，去滓。分溫再服。

tài yáng bìng tóu tòng fā rè shēn téng yāo tòng gǔ jié téng
太阳病，头痛发热，身疼腰痛，骨节疼
太陽病，頭痛發熱，身疼腰痛，骨節疼

tòng wù fēng wú hàn ér chuǎn zhě má huáng tāng zhǔ zhī
痛，恶风无汗而喘者，麻黄汤主之。
痛，惡風無汗而喘者，麻黃湯主之。

má huáng sān liǎng qù jié guì zhī èr liǎng qù pí gān
麻黄三两，去节　桂枝二两，去皮　甘
麻黃三兩，去節　桂枝二兩，去皮　甘

cǎo yī liǎng zhì xìng rén qī shí gè qù pí jiān
草一两，炙　杏仁七十个，去皮尖
草一兩，炙　杏仁七十個，去皮尖

shàng sì wèi yǐ shuǐ jiǔ shēng xiān zhǔ má huáng jiǎn èr
上四味，以水九升，先煮麻黄，减二
上四味，以水九升，先煮麻黃，減二

shēng qù shàng mò nà zhū yào zhǔ qǔ èr shēng bàn qù zǐ
升，去上沫，纳诸药，煮取二升半，去滓。
升，去上沫，納諸藥，煮取二升半，去滓。

wēn fú bā gě fù qǔ wēi sì hàn bù xū chuò zhōu yú rú guì
温服八合，覆取微似汗，不须啜粥，余如桂
溫服八合，覆取微似汗，不須啜粥，餘如桂

zhī fǎ jiāng xī
枝法将息。
枝法將息。

tài yáng yǔ yáng míng hé bìng chuǎn ér xiōng mǎn zhě bù kě
太阳与阳明合病，喘而胸满者，不可
太陽與陽明合病，喘而胸滿者，不可

xià yí má huáng tāng
下，宜麻黄汤。
下，宜麻黃湯。

tài yáng bìng shí rì yǐ qù mài fú xì ér shì wò zhě wài
太阳病，十日以去，脉浮细而嗜卧者，外
太陽病，十日以去，脉浮細而嗜卧者，外

yǐ jiě yě shè xiōng mǎn xié tòng zhě yǔ xiǎo chái hú tāng mài
已解也。设胸满胁痛者，与小柴胡汤。脉
已解也。設胸滿脅痛者，與小柴胡湯。脉

dàn fú zhě yǔ má huáng tāng
但浮者，与麻黄汤。
但浮者，與麻黃湯。

xiǎo chái hú tāng fāng
小柴胡汤方
小柴胡湯方

chái hú bàn jīn huáng qín rén shēn gān cǎo zhì shēng jiāng gè sān liǎng qiē dà zǎo shí èr méi bāi bàn xià bàn shēng xǐ
柴胡半斤 黄芩 人参 甘草炙 生姜各三两，切 大枣十二枚，擘 半夏半升，洗
柴胡半斤 黃芩 人參 甘草炙 生薑各三兩，切 大棗十二枚，擘 半夏半升，洗

shàng qī wèi yǐ shuǐ yī dǒu èr shēng zhǔ qǔ liù shēng qù zǐ zài jiān qǔ sān shēng wēn fú yī shēng rì sān fú
上七味，以水一斗二升，煮取六升，去滓，再煎取三升。温服一升，日三服。
上七味，以水一斗二升，煑取六升，去滓，再煎取三升。溫服一升，日三服。

tài yáng zhòng fēng mài fú jǐn fā rè wù hán shēn téng tòng bù hàn chū ér fán zào zhě dà qīng lóng tāng zhǔ zhī ruò mài wēi ruò hàn chū wù fēng zhě bù kě fú zhī fú zhī zé jué
太阳中风，脉浮紧，发热恶寒，身疼痛，不汗出而烦躁者，大青龙汤主之。若脉微弱，汗出恶风者，不可服之，服之则厥
太陽中風，脉浮緊，發熱惡寒，身疼痛，不汗出而煩躁者，大青龍湯主之。若脉微弱，汗出惡風者，不可服之，服之則厥

nì jīn tì ròu shùn cǐ wéi nì yě dà qīng lóng tāng fāng
逆，筋惕肉瞤，此为逆也。大青龙汤方。
逆，筋惕肉瞤，此為逆也。大青龍湯方。

má huáng liù liǎng qù jié guì zhī èr liǎng qù pí gān
麻黄六两，去节 桂枝二两，去皮 甘
麻黃六兩，去節 桂枝二兩，去皮 甘

cǎo èr liǎng zhì xìng rén sì shí méi qù pí jiān shēng jiāng sān
草二两，炙 杏仁四十枚，去皮尖 生姜三
草二兩，炙 杏仁四十枚，去皮尖 生薑三

liǎng qiē dà zǎo shí méi bāi shí gāo rú jī zǐ dà suì
两，切 大枣十枚，擘 石膏如鸡子大，碎
兩，切 大棗十枚，擘 石膏如雞子大，碎

shàng qī wèi yǐ shuǐ jiǔ shēng xiān zhǔ má huáng jiǎn èr
上七味，以水九升，先煮麻黄，减二
上七味，以水九升，先煑麻黃，減二

shēng qù shàng mò nà zhū yào zhǔ qǔ sān shēng qù zǐ
升，去上沫，纳诸药，煮取三升，去滓。
升，去上沫，納諸藥，煑取三升，去滓。

wēn fú yī shēng qǔ wēi sì hàn hàn chū duō zhě wēn fěn fěn
温服一升，取微似汗。汗出多者，温粉粉
溫服一升，取微似汗。汗出多者，溫粉粉

zhī yī fú hàn zhě tíng hòu fú ruò fù fú hàn duō wáng
之。一服汗者，停后服。若复服，汗多亡
之。一服汗者，停後服。若復服，汗多亡

yáng suí xū wù fēng fán zào bù dé mián yě
阳遂虚，恶风烦躁，不得眠也。
陽遂虛，惡風煩躁，不得眠也。

shāng hán mài fú huǎn shēn bù téng dàn zhòng zhà yǒu qīng
伤寒，脉浮缓，身不疼、但重，乍有轻
傷寒，脉浮緩，身不疼、但重，乍有輕

shí wú shào yīn zhèng zhě dà qīng lóng tāng fā zhī
时，无少阴证者，大青龙汤发之。
時，無少陰證者，大青龍湯發之。

shāng hán biǎo bù jiě xīn xià yǒu shuǐ qì gān ǒu fā rè ér
伤寒表不解，心下有水气，干呕发热而
傷寒表不解，心下有水氣，乾嘔發熱而

ké huò kě huò lì huò yē huò xiǎo biàn bù lì shào fù mǎn
咳，或渴，或利，或噎，或小便不利、少腹满，
欬，或渴，或利，或噎，或小便不利、少腹滿，

huò chuǎn zhě xiǎo qīng lóng tāng zhǔ zhī
或喘者，小青龙汤主之。
或喘者，小青龍湯主之。

má huáng qù jié sháo yào xì xīn gān jiāng gān cǎo
麻黄去节 芍药 细辛 干姜 甘草
麻黃去節 芍藥 細辛 乾薑 甘草

zhì guì zhī gè sān liǎng qù pí wǔ wèi zǐ bàn shēng bàn
炙 桂枝各三两，去皮 五味子半升 半
炙 桂枝各三兩，去皮 五味子半升 半

xià bàn shēng xǐ
夏半升，洗
夏半升，洗

shàng bā wèi yǐ shuǐ yī dǒu xiān zhǔ má huáng jiǎn èr
上八味，以水一斗，先煮麻黄，减二
上八味，以水一斗，先煑麻黃，減二

shēng qù shàng mò nà zhū yào zhǔ qǔ sān shēng qù zǐ
升，去上沫，纳诸药，煮取三升，去滓。
升，去上沫，納諸藥，煑取三升，去滓。

wēn fú yí shēng ruò kě qù bàn xià jiā guā lóu gēn sān
温服一升。若渴，去半夏，加栝楼根三
溫服一升。若渴，去半夏，加栝樓根三

liǎng ruò wēi lì qù má huáng jiā yáo huā rú yī jī zǐ
两；若微利，去麻黄，加荛花，如一鸡子，
兩；若微利，去麻黃，加蕘花，如一雞子，

áo lìng chì sè ruò yē zhě qù má huáng jiā fù zǐ yī méi
熬令赤色；若噎者，去麻黄，加附子一枚，
熬令赤色；若噎者，去麻黃，加附子一枚，

páo ruò xiǎo biàn bù lì shào fù mǎn zhě qù má huáng jiā fú
炮；若小便不利、少腹满者，去麻黄，加茯
炮；若小便不利、少腹滿者，去麻黃，加茯

líng sì liǎng ruò chuǎn qù má huáng jiā xìng rén bàn shēng qù
苓四两；若喘，去麻黄，加杏仁半升，去
苓四兩；若喘，去麻黃，加杏仁半升，去

pí jiān qiě yáo huā bù zhì lì má huáng zhǔ chuǎn jīn cǐ yǔ
皮尖。且荛花不治利，麻黄主喘，今此语
皮尖。且蕘花不治利，麻黃主喘，今此語

fǎn zhī yí fēi zhòng jǐng yì
反之，疑非仲景意。
反之，疑非仲景意。

shāng hán xīn xià yǒu shuǐ qì ké ér wēi chuǎn fā rè bù
伤寒，心下有水气，咳而微喘，发热不
傷寒，心下有水氣，欬而微喘，發熱不

kě fú tāng yǐ kě zhě cǐ hán qù yù jiě yě xiǎo qīng lóng
渴。服汤已渴者，此寒去欲解也。小青龙
渴。服湯已渴者，此寒去欲解也。小青龍

tāng zhǔ zhī
汤主之。
湯主之。

tài yáng bìng wài zhèng wèi jiě mài fú ruò zhě dāng yǐ hàn
太阳病，外证未解，脉浮弱者，当以汗
太陽病，外證未解，脉浮弱者，當以汗

jiě yí guì zhī tāng
解，宜桂枝汤。
解，宜桂枝湯。

guì zhī qù pí sháo yào shēng jiāng gè sān liǎng qiē
桂枝去皮 芍药 生姜各三两，切
桂枝去皮 芍藥 生薑各三兩，切

gān cǎo èr liǎng zhì dà zǎo shí èr méi bāi
甘草二两，炙 大枣十二枚，擘
甘草二兩，炙 大棗十二枚，擘

tài yáng bìng xià zhī wēi chuǎn zhě biǎo wèi jiě gù yě guì
太阳病下之，微喘者，表未解故也，桂
太陽病下之，微喘者，表未解故也，桂

zhī jiā hòu pò xìng zǐ tāng zhǔ zhī
枝加厚朴杏子汤主之。
枝加厚朴杏子湯主之。

guì zhī sān liǎng qù pí gān cǎo èr liǎng zhì shēng jiāng
桂枝三两，去皮 甘草二两，炙 生姜
桂枝三兩，去皮 甘草二兩，炙 生薑

sān liǎng qiē sháo yào sān liǎng dà zǎo shí èr méi bāi
三两，切 芍药三两 大枣十二枚，擘
三兩，切 芍藥三兩 大棗十二枚，擘

hòu pò èr liǎng zhì qù pí xìng rén wǔ shí méi qù pí jiān
厚朴二两，炙，去皮 杏仁五十枚，去皮尖
厚朴二兩，炙，去皮 杏仁五十枚，去皮尖

shàng qī wèi yǐ shuǐ qī shēng wēi huǒ zhǔ qǔ sān shēng
上七味，以水七升，微火煮取三升，
上七味，以水七升，微火煮取三升，

qù zǐ wēn fú yī shēng fù qǔ wēi sì hàn
去滓。温服一升，覆取微似汗。
去滓。溫服一升，覆取微似汗。

tài yáng bìng wài zhèng wèi jiě bù kě xià yě xià zhī wéi
太阳病，外证未解，不可下也，下之为
太陽病，外證未解，不可下也，下之為

nì yù jiě wài zhě yí guì zhī tāng
逆，欲解外者，宜桂枝汤。
逆，欲解外者，宜桂枝湯。

tài yáng bìng xiān fā hàn bù jiě ér fù xià zhī mài fú
太阳病，先发汗不解，而复下之，脉浮
太陽病，先發汗不解，而復下之，脉浮

zhě bù yù fú wéi zài wài ér fǎn xià zhī gù lìng bù yù
者不愈。浮为在外，而反下之，故令不愈；
者不愈。浮為在外，而反下之，故令不愈；

jīn mài fú gù zài wài dāng xū jiě wài zé yù yí guì zhī
今脉浮，故在外。当须解外则愈，宜桂枝
今脉浮，故在外。當須解外則愈，宜桂枝

tāng
汤。
湯。

tài yáng bìng mài fú jǐn wú hàn fā rè shēn téng tòng
太阳病，脉浮紧，无汗发热，身疼痛，
太陽病，脉浮緊，無汗發熱，身疼痛，

bā jiǔ rì bù jiě biǎo zhèng réng zài cǐ dāng fā qí hàn fú
八九日不解，表证仍在，此当发其汗。服
八九日不解，表證仍在，此當發其汗。服

yào yǐ wēi chú qí rén fā fán mù míng jù zhě bì nǜ nǜ nǎi
药已微除，其人发烦目瞑，剧者必衄，衄乃
藥已微除，其人發煩目瞑，劇者必衄，衄乃

jiě suǒ yǐ rán zhě yáng qì zhòng gù yě má huáng tāng zhǔ
解。所以然者，阳气重故也。麻黄汤主
解。所以然者，陽氣重故也。麻黄湯主

zhī
之。
之。

tài yáng bìng mài fú jǐn fā rè shēn wú hàn zì nǜ
太阳病，脉浮紧，发热，身无汗，自衄
太陽病，脉浮緊，發熱，身無汗，自衄

zhě yù
者，愈。
者，愈。

èr yáng bìng bìng tài yáng chū dé bìng shí fā qí hàn hàn
二阳并病，太阳初得病时，发其汗，汗
二陽并病，太陽初得病時，發其汗，汗

xiān chū bù chè yīn zhuǎn shǔ yáng míng xù zì wēi hàn chū bù
先出不彻，因转属阳明，续自微汗出，不
先出不徹，因轉屬陽明，續自微汗出，不

wù hán ruò tài yáng bìng zhèng bù bà zhě bù kě xià xià zhī
恶寒。若太阳病证不罢者，不可下，下之
惡寒。若太陽病證不罷者，不可下，下之

wéi nì rú cǐ kě xiǎo fā hàn shè miàn sè yuán yuán zhèng chì
为逆，如此可小发汗。设面色缘缘正赤
為逆，如此可小發汗。設面色緣緣正赤

zhě yáng qì fú yù zài biǎo dāng jiě zhī xūn zhī ruò fā hàn
者，阳气怫郁在表，当解之熏之。若发汗
者，陽氣怫鬱在表，當解之熏之。若發汗

bù chè bù zú yán yáng qì fú yù bù dé yuè dāng hàn bù
不彻，不足言，阳气怫郁不得越，当汗不
不徹，不足言，陽氣怫鬱不得越，當汗不

hàn qí rén zào fán bù zhī tòng chù zhà zài fù zhōng zhà zài
汗，其人躁烦，不知痛处，乍在腹中，乍在
汗，其人躁煩，不知痛處，乍在腹中，乍在

sì zhī àn zhī bù kě dé qí rén duǎn qì dàn zuò yǐ hàn 四肢，按之不可得，其人短气，但坐，以汗 四肢，按之不可得，其人短氣，但坐，以汗
chū bù chè gù yě gèng fā hàn zé yù hé yǐ zhī hàn chū bù 出不彻故也，更发汗则愈。何以知汗出不 出不徹故也，更發汗則愈。何以知汗出不
chè yǐ mài sè gù zhī yě 彻？以脉涩故知也。 徹？以脉澀故知也。
mài fú shuò zhě fǎ dāng hàn chū ér yù ruò xià zhī shēn 脉浮数者，法当汗出而愈。若下之，身 脉浮數者，法當汗出而愈。若下之，身
zhòng xīn jì zhě bù kě fā hàn dāng zì hàn chū nǎi jiě 重、心悸者，不可发汗，当自汗出乃解。 重、心悸者，不可發汗，當自汗出乃解。
suǒ yǐ rán zhě chǐ zhōng mài wēi cǐ lǐ xū xū biǎo lǐ shí 所以然者，尺中脉微，此里虚，须表里实， 所以然者，尺中脉微，此裏虚，須表裏實，
jīn yè zì hé biàn zì hàn chū yù 津液自和，便自汗出愈。 津液自和，便自汗出愈。
mài fú jǐn zhě fǎ dāng shēn téng tòng yí yǐ hàn jiě zhī 脉浮紧者，法当身疼痛，宜以汗解之。 脉浮緊者，法當身疼痛，宜以汗解之。
jiǎ lìng chǐ zhōng chí zhě bù kě fā hàn hé yǐ zhī rán yǐ 假令尺中迟者，不可发汗。何以知然？以 假令尺中遲者，不可發汗。何以知然？以
róng qì bù zú xuè shǎo gù yě 荣气不足，血少故也。 榮氣不足，血少故也。

mài fú zhě bìng zài biǎo kě fā hàn yí má huáng tāng
脉浮者，病在表，可发汗，宜麻黄汤。
脉浮者，病在表，可發汗，宜麻黄湯。

mài fú ér shuò zhě kě fā hàn yí má huáng tāng
脉浮而数者，可发汗，宜麻黄汤。
脉浮而數者，可發汗，宜麻黄湯。

bìng cháng zì hàn chū zhě cǐ wéi róng qì hé róng qì hé zhě
病常自汗出者，此为荣气和，荣气和者，
病常自汗出者，此為榮氣和，榮氣和者，

wài bù xié yǐ wèi qì bù gòng róng qì xié hé gù ěr yǐ róng xíng
外不谐，以卫气不共荣气谐和故尔。以荣行
外不諧，以衛氣不共榮氣諧和故爾。以榮行

mài zhōng wèi xíng mài wài fù fā qí hàn róng wèi hé zé yù yí
脉中，卫行脉外。复发其汗，荣卫和则愈，宜
脉中，衛行脉外。復發其汗，榮衛和則愈，宜

guì zhī tāng
桂枝汤。
桂枝湯。

bìng rén zàng wú tā bìng shí fā rè zì hàn chū ér bù yù
病人脏无他病，时发热自汗出而不愈
病人臟無他病，時發熱自汗出而不愈

zhě cǐ wèi qì bù hé yě xiān qí shí fā hàn zé yù yí guì
者，此卫气不和也，先其时发汗则愈，宜桂
者，此衛氣不和也，先其時發汗則愈，宜桂

zhī tāng
枝汤。
枝湯。

shāng hán mài fú jǐn bù fā hàn yīn zhì nǜ zhě má
伤寒，脉浮紧，不发汗，因致衄者，麻
傷寒，脉浮緊，不發汗，因致衄者，麻

huáng tāng zhǔ zhī
黄汤主之。
黄湯主之。

shāng hán bù dà biàn liù qī rì, tóu tòng yǒu rè zhě, yǔ
伤寒不大便六七日，头痛有热者，与
傷寒不大便六七日，頭痛有熱者，與

chéng qì tāng. qí xiǎo biàn qīng zhě, zhī bù zài lǐ, réng zài biǎo
承气汤。其小便清者，知不在里，仍在表
承氣湯。其小便清者，知不在裏，仍在表

yě, dāng xū fā hàn. ruò tóu tòng zhě, bì nǜ. yí guì zhī
也，当须发汗。若头痛者，必衄。宜桂枝
也，當須發汗。若頭痛者，必衄。宜桂枝

tāng
汤。
湯。

shāng hán fā hàn yǐ jiě, bàn rì xǔ fù fán, mài fú shuò
伤寒发汗已解，半日许复烦，脉浮数
傷寒發汗已解，半日許復煩，脉浮數

zhě, kě gèng fā hàn, yí guì zhī tāng
者，可更发汗，宜桂枝汤。
者，可更發汗，宜桂枝湯。

fán bìng, ruò fā hàn, ruò tù, ruò xià, ruò wáng xuè, wáng
凡病，若发汗、若吐、若下，若亡血、亡
凡病，若發汗、若吐、若下，若亡血、亡

jīn yè, yīn yáng zì hé zhě, bì zì yù
津液，阴阳自和者，必自愈。
津液，陰陽自和者，必自愈。

dà xià zhī hòu, fù fā hàn, xiǎo biàn bù lì zhě, wáng jīn
大下之后，复发汗，小便不利者，亡津
大下之後，復發汗，小便不利者，亡津

yè gù yě wù zhì zhī dé xiǎo biàn lì bì zì yù
液故也。勿治之，得小便利，必自愈。
液故也。勿治之，得小便利，必自愈。

xià zhī hòu fù fā hàn bì zhèn hán mài wēi xì suǒ yǐ
下之后，复发汗，必振寒，脉微细。所以
下之後，復發汗，必振寒，脉微細。所以

rán zhě yǐ nèi wài jù xū gù yě
然者，以内外俱虚故也。
然者，以内外俱虛故也。

xià zhī hòu fù fā hàn zhòu rì fán zào bù dé mián yè ér
下之后，复发汗，昼日烦躁不得眠，夜而
下之後，復發汗，晝日煩躁不得眠，夜而

ān jìng bù ǒu bù kě wú biǎo zhèng mài chén wēi shēn wú dà
安静，不呕，不渴，无表证，脉沉微，身无大
安靜，不嘔，不渴，無表證，脉沉微，身無大

rè zhě gān jiāng fù zǐ tāng zhǔ zhī
热者，干姜附子汤主之。
熱者，乾薑附子湯主之。

gān jiāng yī liǎng fù zǐ yī méi shēng yòng qù pí qiē
干姜一两 附子一枚，生用，去皮，切
乾薑一兩 附子一枚，生用，去皮，切

bā piàn
八片
八片

shàng èr wèi yǐ shuǐ sān shēng zhǔ qǔ yí shēng qù zǐ
上二味，以水三升，煮取一升，去滓。
上二味，以水三升，煮取一升，去滓。

dùn fú
顿服。
頓服。

fā hàn hòu shēn téng tòng mài chén chí zhě guì zhī jiā sháo
发汗后，身疼痛，脉沉迟者，桂枝加芍
發汗後，身疼痛，脉沉遲者，桂枝加芍

yào shēng jiāng gè yī liǎng rén shēn sān liǎng xīn jiā tāng zhǔ
药、生姜各一两，人参三两，新加汤主
藥、生薑各一兩，人參三兩，新加湯主

zhī
之。
之。

guì zhī sān liǎng qù pí sháo yào sì liǎng gān cǎo èr
桂枝三两，去皮 芍药四两 甘草二
桂枝三兩，去皮 芍藥四兩 甘草二

liǎng zhì rén shēn sān liǎng dà zǎo shí èr méi bāi shēng
两，炙 人参三两 大枣十二枚，擘 生
兩，炙 人參三兩 大棗十二枚，擘 生

jiāng sì liǎng
姜四两
薑四兩

shàng liù wèi yǐ shuǐ yī dǒu èr shēng zhǔ qǔ sān shēng
上六味，以水一斗二升，煮取三升，
上六味，以水一斗二升，煑取三升，

qù zǐ wēn fú yí shēng běn yún guì zhī tāng jīn jiā sháo
去滓。温服一升。本云，桂枝汤今加芍
去滓。温服一升。本云，桂枝湯今加芍

yào shēng jiāng rén shēn
药、生姜、人参。
藥、生薑、人參。

fā hàn hòu bù kě gēng xíng guì zhī tāng hàn chū ér chuǎn
发汗后，不可更行桂枝汤，汗出而喘，
發汗後，不可更行桂枝湯，汗出而喘，

wú dà rè zhě kě yǔ má huáng xìng rén gān cǎo shí gāo tāng
无大热者，可与麻黄杏仁甘草石膏汤。
無大熱者，可與麻黄杏仁甘草石膏湯。

má huáng sì liǎng qù jié xìng rén wǔ shí gè qù pí jiān
麻黄四两，去节　杏仁五十个，去皮尖
麻黄四兩，去節　杏仁五十個，去皮尖

gān cǎo èr liǎng zhì shí gāo bàn jīn suì mián guǒ
甘草二两，炙　石膏半斤，碎，绵裹
甘草二兩，炙　石膏半斤，碎，綿裹

shàng sì wèi yǐ shuǐ qī shēng zhǔ má huáng jiǎn èr
上四味，以水七升，煮麻黄，减二
上四味，以水七升，煑麻黄，减二

shēng qù shàng mò nà zhū yào zhǔ qǔ èr shēng qù zǐ
升，去上沫，纳诸药，煮取二升，去滓。
升，去上沫，納諸藥，煑取二升，去滓。

wēn fú yī shēng běn yún huáng ěr bēi
温服一升。本云，黄耳柸。
溫服一升。本云，黄耳柸。

fā hàn guò duō qí rén chā shǒu zì mào xīn xīn xià jì yù
发汗过多，其人叉手自冒心，心下悸，欲
發汗過多，其人叉手自冒心，心下悸，欲

dé àn zhě guì zhī gān cǎo tāng zhǔ zhī
得按者，桂枝甘草汤主之。
得按者，桂枝甘草湯主之。

guì zhī sì liǎng qù pí gān cǎo èr liǎng zhì
桂枝四两，去皮　甘草二两，炙
桂枝四兩，去皮　甘草二兩，炙

shàng èr wèi yǐ shuǐ sān shēng zhǔ qǔ yī shēng qù zǐ
上二味，以水三升，煮取一升，去滓。
上二味，以水三升，煑取一升，去滓。

dùn fú
顿服。
頓服。

fā hàn hòu qí rén qí xià jì yù zuò bēn tún fú líng guì
发汗后，其人脐下悸，欲作奔豚，茯苓桂
發汗後，其人臍下悸，欲作奔豚，茯苓桂

zhī gān cǎo dà zǎo tāng zhǔ zhī
枝甘草大枣汤主之。
枝甘草大棗湯主之。

fú líng bàn jīn guì zhī sì liǎng qù pí gān cǎo èr
茯苓半斤 桂枝四两，去皮 甘草二
茯苓半斤 桂枝四兩，去皮 甘草二

liǎng zhì dà zǎo shí wǔ méi bāi
两，炙 大枣十五枚，擘
兩，炙 大棗十五枚，擘

shàng sì wèi yǐ gān lán shuǐ yī dǒu xiān zhǔ fú líng jiǎn
上四味，以甘澜水一斗，先煮茯苓，减
上四味，以甘爛水一斗，先煑茯苓，减

èr shēng nà zhū yào zhǔ qǔ sān shēng qù zǐ wēn fú yī
二升，纳诸药，煮取三升，去滓。温服一
二升，納諸藥，煑取三升，去滓。溫服一

shēng rì sān fú zuò gān lán shuǐ fǎ qǔ shuǐ èr dǒu zhì dà
升，日三服。作甘澜水法：取水二斗，置大
升，日三服。作甘爛水法：取水二斗，置大

pén nèi yǐ sháo yáng zhī shuǐ shàng yǒu zhū zǐ wǔ liù qiān kē
盆内，以杓扬之，水上有珠子五六千颗
盆内，以杓揚之，水上有珠子五六千顆

xiāng zhú qǔ yòng zhī
相逐，取用之。
相逐，取用之。

fā hàn hòu fù zhàng mǎn zhě hòu pò shēng jiāng bàn xià gān
发汗后，腹胀满者，厚朴生姜半夏甘
發汗後，腹脹滿者，厚朴生薑半夏甘

cǎo rén shēn tāng zhǔ zhī
草人参汤主之。
草人參湯主之。

hòu pò bàn jīn zhì qù pí shēng jiāng bàn jīn qiē
厚朴半斤，炙，去皮 生姜半斤，切
厚朴半斤，炙，去皮 生薑半斤，切

bàn xià bàn shēng xǐ gān cǎo èr liǎng rén shēn yí liǎng
半夏半升，洗 甘草二两 人参一两
半夏半升，洗 甘草二兩 人參一兩

shàng wǔ wèi yǐ shuǐ yí dǒu zhǔ qǔ sān shēng qù zǐ
上五味，以水一斗，煮取三升，去滓。
上五味，以水一斗，煮取三升，去滓。

wēn fú yí shēng rì sān fú
温服一升，日三服。
溫服一升，日三服。

shāng hán ruò tù ruò xià hòu xīn xià nì mǎn qì shàng chòng
伤寒若吐若下后，心下逆满，气上冲
傷寒若吐若下後，心下逆滿，氣上衝

xiōng qǐ zé tóu xuàn mài chén jǐn fā hàn zé dòng jīng shēn
胸，起则头眩，脉沉紧，发汗则动经，身
胸，起則頭眩，脈沉緊，發汗則動經，身

wéi zhèn zhèn yáo zhě fú líng guì zhī bái zhú gān cǎo tāng zhǔ zhī
为振振摇者，茯苓桂枝白术甘草汤主之。
為振振搖者，茯苓桂枝白朮甘草湯主之。

fú líng sì liǎng guì zhī sān liǎng qù pí bái zhú gān
茯苓四两 桂枝三两，去皮 白术 甘
茯苓四兩 桂枝三兩，去皮 白朮 甘

cǎo zhì gè èr liǎng 草炙 各二两 草炙 各二兩
shàng sì wèi yǐ shuǐ liù shēng zhǔ qǔ sān shēng qù zǐ 上四味，以水六升，煮取三升，去滓。 上四味，以水六升，煑取三升，去滓。
fēn wēn sān fú 分温三服。 分溫三服。
fā hàn bìng bù jiě fǎn wù hán zhě xū gù yě sháo yào 发汗，病不解，反恶寒者，虚故也，芍药 發汗，病不解，反惡寒者，虛故也，芍藥
gān cǎo fù zǐ tāng zhǔ zhī 甘草附子汤主之。 甘草附子湯主之。
sháo yào gān cǎo zhì gè sān liǎng fù zǐ yí méi 芍药 甘草炙 各三两 附子一枚， 芍藥 甘草炙 各三兩 附子一枚，
páo qù pí pò bā piàn 炮，去皮，破八片 炮，去皮，破八片
shàng sān wèi yǐ shuǐ wǔ shēng zhǔ qǔ yì shēng wǔ gě 上三味，以水五升，煮取一升五合， 上三味，以水五升，煑取一升五合，
qù zǐ fēn wēn sān fú 去滓。分温三服。 去滓。分溫三服。
fā hàn ruò xià zhī bìng réng bù jiě fán zào zhě fú líng 发汗，若下之，病仍不解，烦躁者，茯苓 發汗，若下之，病仍不解，煩躁者，茯苓

sì nì tāng zhǔ zhī
四逆汤主之。
四逆湯主之。

fú líng sì liǎng rén shēn yí liǎng fù zǐ yí méi shēng
茯苓四两 人参一两 附子一枚，生
茯苓四兩 人參一兩 附子一枚，生

yòng qù pí pò bā piàn gān cǎo èr liǎng zhì gān jiāng yí
用，去皮，破八片 甘草二两，炙 干姜一
用，去皮，破八片 甘草二兩，炙 乾薑一

liǎng bàn
两半
兩半

shàng wǔ wèi yǐ shuǐ wǔ shēng zhǔ qǔ sān shēng qù zǐ
上五味，以水五升，煮取三升，去滓。
上五味，以水五升，煑取三升，去滓。

wēn fú qī gě rì èr fú
温服七合，日二服。
溫服七合，日二服。

fā hàn hòu wù hán zhě xū gù yě bù wù hán dàn rè
发汗后，恶寒者，虚故也。不恶寒，但热
發汗後，惡寒者，虛故也。不惡寒，但熱

zhě shí yě dāng hé wèi qì yǔ tiáo wèi chéng qì tāng
者，实也，当和胃气，与调胃承气汤。
者，實也，當和胃氣，與調胃承氣湯。

máng xiāo bàn shēng gān cǎo èr liǎng zhì dà huáng sì
芒硝半升 甘草二两，炙 大黄四
芒硝半升 甘草二兩，炙 大黄四

liǎng qù pí qīng jiǔ xǐ
两，去皮，清酒洗
兩，去皮，清酒洗

shàng sān wèi yǐ shuǐ sān shēng zhǔ qǔ yí shēng qù zǐ
上三味，以水三升，煮取一升，去滓，
上三味，以水三升，煑取一升，去滓，

nà máng xiāo gēng zhǔ liǎng fèi dùn fú
纳芒硝，更煮两沸。顿服。
納芒硝，更煑兩沸。頓服。

tài yáng bìng fā hàn hòu dà hàn chū wèi zhōng gān fán
太阳病，发汗后，大汗出，胃中干，烦
太陽病，發汗後，大汗出，胃中乾，煩

zào bù dé mián yù dé yǐn shuǐ zhě shǎo shǎo yǔ yǐn zhī lìng
躁不得眠，欲得饮水者，少少与饮之，令
躁不得眠，欲得飲水者，少少與飲之，令

wèi qì hé zé yù ruò mài fú xiǎo biàn bù lì wēi rè xiāo
胃气和则愈。若脉浮，小便不利，微热，消
胃氣和則愈。若脉浮，小便不利，微熱，消

kě zhě wǔ líng sǎn zhǔ zhī
渴者，五苓散主之。
渴者，五苓散主之。

zhū líng shí bā zhū qù pí zé xiè yí liǎng liù zhū bái
猪苓十八铢，去皮　泽泻一两六铢　白
猪苓十八銖，去皮　澤瀉一兩六銖　白

zhú shí bā zhū fú líng shí bā zhū guì zhī bàn liǎng qù pí
术十八铢　茯苓十八铢　桂枝半两，去皮
术十八銖　茯苓十八銖　桂枝半兩，去皮

shàng wǔ wèi dǎo wéi sǎn yǐ bái yǐn hé fú fāng cùn bǐ
上五味，捣为散。以白饮和服方寸匕，
上五味，擣為散。以白飲和服方寸匕，

rì sān fú duō yǐn nuǎn shuǐ hàn chū yù rú fǎ jiāng xī
日三服。多饮暖水，汗出愈。如法将息。
日三服。多飲暖水，汗出愈。如法將息。

fā hàn yǐ mài fú shuò fán kě zhě wǔ líng sǎn zhǔ zhī 发汗已，脉浮数，烦渴者，五苓散主之。 發汗已，脉浮數，煩渴者，五苓散主之。
shāng hán hàn chū ér kě zhě wǔ líng sǎn zhǔ zhī bù kě 伤寒，汗出而渴者，五苓散主之；不渴 傷寒，汗出而渴者，五苓散主之；不渴
zhě fú líng gān cǎo tāng zhǔ zhī 者，茯苓甘草汤主之。 者，茯苓甘草湯主之。
fú líng èr liǎng guì zhī èr liǎng qù pí gān cǎo yí 茯苓二两 桂枝二两，去皮 甘草一 茯苓二兩 桂枝二兩，去皮 甘草一
liǎng zhì shēng jiāng sān liǎng qiē 两，炙 生姜三两，切 兩，炙 生薑三兩，切
shàng sì wèi yǐ shuǐ sì shēng zhǔ qǔ èr shēng qù zǐ 上四味，以水四升，煮取二升，去滓。 上四味，以水四升，煑取二升，去滓。
fēn wēn sān fú 分温三服。 分溫三服。
zhòng fēng fā rè liù qī rì bù jiě ér fán yǒu biǎo lǐ 中风发热，六七日不解而烦，有表里 中風發熱，六七日不解而煩，有表裏
zhèng kě yù yǐn shuǐ shuǐ rù zé tǔ zhě míng yuē shuǐ nì wǔ líng 证，渴欲饮水，水入则吐者，名曰水逆，五苓 證，渴欲飲水，水入則吐者，名曰水逆，五苓
sǎn zhǔ zhī 散主之。 散主之。

wèi chí mài shí bìng rén shǒu chā zì mào xīn shī yīn jiào shì
未持脉时，病人手叉自冒心，师因教试
未持脉時，病人手叉自冒心，師因教試

lìng ké ér bù ké zhě cǐ bì liǎng ěr lóng wú wén yě suǒ yǐ
令咳而不咳者，此必两耳聋无闻也。所以
令欬而不欬者，此必兩耳聾無聞也。所以

rán zhě yǐ chóng fā hàn xū gù rú cǐ fā hàn hòu yǐn
然者，以重发汗，虚，故如此。发汗后，饮
然者，以重發汗，虛，故如此。發汗後，飲

shuǐ duō bì chuǎn yǐ shuǐ guàn zhī yì chuǎn
水多必喘，以水灌之亦喘。
水多必喘，以水灌之亦喘。

fā hàn hòu shuǐ yào bù dé rù kǒu wéi nì ruò gèng fā hàn
发汗后，水药不得入口为逆，若更发汗，
發汗後，水藥不得入口為逆，若更發汗，

bì tù xià bù zhǐ fā hàn tù xià hòu xū fán bù dé mián ruò
必吐下不止。发汗、吐下后，虚烦不得眠，若
必吐下不止。發汗、吐下後，虛煩不得眠，若

jù zhě bì fǎn fù diān dǎo xīn zhōng ào náo zhī zǐ chǐ tāng zhǔ
剧者，必反复颠倒，心中懊侬，栀子豉汤主
劇者，必反復顛倒，心中懊憹，梔子豉湯主

zhī ruò shǎo qì zhě zhī zǐ gān cǎo chǐ tāng zhǔ zhī ruò ǒu zhě
之；若少气者，栀子甘草豉汤主之；若呕者，
之；若少氣者，梔子甘草豉湯主之；若嘔者，

zhī zǐ shēng jiāng chǐ tāng zhǔ zhī
栀子生姜豉汤主之。
梔子生薑豉湯主之。

zhī zǐ chǐ tāng fāng
栀子豉汤方
梔子豉湯方

zhī zǐ shí sì gè bāi xiāng chǐ sì gě mián guǒ
栀子十四个，擘 香豉四合，绵裹
梔子十四個，擘 香豉四合，綿裹

shàng èr wèi yǐ shuǐ sì shēng xiān zhǔ zhī zǐ dé èr
上二味，以水四升，先煮栀子，得二
上二味，以水四升，先煮梔子，得二

shēng bàn nà chǐ zhǔ qǔ yì shēng bàn qù zǐ fēn wéi èr
升半，纳豉，煮取一升半，去滓。分为二
升半，納豉，煮取一升半，去滓。分為二

fú wēn jìn yī fú dé tù zhě zhǐ hòu fú
服，温进一服，得吐者，止后服。
服，溫進一服，得吐者，止後服。

zhī zǐ gān cǎo tāng chǐ fāng
栀子甘草汤豉方
梔子甘草湯豉方

zhī zǐ shí sì gè bāi gān cǎo èr liǎng zhì xiāng chǐ
栀子十四个，擘 甘草二两，炙 香豉
梔子十四個，擘 甘草二兩，炙 香豉

sì liǎng mián guǒ
四两，绵裹
四兩，綿裹

shàng sān wèi yǐ shuǐ sì shēng xiān zhǔ zhī zǐ gān cǎo
上三味，以水四升，先煮栀子、甘草，
上三味，以水四升，先煮梔子、甘草，

qǔ èr shēng bàn nà chǐ zhǔ qǔ yí shēng bàn qù zǐ fēn
取二升半，纳豉，煮取一升半，去滓。分
取二升半，納豉，煮取一升半，去滓。分

èr fú wēn jìn yī fú dé tù zhě zhǐ hòu fú
二服，温进一服，得吐者，止后服。
二服，溫進一服，得吐者，止後服。

zhī zǐ shēng jiāng chǐ tāng fāng
栀子生姜豉汤方
梔子生薑豉湯方

zhī zǐ shí sì gè bāi shēng jiāng wǔ liǎng xiāng chǐ sì
栀子十四个，擘 生姜五两 香豉四
梔子十四個，擘 生薑五兩 香豉四

gě mián guǒ
合，绵裹
合，綿裹

shàng sān wèi yǐ shuǐ sì shēng xiān zhǔ zhī zǐ shēng jiāng
上三味，以水四升，先煮栀子、生姜，
上三味，以水四升，先煑梔子、生薑，

qǔ èr shēng bàn nà chǐ zhǔ qǔ yí shēng bàn qù zǐ fēn
取二升半，纳豉，煮取一升半，去滓。分
取二升半，納豉，煑取一升半，去滓。分

èr fú wēn jìn yī fú dé tù zhě zhǐ hòu fú
二服，温进一服，得吐者，止后服。
二服，溫進一服，得吐者，止後服。

fā hàn ruò xià zhī ér fán rè xiōng zhōng zhì zhě zhī
发汗，若下之，而烦热、胸中窒者，栀
發汗，若下之，而煩熱、胸中窒者，梔

zǐ chǐ tāng zhǔ zhī
子豉汤主之。
子豉湯主之。

shāng hán wǔ liù rì dà xià zhī hòu shēn rè bù qù xīn
伤寒五六日，大下之后，身热不去，心
傷寒五六日，大下之後，身熱不去，心

zhōng jié tòng zhě wèi yù jiě yě zhī zǐ chǐ tāng zhǔ zhī
中结痛者，未欲解也，栀子豉汤主之。
中結痛者，未欲解也，梔子豉湯主之。

shāng hán xià hòu，xīn fán fù mǎn，wò qǐ bù ān zhě，zhī 伤寒下后，心烦腹满，卧起不安者，栀 傷寒下後，心煩腹滿，卧起不安者，梔
zǐ hòu pò tāng zhǔ zhī 子厚朴汤主之。 子厚朴湯主之。
zhī zǐ shí sì gè，bāi　hòu pò sì liǎng，zhì，qù pí 栀子十四个，擘　厚朴四两，炙，去皮 梔子十四個，擘　厚朴四兩，炙，去皮
zhǐ shí sì méi，shuǐ jìn，zhì lìng huáng 枳实四枚，水浸，炙令黄 枳實四枚，水浸，炙令黄
shàng sān wèi，yǐ shuǐ sān shēng bàn，zhǔ qǔ yī shēng bàn， 上三味，以水三升半，煮取一升半， 上三味，以水三升半，煑取一升半，
qù zǐ。fēn èr fú，wēn jìn yī fú，dé tù zhě，zhǐ hòu 去滓。分二服，温进一服，得吐者，止后 去滓。分二服，溫進一服，得吐者，止後
fú 服。 服。
shāng hán，yī yǐ wán yào dà xià zhī，shēn rè bù qù，wēi 伤寒，医以丸药大下之，身热不去，微 傷寒，醫以丸藥大下之，身熱不去，微
fán zhě，zhī zǐ gān jiāng tāng zhǔ zhī 烦者，栀子干姜汤主之。 煩者，梔子乾薑湯主之。
zhī zǐ shí sì gè，bāi　gān jiāng èr liǎng 栀子十四个，擘　干姜二两 梔子十四個，擘　乾薑二兩

shàng èr wèi yǐ shuǐ sān shēng bàn zhǔ qǔ yī shēng bàn
上二味，以水三升半，煮取一升半，
上二味，以水三升半，煑取一升半，

qù zǐ fēn èr fú wēn jìn yī fú dé tù zhě zhǐ hòu
去滓。分二服，温进一服，得吐者，止后
去滓。分二服，溫進一服，得吐者，止後

fú
服。
服。

fán yòng zhī zǐ tāng bìng rén jiù wēi táng zhě bù kě yǔ fú
凡用栀子汤，病人旧微溏者，不可与服
凡用梔子湯，病人舊微溏者，不可與服

zhī
之。
之。

tài yáng bìng fā hàn hàn chū bù jiě qí rén réng fā rè
太阳病发汗，汗出不解，其人仍发热，
太陽病發汗，汗出不解，其人仍發熱，

xīn xià jì tóu xuàn shēn shùn dòng zhèn zhèn yù pǐ dì zhě
心下悸，头眩，身瞤动，振振欲擗地者，
心下悸，頭眩，身瞤動，振振欲擗地者，

zhēn wǔ tāng zhǔ zhī
真武汤主之。
真武湯主之。

fú líng sháo yào shēng jiāng gè sān liǎng qiē bái zhú
茯苓 芍药 生姜各三两，切 白术
茯苓 芍藥 生薑各三兩，切 白术

èr liǎng fù zǐ yī méi páo qù pí pò bā piàn
二两 附子一枚，炮，去皮，破八片
二兩 附子一枚，炮，去皮，破八片

shàng wǔ wèi，yǐ shuǐ bā shēng，zhǔ qǔ sān shēng，qù zǐ
上五味，以水八升，煮取三升，去滓。
上五味，以水八升，煑取三升，去滓。

wēn fú qī gě，rì sān fú
温服七合，日三服。
溫服七合，日三服。

yān hóu gān zào zhě，bù kě fā hàn
咽喉干燥者，不可发汗。
咽喉乾燥者，不可發汗。

lín jiā bù kě fā hàn，fā hàn bì biàn xiě
淋家不可发汗，发汗必便血。
淋家不可發汗，發汗必便血。

chuāng jiā suī shēn téng tòng，bù kě fā hàn，hàn chū zé jìng
疮家虽身疼痛，不可发汗，汗出则痉。
瘡家雖身疼痛，不可發汗，汗出則痙。

nǜ jiā，bù kě fā hàn，hàn chū bì é shàng xiàn mài jí
衄家，不可发汗，汗出必额上陷脉急
衄家，不可發汗，汗出必額上陷脉急

jǐn，zhí shì bù néng shùn，bù dé mián
紧，直视不能眴，不得眠。
緊，直視不能眴，不得眠。

wáng xuè jiā bù kě fā hàn，fā hàn zé hán lì ér zhèn
亡血家不可发汗，发汗则寒栗而振。
亡血家不可發汗，發汗則寒慄而振。

hàn jiā，chóng fā hàn，bì huǎng hū xīn luàn，xiǎo biàn yǐ yīn
汗家，重发汗，必恍惚心乱，小便已阴
汗家，重發汗，必恍惚心亂，小便已陰

téng，yǔ yǔ yú liáng wán
疼，与禹余粮丸。
疼，與禹餘糧丸。

bìng rén yǒu hán fù fā hàn wèi zhōng lěng bì tǔ huí
病人有寒，复发汗，胃中冷，必吐蛔。
病人有寒，復發汗，胃中冷，必吐蛔。

běn fā hàn ér fù xià zhī cǐ wéi nì yě ruò xiān fā
本发汗，而复下之，此为逆也；若先发
本發汗，而復下之，此為逆也；若先發

hàn zhì bù wéi nì běn xiān xià zhī ér fǎn hàn zhī wéi
汗，治不为逆。本先下之，而反汗之，为
汗，治不為逆。本先下之，而反汗之，為

nì ruò xiān xià zhī zhì bù wéi nì
逆；若先下之，治不为逆。
逆；若先下之，治不為逆。

shāng hán yī xià zhī xù dé xià lì qīng gǔ bù zhǐ shēn
伤寒，医下之，续得下利清谷不止，身
傷寒，醫下之，續得下利清穀不止，身

téng tòng zhě jí dāng jiù lǐ hòu shēn téng tòng qīng biàn zì tiáo
疼痛者，急当救里；后身疼痛，清便自调
疼痛者，急當救裏；後身疼痛，清便自調

zhě jí dāng jiù biǎo jiù lǐ yí sì nì tāng jiù biǎo yí guì
者，急当救表。救里宜四逆汤，救表宜桂
者，急當救表。救裏宜四逆湯，救表宜桂

zhī tāng
枝汤。
枝湯。

bìng fā rè tou tòng mài fǎn chén ruò bù chài shēn tǐ téng
病发热头痛，脉反沉，若不瘥，身体疼
病發熱頭痛，脉反沉，若不瘥，身體疼

tòng dāng jiù qí lǐ sì nì tāng fāng
痛，当救其里。四逆汤方。
痛，當救其裏。四逆湯方。

gān cǎo èr liǎng zhì gān jiāng yī liǎng bàn fù zǐ yī
甘草二两，炙 干姜一两半 附子一
甘草二兩，炙 乾薑一兩半 附子一

méi shēng yòng qù pí pò bā piàn
枚，生用，去皮，破八片
枚，生用，去皮，破八片

shàng sān wèi yǐ shuǐ sān shēng zhǔ qǔ yī shēng èr gě
上三味，以水三升，煮取一升二合，
上三味，以水三升，煮取一升二合，

qù zǐ fēn wēn zài fú qiáng rén kě dà fù zǐ yī méi gān
去滓。分温再服。强人可大附子一枚、干
去滓。分溫再服。強人可大附子一枚、乾

jiāng sān liǎng
姜三两。
薑三兩。

tài yáng bìng xiān xià ér bù yù yīn fù fā hàn yǐ cǐ
太阳病，先下而不愈，因复发汗，以此
太陽病，先下而不愈，因復發汗，以此

biǎo lǐ jù xū qí rén yīn zhì mào mào jiā hàn chū zì yù
表里俱虚，其人因致冒，冒家汗出自愈。
表裏俱虛，其人因致冒，冒家汗出自愈。

suǒ yǐ rán zhě hàn chū biǎo hé gù yě lǐ wèi hé rán hòu fù
所以然者，汗出表和故也。里未和，然后复
所以然者，汗出表和故也。裏未和，然後復

xià zhī
下之。
下之。

tài yáng bìng wèi jiě mài yīn yáng jù tíng bì xiān zhèn lì
太阳病未解，脉阴阳俱停。必先振栗
太陽病未解，脈陰陽俱停。必先振慄

hàn chū ér jiě dàn yáng mài wēi zhě xiān hàn chū ér jiě dàn
汗出而解。但阳脉微者，先汗出而解。但
汗出而解。但陽脉微者，先汗出而解。但

yīn mài wēi xià zhī ér jiě ruò yù xià zhī yí diào wèi chéng
阴脉微，下之而解。若欲下之，宜调胃承
陰脉微，下之而解。若欲下之，宜調胃承

qì tāng
气汤。
氣湯。

tài yáng bìng fā rè hàn chū zhě cǐ wéi róng ruò wèi qiáng
太阳病，发热汗出者，此为荣弱卫强，
太陽病，發熱汗出者，此為榮弱衛強，

gù shǐ hàn chū yù jiù xié fēng zhě yí guì zhī tāng
故使汗出，欲救邪风者，宜桂枝汤。
故使汗出，欲救邪風者，宜桂枝湯。

shāng hán wǔ liù rì zhòng fēng wǎng lái hán rè xiōng xié kǔ
伤寒五六日中风，往来寒热，胸胁苦
傷寒五六日中風，往來寒熱，胸脅苦

mǎn mò mò bù yù yǐn shí xīn fán xǐ ǒu huò xiōng zhōng fán
满，默默不欲饮食，心烦喜呕，或胸中烦
滿，默默不欲飲食，心煩喜嘔，或胸中煩

ér bù ǒu huò kě huò fù zhōng tòng huò xié xià pǐ yìng huò
而不呕，或渴，或腹中痛，或胁下痞硬，或
而不嘔，或渴，或腹中痛，或脅下痞硬，或

xīn xià jì xiǎo biàn bù lì huò bù kě shēn yǒu wēi rè huò
心下悸、小便不利，或不渴、身有微热，或
心下悸、小便不利，或不渴、身有微熱，或

ké zhě xiǎo chái hú tāng zhǔ zhī
咳者，小柴胡汤主之。
欬者，小柴胡湯主之。

chái hú bàn jīn huáng qín sān liǎng rén shēn sān liǎng bàn
柴胡半斤 黄芩三两 人参三两 半
柴胡半斤 黄芩三兩 人参三兩 半

xià bàn shēng xǐ gān cǎo zhì shēng jiāng gè sān liǎng qiē
夏半升，洗 甘草炙 生姜各三两，切
夏半升，洗 甘草炙 生薑各三兩，切

dà zǎo shí èr méi bāi
大枣十二枚，擘
大棗十二枚，擘

shàng qī wèi yǐ shuǐ yī dǒu èr shēng zhǔ qǔ liù shēng
上七味，以水一斗二升，煮取六升，
上七味，以水一斗二升，煮取六升，

qù zǐ zài jiān qǔ sān shēng wēn fú yī shēng rì sān fú
去滓，再煎取三升。温服一升，日三服。
去滓，再煎取三升。溫服一升，日三服。

ruò xiōng zhōng fán ér bù ǒu zhě qù bàn xià rén shēn jiā
若胸中烦而不呕者，去半夏、人参，加
若胸中煩而不嘔者，去半夏、人参，加

guā lóu shí yī méi ruò kě qù bàn xià jiā rén shēn hé qián
栝楼实一枚；若渴，去半夏，加人参，合前
栝樓實一枚；若渴，去半夏，加人参，合前

chéng sì liǎng bàn guā lóu gēn sì liǎng ruò fù zhōng tòng zhě qù
成四两半、栝楼根四两；若腹中痛者，去
成四兩半、栝樓根四兩；若腹中痛者，去

huáng qín jiā sháo yào sān liǎng ruò xié xià pǐ yìng qù dà zǎo
黄芩，加芍药三两；若胁下痞硬，去大枣，
黄芩，加芍藥三兩；若脅下痞硬，去大棗，

jiā mǔ lì sì liǎng ruò xīn xià jì xiǎo biàn bù lì zhě qù
加牡蛎四两；若心下悸、小便不利者，去
加牡蠣四兩；若心下悸、小便不利者，去

huáng qín jiā fú líng sì liǎng ruò bù kě wài yǒu wēi rè zhě
黄芩，加茯苓四两；若不渴，外有微热者，
黃芩，加茯苓四兩；若不渴，外有微熱者，

qù rén shēn jiā guì zhī sān liǎng wēn fù wēi hàn yù ruò ké
去人参，加桂枝三两，温覆微汗愈；若咳
去人參，加桂枝三兩，溫覆微汗愈；若欬

zhě qù rén shēn dà zǎo shēng jiāng jiā wǔ wèi zǐ bàn shēng
者，去人参、大枣、生姜，加五味子半升、
者，去人參、大棗、生薑，加五味子半升、

gān jiāng èr liǎng
干姜二两。
乾薑二兩。

xuè ruò qì jìn còu lǐ kāi xié qì yīn rù yǔ zhèng qì
血弱气尽，腠理开，邪气因入，与正气
血弱氣盡，腠理開，邪氣因入，與正氣

xiāng tuán jié yú xié xià zhèng xié fēn zhēng wǎng lái hán rè
相抟，结于胁下。正邪纷争，往来寒热，
相摶，結於脅下。正邪紛爭，往來寒熱，

xiū zuò yǒu shí mò mò bù yù yǐn shí zàng fǔ xiāng lián qí
休作有时，默默不欲饮食。脏腑相连，其
休作有時，默默不欲飲食。臟腑相連，其

tòng bì xià xié gāo tòng xià gù shǐ ǒu yě xiǎo chái hú tāng
痛必下，邪高痛下，故使呕也。小柴胡汤
痛必下，邪高痛下，故使嘔也。小柴胡湯

zhǔ zhī fú chái hú tāng yǐ kě zhě shǔ yáng míng yǐ fǎ zhì
主之。服柴胡汤已，渴者，属阳明，以法治
主之。服柴胡湯已，渴者，屬陽明，以法治

zhī
之。
之。

dé bìng liù qī rì mài chí fú ruò wù fēng hán shǒu zú
得病六七日，脉迟浮弱，恶风寒，手足
得病六七日，脉遲浮弱，惡風寒，手足

wēn yī èr sān xià zhī bù néng shí ér xié xià mǎn tòng
温。医二三下之，不能食，而胁下满痛，
溫。醫二三下之，不能食，而脅下滿痛，

miàn mù jí shēn huáng jǐng xiàng jiàng xiǎo biàn nán zhě yǔ chái hú
面目及身黄，颈项强，小便难者，与柴胡
面目及身黃，頸項強，小便難者，與柴胡

tāng hòu bì xià zhòng běn kě yǐn shuǐ ér ǒu zhě chái hú tāng
汤，后必下重。本渴饮水而呕者，柴胡汤
湯，後必下重。本渴飲水而嘔者，柴胡湯

bù zhōng yǔ yě shí gǔ zhě yuě
不中与也。食谷者哕。
不中與也。食穀者噦。

shāng hán sì wǔ rì shēn rè wù fēng jǐng xiàng jiàng xié xià
伤寒四五日，身热恶风，颈项强，胁下
傷寒四五日，身熱惡風，頸項強，脅下

mǎn shǒu zú wēn ér kě zhě xiǎo chái hú tāng zhǔ zhī
满，手足温而渴者，小柴胡汤主之。
滿，手足溫而渴者，小柴胡湯主之。

shāng hán yáng mài sè yīn mài xián fǎ dāng fù zhōng jí
伤寒，阳脉涩，阴脉弦，法当腹中急
傷寒，陽脉澀，陰脉弦，法當腹中急

tòng xiān yǔ xiǎo jiàn zhōng tāng bù chài zhě xiǎo chái hú tāng zhǔ
痛，先与小建中汤，不瘥者，小柴胡汤主
痛，先與小建中湯，不瘥者，小柴胡湯主

zhī
之。
之。

xiǎo jiàn zhōng tāng fāng

小建中汤方

小建中湯方

guì zhī sān liǎng qù pí gān cǎo èr liǎng zhì dà zǎo

桂枝三两，去皮 甘草二两，炙 大枣

桂枝三兩，去皮 甘草二兩，炙 大棗

shí èr méi bāi sháo yào liù liǎng shēng jiāng sān liǎng qiē

十二枚，擘 芍药六两 生姜三两，切

十二枚，擘 芍藥六兩 生薑三兩，切

jiāo yí yī shēng

胶饴一升

膠飴一升

shàng liù wèi yǐ shuǐ qī shēng zhǔ qǔ sān shēng qù zǐ

上六味，以水七升，煮取三升，去滓，

上六味，以水七升，煮取三升，去滓，

nà yí gèng shàng wēi huǒ xiāo jiě wēn fú yī shēng rì sān

纳饴，更上微火消解。温服一升，日三

納飴，更上微火消解。溫服一升，日三

fú ǒu jiā bù kě yòng jiàn zhōng tāng yǐ tián gù yě

服。呕家不可用建中汤，以甜故也。

服。嘔家不可用建中湯，以甜故也。

shāng hán zhòng fēng yǒu chái hú zhèng dàn jiàn yī zhēng biàn

伤寒中风，有柴胡证，但见一症便

傷寒中風，有柴胡證，但見一症便

shì bù bì xī jù fán chái hú tāng bìng zhèng ér xià zhī ruò

是，不必悉具。凡柴胡汤病证而下之，若

是，不必悉具。凡柴胡湯病證而下之，若

chái hú zhèng bù bà zhě fù yǔ chái hú tāng bì zhēng zhēng ér

柴胡证不罢者，复与柴胡汤，必蒸蒸而

柴胡證不罷者，復與柴胡湯，必蒸蒸而

zhèn què fù fā rè hàn chū ér jiě
振，却复发热汗出而解。
振，却復發熱汗出而解。

shāng hán èr sān rì xīn zhōng jì ér fán zhě xiǎo jiàn zhōng tāng
伤寒二三日，心中悸而烦者，小建中汤
傷寒二三日，心中悸而煩者，小建中湯

zhǔ zhī
主之。
主之。

tài yáng bìng guò jīng shí yú rì fǎn èr sān xià zhī hòu
太阳病，过经十余日，反二三下之，后
太陽病，過經十餘日，反二三下之，後

sì wǔ rì chái hú zhèng réng zài zhě xiān yǔ xiǎo chái hú tāng
四五日，柴胡证仍在者，先与小柴胡汤。
四五日，柴胡證仍在者，先與小柴胡湯。

ǒu bù zhǐ xīn xià jí yù yù wēi fán zhě wéi wèi jiě yě
呕不止，心下急。郁郁微烦者，为未解也，
嘔不止，心下急。鬱鬱微煩者，為未解也，

yǔ dà chái hú tāng xià zhī zé yù
与大柴胡汤，下之则愈。
與大柴胡湯，下之則愈。

chái hú bàn jīn huáng qín sān liǎng sháo yào sān liǎng bàn
柴胡半斤　黄芩三两　芍药三两　半
柴胡半斤　黄芩三兩　芍藥三兩　半

xià bàn shēng xǐ shēng jiāng wǔ liǎng qiē zhǐ shí sì méi
夏半升，洗　生姜五两，切　枳实四枚，
夏半升，洗　生薑五兩，切　枳實四枚，

zhì dà zǎo shí èr méi bāi
炙　大枣十二枚，擘
炙　大棗十二枚，擘

shàng qī wèi yǐ shuǐ yī dǒu èr shēng zhǔ qǔ liù shēng
上七味，以水一斗二升，煮取六升，
上七味，以水一斗二升，煑取六升，

qù zǐ zài jiān wēn fú yī shēng rì sān fú yī fāng jiā dà
去滓再煎。温服一升，日三服。一方加大
去滓再煎。溫服一升，日三服。一方加大

huáng èr liǎng ruò bù jiā kǒng bù wéi dà chái hú tāng
黄二两；若不加，恐不为大柴胡汤。
黃二兩；若不加，恐不為大柴胡湯。

shāng hán shí sān rì bù jiě xiōng xié mǎn ér ǒu rì bū
伤寒十三日不解，胸胁满而呕，日晡
傷寒十三日不解，胸脅滿而嘔，日晡

suǒ fā cháo rè yǐ ér wēi lì cǐ běn chái hú zhèng xià zhī
所发潮热，已而微利。此本柴胡证，下之
所發潮熱，已而微利。此本柴胡證，下之

yǐ bù dé lì jīn fǎn lì zhě zhī yī yǐ wán yào xià zhī cǐ
以不得利，今反利者，知医以丸药下之，此
以不得利，今反利者，知醫以丸藥下之，此

fēi qí zhì yě cháo rè zhě shí yě xiān yí fú xiǎo chái hú
非其治也。潮热者，实也。先宜服小柴胡
非其治也。潮熱者，實也。先宜服小柴胡

tāng yǐ jiě wài hòu yǐ chái hú jiā máng xiāo tāng zhǔ zhī
汤以解外，后以柴胡加芒硝汤主之。
湯以解外，後以柴胡加芒硝湯主之。

chái hú èr liǎng shí liù zhū huáng qín yī liǎng rén shēn yī
柴胡二两十六铢 黄芩一两 人参一
柴胡二兩十六銖 黃芩一兩 人參一

liǎng gān cǎo yī liǎng zhì shēng jiāng yī liǎng qiē bàn xià
两 甘草一两，炙 生姜一两，切 半夏
兩 甘草一兩，炙 生薑一兩，切 半夏

èr shí zhū běn yún wǔ méi xǐ dà zǎo sì méi bāi
二十铢，本云，五枚，洗　大枣四枚，擘
二十銖，本云，五枚，洗　大棗四枚，擘

máng xiāo èr liǎng
芒硝二两
芒硝二兩

shàng bā wèi yǐ shuǐ sì shēng zhǔ qǔ èr shēng qù zǐ
上八味，以水四升，煮取二升，去滓，
上八味，以水四升，煑取二升，去滓，

nà máng xiāo gèng zhǔ wēi fèi fēn wēn zài fú bù jiě gèng zuò
纳芒硝，更煮微沸。分温再服，不解更作。
納芒硝，更煑微沸。分溫再服，不解更作。

shāng hán shí sān rì guò jīng zhān yǔ zhě yǐ yǒu rè yě
伤寒十三日，过经谵语者，以有热也，
傷寒十三日，過經譫語者，以有熱也，

dāng yǐ tāng xià zhī ruò xiǎo biàn lì zhě dà biàn dāng yìng ér
当以汤下之。若小便利者，大便当硬，而
當以湯下之。若小便利者，大便當硬，而

fǎn xià lì mài tiáo hé zhě zhī yī yǐ wán yào xià zhī fēi qí
反下利，脉调和者，知医以丸药下之，非其
反下利，脉調和者，知醫以丸藥下之，非其

zhì yě ruò zì xià lì zhě mài dāng wēi jué jīn fǎn hé zhě
治也。若自下利者，脉当微厥，今反和者，
治也。若自下利者，脉當微厥，今反和者，

cǐ wéi nà shí yě tiáo wèi chéng qì tāng zhǔ zhī
此为纳实也，调胃承气汤主之。
此為納實也，調胃承氣湯主之。

tài yáng bìng bù jiě rè jié páng guāng qí rén rú kuáng
太阳病不解，热结膀胱，其人如狂，
太陽病不解，熱結膀胱，其人如狂，

xuè zì xià xià zhě yù qí wài bù jiě zhě shàng wèi kě
血自下，下者愈。其外不解者，尚未可
血自下，下者愈。其外不解者，尚未可

gōng dāng xiān jiě qí wài wài jiě yǐ dàn shào fù jí jié zhě
攻，当先解其外；外解已，但少腹急结者，
攻，當先解其外；外解已，但少腹急結者，

nǎi kě gōng zhī yí táo hé chéng qì tāng
乃可攻之，宜桃核承气汤。
乃可攻之，宜桃核承氣湯。

táo rén wǔ shí gè qù pí jiān dà huáng sì liǎng guì
桃仁五十个，去皮尖 大黄四两 桂
桃仁五十個，去皮尖 大黄四兩 桂

zhī èr liǎng qù pí gān cǎo èr liǎng zhì máng xiāo èr liǎng
枝二两，去皮 甘草二两，炙 芒硝二两
枝二兩，去皮 甘草二兩，炙 芒硝二兩

shàng wǔ wèi yǐ shuǐ qī shēng zhǔ qǔ èr shēng bàn qù
上五味，以水七升，煮取二升半，去
上五味，以水七升，煑取二升半，去

zǐ nà máng xiāo gèng shàng huǒ wēi fèi xià huǒ xiān shí
滓，纳芒硝，更上火，微沸，下火。先食
滓，納芒硝，更上火，微沸，下火。先食

wēn fú wǔ gě rì sān fú dāng wēi lì
温服五合，日三服。当微利。
溫服五合，日三服。當微利。

shāng hán bā jiǔ rì xià zhī xiōng mǎn fán jīng xiǎo biàn bù
伤寒八九日下之，胸满烦惊，小便不
傷寒八九日下之，胸滿煩驚，小便不

lì zhān yǔ yī shēn jìn zhòng bù kě zhuǎn cè zhě chái hú
利，谵语，一身尽重，不可转侧者，柴胡
利，譫語，一身盡重，不可轉側者，柴胡

jiā lóng gǔ mǔ lì tāng zhǔ zhī 加龙骨牡蛎汤主之。 加龍骨牡蠣湯主之。
chái hú sì liǎng lóng gǔ huáng qín shēng jiāng qiē 柴胡四两 龙骨 黄芩 生姜切 柴胡四兩 龍骨 黃芩 生薑切
qiān dān rén shēn guì zhī qù pí fú líng gè yī liǎng bàn 铅丹 人参 桂枝去皮 茯苓 各一两半 鉛丹 人參 桂枝去皮 茯苓 各一兩半
bàn xià èr gě bàn xǐ dà huáng èr liǎng mǔ lì yí liǎng 半夏二合半，洗 大黄二两 牡蛎一两 半夏二合半，洗 大黃二兩 牡蠣一兩
bàn áo dà zǎo liù méi bāi 半，熬 大枣六枚，擘 半，熬 大棗六枚，擘
shàng shí èr wèi yǐ shuǐ bā shēng zhǔ qǔ sì shēng nà 上十二味，以水八升，煮取四升，纳 上十二味，以水八升，煮取四升，納
dà huáng qiē rú qí zǐ gèng zhǔ yī liǎng fèi qù zǐ wēn 大黄，切如棋子，更煮一两沸，去滓。温 大黃，切如棋子，更煮一兩沸，去滓。溫
fú yī shēng běn yún chái hú tāng jīn jiā lóng gú děng 服一升。本云，柴胡汤今加龙骨等。 服一升。本云，柴胡湯今加龍骨等。
shāng hán fù mǎn zhān yǔ cùn kǒu mài fú ér jǐn cǐ gān 伤寒，腹满谵语，寸口脉浮而紧，此肝 傷寒，腹滿譫語，寸口脉浮而緊，此肝
chéng pí yě míng yuē zòng cì qī mén 乘脾也，名曰纵，刺期门。 乘脾也，名曰縱，刺期門。

shāng hán fā rè sè sè wù hán dà kě yù yǐn shuǐ qí
伤寒发热，啬啬恶寒，大渴欲饮水，其
傷寒發熱，嗇嗇惡寒，大渴欲飲水，其

fù bì mǎn zì hàn chū xiǎo biàn lì qí bìng yù jiě cǐ gān
腹必满；自汗出，小便利，其病欲解。此肝
腹必滿；自汗出，小便利，其病欲解。此肝

chéng fèi yě míng yuē héng cì qī mén
乘肺也，名曰横，刺期门。
乘肺也，名曰橫，刺期門。

tài yáng bìng èr rì fǎn zào fán yùn qí bēi ér dà hàn
太阳病，二日，反躁，凡熨其背，而大汗
太陽病，二日，反躁，凡熨其背，而大汗

chū dà rè rù wèi wèi zhōng shuǐ jié zào fán bì fā zhān
出。大热入胃，胃中水竭，躁烦必发谵
出。大熱入胃，胃中水竭，躁煩必發譫

yǔ shí yú rì zhèn lì zì xià lì zhě cǐ wéi yù jiě yě
语；十余日，振栗自下利者，此为欲解也。
語；十餘日，振慄自下利者，此為欲解也。

gù qí hàn cóng yāo yǐ xià bù dé hàn yù xiǎo biàn bù dé fǎn
故其汗从腰以下不得汗，欲小便不得，反
故其汗從腰以下不得汗，欲小便不得，反

ǒu yù shī sōu zú xià wù fēng dà biàn yìng xiǎo biàn dāng
呕，欲失溲，足下恶风，大便硬，小便当
嘔，欲失溲，足下惡風，大便硬，小便當

shuò ér fǎn bù shuò jí bù duō dà biàn yǐ tóu zhuō rán ér
数，而反不数及不多，大便已，头卓然而
數，而反不數及不多，大便已，頭卓然而

tòng qí rén zú xīn bì rè gǔ qì xià liú gù yě
痛，其人足心必热，谷气下流故也。
痛，其人足心必熱，穀氣下流故也。

tài yáng bìng zhòng fēng, yǐ huǒ jié fā hàn, xié fēng bèi huǒ
太阳病中风，以火劫发汗，邪风被火
太陽病中風，以火劫發汗，邪風被火

rè, xuè qì liú yì, shī qí cháng dù。liǎng yáng xiāng xūn zhuó,
热，血气流溢，失其常度。两阳相熏灼，
熱，血氣流溢，失其常度。兩陽相熏灼，

qí shēn fā huáng, yáng shèng zé yù nǜ, yīn xū xiǎo biàn nán, yīn
其身发黄，阳盛则欲衄，阴虚小便难，阴
其身發黃，陽盛則欲衄，陰虛小便難，陰

yáng jù xū jié, shēn tǐ zé kū zào, dàn tóu hàn chū, qí jǐng ér
阳俱虚竭，身体则枯燥，但头汗出，齐颈而
陽俱虛竭，身體則枯燥，但頭汗出，齊頸而

huán, fù mǎn wēi chuǎn, kǒu gān yān làn, huò bù dà biàn。jiǔ
还，腹满微喘，口干咽烂，或不大便。久
還，腹滿微喘，口乾咽爛，或不大便。久

zé zhān yǔ, shèn zé zhì yuě, shǒu zú zào rǎo, niǎn yī mō
则谵语，甚则至哕，手足躁扰，捻衣摸
則譫語，甚則至噦，手足躁擾，捻衣摸

chuáng; xiǎo biàn lì zhě, qí rén kě zhì。
床；小便利者，其人可治。
床；小便利者，其人可治。

shāng hán mài fú, yī yǐ huǒ pò jié zhī, wáng yáng bì jīng
伤寒脉浮，医以火迫劫之，亡阳必惊
傷寒脉浮，醫以火迫劫之，亡陽必驚

kuáng, wò qǐ bù ān zhě, guì zhī qù sháo yào jiā shǔ qī mǔ lì
狂，卧起不安者，桂枝去芍药加蜀漆牡蛎
狂，卧起不安者，桂枝去芍藥加蜀漆牡蠣

lóng gǔ jiù nì tāng zhǔ zhī。
龙骨救逆汤主之。
龍骨救逆湯主之。

guì zhī sān liǎng ，qù pí　gān cǎo èr liǎng ，zhì　shēng jiāng 桂枝三两，去皮　甘草二两，炙　生姜 桂枝三兩，去皮　甘草二兩，炙　生薑
sān liǎng ，qiē　dà zǎo shí èr méi ，bāi　mǔ lì wǔ liǎng ，áo 三两，切　大枣十二枚，擘　牡蛎五两，熬 三兩，切　大棗十二枚，擘　牡蠣五兩，熬
shǔ qī sān liǎng ，xǐ qù xīng　lóng gǔ sì liǎng 蜀漆三两，洗去腥　龙骨四两 蜀漆三兩，洗去腥　龍骨四兩
shàng qī wèi ，yǐ shuǐ yī dǒu èr shēng ，xiān zhǔ shǔ qī ，jiǎn èr 上七味，以水一斗二升，先煮蜀漆，减二 上七味，以水一斗二升，先煮蜀漆，減二
shēng ，nà zhū yào ，zhǔ qǔ sān shēng ，qù zǐ 。wēn fú yī shēng 。 升，纳诸药，煮取三升，去滓。温服一升。 升，納諸藥，煮取三升，去滓。溫服一升。
běn yún ，guì zhī tāng jīn qù sháo yào jiā shǔ qī 、mǔ lì 、lóng gǔ 。 本云，桂枝汤今去芍药加蜀漆、牡蛎、龙骨。 本云，桂枝湯今去芍藥加蜀漆、牡蠣、龍骨。
xíng zuò shāng hán ，qí mài bù xián jǐn ér ruò ，ruò zhě bì 形作伤寒，其脉不弦紧而弱，弱者必 形作傷寒，其脉不弦緊而弱，弱者必
kě 。bèi huǒ zhě bì zhān yǔ 。ruò zhě ，fā rè mài fú ，jiě zhī 渴。被火者必谵语。弱者，发热脉浮，解之 渴。被火者必譫語。弱者，發熱脉浮，解之
dāng hàn chū yù 。 当汗出愈。 當汗出愈。
tài yáng bìng ，yǐ huǒ xūn zhī ，bù dé hàn ，qí rén bì zào ， 太阳病，以火熏之，不得汗，其人必躁， 太陽病，以火熏之，不得汗，其人必躁，

dào jīng bù jiě bì qīng xuè míng wéi huǒ xié
到经不解，必清血，名为火邪。
到經不解，必清血，名為火邪。

mài fú rè shèn ér fǎn jiǔ zhī cǐ wéi shí shí yǐ xū
脉浮热甚，而反灸之，此为实，实以虚
脉浮熱甚，而反灸之，此為實，實以虛

zhì yīn huǒ ér dòng bì yān zào tǔ xuè
治，因火而动，必咽燥吐血。
治，因火而動，必咽燥吐血。

wēi shuò zhī mài shèn bù kě jiǔ yīn huǒ wéi xié zé wéi
微数之脉，慎不可灸，因火为邪，则为
微數之脉，慎不可灸，因火為邪，則為

fán nì zhuī xū zhú shí xuè sǎn mài zhōng huǒ qì suī wēi nèi
烦逆。追虚逐实，血散脉中，火气虽微，内
煩逆。追虛逐實，血散脉中，火氣雖微，内

gōng yǒu lì jiāo gǔ shāng jīn xuè nán fù yě mài fú yí
攻有力，焦骨伤筋，血难复也。脉浮，宜
攻有力，焦骨傷筋，血難復也。脉浮，宜

yǐ hàn jiě zhī yòng huǒ jiǔ zhī xié wú cóng chū yīn huǒ ér
以汗解之，用火灸之，邪无从出，因火而
以汗解之，用火灸之，邪無從出，因火而

shèng bìng cóng yāo yǐ xià bì zhòng ér bì míng huǒ nì yě
盛，病从腰以下必重而痹，名火逆也。
盛，病從腰以下必重而痹，名火逆也。

yù zì jiě zhě bì dāng xiān fán fán nǎi yǒu hàn ér jiě hé
欲自解者，必当先烦，烦乃有汗而解。何
欲自解者，必當先煩，煩乃有汗而解。何

yǐ zhī zhī mài fú gù zhī hàn chū jiě
以知之？脉浮，故知汗出解。
以知之？脉浮，故知汗出解。

shāo zhēn lìng qí hàn zhēn chù bèi hán hé qǐ ér chì zhě
烧针令其汗，针处被寒，核起而赤者，
燒針令其汗，針處被寒，核起而赤者，

bì fā bēn tún qì cóng shào fù shàng chōng xīn zhě jiǔ qí hé
必发奔豚。气从少腹上冲心者，灸其核
必發奔豚。氣從少腹上衝心者，灸其核

shàng gè yī zhuàng yǔ guì zhī jiā guì tāng gèng jiā guì èr liǎng
上各一壮，与桂枝加桂汤，更加桂二两
上各一壯，與桂枝加桂湯，更加桂二兩

yě
也。
也。

guì zhī wǔ liǎng qù pí sháo yào sān liǎng shēng jiāng sān
桂枝五两，去皮 芍药三两 生姜三
桂枝五兩，去皮 芍藥三兩 生薑三

liǎng qiē gān cǎo èr liǎng zhì dà zǎo shí èr méi bāi
两，切 甘草二两，炙 大枣十二枚，擘
兩，切 甘草二兩，炙 大棗十二枚，擘

shàng wǔ wèi yǐ shuǐ qī shēng zhǔ qǔ sān shēng qù zǐ
上五味，以水七升，煮取三升，去滓。
上五味，以水七升，煮取三升，去滓。

wēn fú yī shēng běn yún guì zhī tāng jīn jiā guì mǎn wǔ liǎng
温服一升。本云，桂枝汤今加桂满五两。
溫服一升。本云，桂枝湯今加桂滿五兩。

suǒ yǐ jiā guì zhě yǐ néng xiè bēn tún qì yě
所以加桂者，以能泄奔豚气也。
所以加桂者，以能泄奔豚氣也。

huǒ nì xià zhī yīn shāo zhēn fán zào zhě guì zhī gān cǎo lóng
火逆下之，因烧针烦躁者，桂枝甘草龙
火逆下之，因燒針煩躁者，桂枝甘草龍

gǔ mǔ lì tāng zhǔ zhī
骨牡蛎汤主之。
骨牡蠣湯主之。

guì zhī yī liǎng qù pí gān cǎo èr liǎng zhì mǔ lì
桂枝一两，去皮 甘草二两，炙 牡蛎
桂枝一兩，去皮 甘草二兩，炙 牡蠣

èr liǎng áo lóng gǔ èr liǎng
二两，熬 龙骨二两
二兩，熬 龍骨二兩

shàng sì wèi yǐ shuǐ wǔ shēng zhǔ qǔ èr shēng bàn qù
上四味，以水五升，煮取二升半，去
上四味，以水五升，煑取二升半，去

zǐ wēn fú bā gě rì sān fú
滓。温服八合，日三服。
滓。溫服八合，日三服。

tài yáng shāng hán zhě jiā wēn zhēn bì jīng yě
太阳伤寒者，加温针必惊也。
太陽傷寒者，加溫針必驚也。

tài yáng bìng dāng wù hán fā rè jīn zì hàn chū fǎn bù
太阳病，当恶寒发热，今自汗出，反不
太陽病，當惡寒發熱，今自汗出，反不

wù hán fā rè guān shàng mài xì shuò zhě yǐ yī tù zhī guò
恶寒发热，关上脉细数者，以医吐之过
惡寒發熱，關上脉細數者，以醫吐之過

yě yī èr rì tù zhī zhě fù zhōng jī kǒu bù néng shí
也。一二日吐之者，腹中饥，口不能食；
也。一二日吐之者，腹中飢，口不能食；

sān sì rì tù zhī zhě bù xǐ mí zhōu yù shí lěng shí zhāo shí
三四日吐之者，不喜糜粥，欲食冷食，朝食
三四日吐之者，不喜糜粥，欲食冷食，朝食

mù tù yǐ yī tù zhī suǒ zhì yě cǐ wéi xiǎo nì
暮吐，以医吐之所致也。此为小逆。
暮吐，以醫吐之所致也。此為小逆。

tài yáng bìng tù zhī dàn tài yáng bìng dāng wù hán jīn fǎn bù
太阳病吐之，但太阳病当恶寒，今反不
太陽病吐之，但太陽病當惡寒，今反不

wù hán bù yù jìn yī cǐ wéi tù zhī nèi fán yě
恶寒，不欲近衣，此为吐之内烦也。
惡寒，不欲近衣，此為吐之内煩也。

bìng rén mài shuò shuò wéi rè dāng xiāo gǔ yǐn shí ér fǎn
病人脉数，数为热，当消谷引食，而反
病人脉數，數為熱，當消穀引食，而反

tù zhě cǐ yǐ fā hàn lìng yáng qì wēi gé qì xū mài nǎi
吐者，此以发汗，令阳气微，膈气虚，脉乃
吐者，此以發汗，令陽氣微，膈氣虚，脉乃

shuò yě shuò wéi kè rè bù néng xiāo gǔ yǐ wèi zhōng xū
数也。数为客热，不能消谷。以胃中虚
數也。數為客熱，不能消穀。以胃中虚

lěng gù tù yě
冷，故吐也。
冷，故吐也。

tài yáng bìng guò jīng shí yú rì xīn xià yùn yùn yù tù
太阳病，过经十余日，心下愠愠欲吐，
太陽病，過經十餘日，心下愠愠欲吐，

ér xiōng zhōng tòng dà biàn fǎn táng fù wēi mǎn yù yù wēi
而胸中痛，大便反溏，腹微满，郁郁微
而胸中痛，大便反溏，腹微滿，鬱鬱微

fán xiān cǐ shí zì jí tù xià zhě yǔ tiáo wèi chéng qì tāng
烦。先此时自极吐下者，与调胃承气汤。
煩。先此時自極吐下者，與調胃承氣湯。

ruò bù ěr zhě bù kě yǔ dàn yù ǒu xiōng zhōng tòng wēi
若不尔者，不可与。但欲呕，胸中痛，微
若不爾者，不可與。但欲嘔，胸中痛，微

táng zhě cǐ fēi chái hú tāng zhèng yǐ ǒu gù zhī jí tù xià
溏者，此非柴胡汤证，以呕故知极吐下
溏者，此非柴胡湯證，以嘔故知極吐下

yě tiáo wèi chéng qì tāng
也。调胃承气汤。
也。調胃承气湯。

tài yáng bìng liù qī rì biǎo zhèng réng zài mài wēi ér chén
太阳病六七日，表证仍在，脉微而沉，
太陽病六七日，表證仍在，脉微而沉，

fǎn bù jiē xiōng qí rén fā kuáng zhě yǐ rè zài xià jiāo shào
反不结胸，其人发狂者，以热在下焦，少
反不結胸，其人發狂者，以熱在下焦，少

fù dāng yìng mǎn xiǎo biàn zì lì zhě xià xuè nǎi yù suǒ yǐ
腹当硬满，小便自利者，下血乃愈。所以
腹當硬滿，小便自利者，下血乃愈。所以

rán zhě yǐ tài yáng suí jīng yū rè zài lǐ gù yě dǐ dāng tāng
然者，以太阳随经，瘀热在里故也，抵当汤
然者，以太陽隨經，瘀熱在裏故也，抵當湯

zhǔ zhī
主之。
主之。

shuǐ zhì áo méng chóng gè sān shí gè qù chì zú áo
水蛭熬 虻虫各三十个，去翅足，熬
水蛭熬 虻蟲各三十個，去翅足，熬

táo rén èr shí gè qù pí jiān dà huáng sān liǎng jiǔ xǐ
桃仁二十个，去皮尖 大黄三两，酒洗
桃仁二十個，去皮尖 大黃三兩，酒洗

shàng sì wèi yǐ shuǐ wǔ shēng zhǔ qǔ sān shēng qù zǐ
上四味，以水五升，煮取三升，去滓。
上四味，以水五升，煑取三升，去滓。

wēn fú yí shēng bù xià gēng fú
温服一升，不下更服。
溫服一升，不下更服。

tài yáng bìng shēn huáng mài chén jiē shào fù yìng xiǎo biàn
太阳病，身黄，脉沉结，少腹硬；小便
太陽病，身黃，脉沉結，少腹硬；小便

bù lì zhě wéi wú xuè yě xiǎo biàn zì lì qí rén rú kuáng
不利者，为无血也；小便自利，其人如狂
不利者，為無血也；小便自利，其人如狂

zhě xuè zhèng dì yě dǐ dāng tāng zhǔ zhī
者，血证谛也，抵当汤主之。
者，血證諦也，抵當湯主之。

shāng hán yǒu rè shào fù mǎn yīng xiǎo biàn bù lì jīn fǎn
伤寒有热，少腹满，应小便不利，今反
傷寒有熱，少腹滿，應小便不利，今反

lì zhě wéi yǒu xuè yě dāng xià zhī bù kě yú yào yí dǐ
利者，为有血也，当下之，不可余药，宜抵
利者，為有血也，當下之，不可餘藥，宜抵

dāng wán
当丸。
當丸。

shuǐ zhì èr shí gè áo méng chóng èr shí gè qù chì zú
水蛭二十个　熬虻虫二十个，去翅足
水蛭二十個　熬虻蟲二十個，去翅足

áo táo rén èr shí wǔ gè qù pí jiān dà huáng sān liǎng
熬桃仁二十五个，去皮尖　大黄三两
熬桃仁二十五個，去皮尖　大黃三兩。

shàng sì wèi dǎo fēn sì wán yǐ shuǐ yī shēng zhǔ yī
上四味，捣分四丸。以水一升，煮一
上四味，搗分四丸。以水一升，煑一

wán qǔ qī gě fú zhī zuì shí dāng xià xuè ruò bù xià zhě
丸，取七合服之，晬时当下血，若不下者，
丸，取七合服之，晬時當下血，若不下者，

gēng fú
更服。
更服。

tài yáng bìng xiǎo biàn lì zhě yǐ yǐn shuǐ duō bì xīn xià
太阳病，小便利者，以饮水多，必心下
太陽病，小便利者，以飲水多，必心下

jì xiǎo biàn shǎo zhě bì kǔ lǐ jí yě
悸；小便少者，必苦里急也。
悸；小便少者，必苦裏急也。

biàn tài yáng bìng mài zhèng bìng zhì xià dì qī
辨太阳病脉证并治下第七
辨太陽病脉證并治下第七

wèn yuē bìng yǒu jié xiōng yǒu zàng jié qí zhuàng hé rú
问曰：病有结胸，有脏结，其状何如？
問曰：病有結胸，有臟結，其狀何如？

dá yuē àn zhī tòng cùn mài fú guān mài chén míng yuē jié
答曰：按之痛，寸脉浮，关脉沉，名曰结
答曰：按之痛，寸脉浮，關脉沉，名曰結

xiōng yě
胸也。
胸也。

hé wèi zàng jié dá yuē rú jié xiōng zhuàng yǐn shí rú
何为脏结？答曰：如结胸状，饮食如
何為臟結？答曰：如結胸狀，飲食如

gù shí shí xià lì cùn mài fú guān mài xiǎo xì chén jǐn míng
故，时时下利，寸脉浮，关脉小细沉紧，名
故，時時下利，寸脉浮，關脉小細沉緊，名

yuē zàng jié shé shàng bái tāi huá zhě nán zhì
曰脏结。舌上白苔滑者，难治。
曰臟結。舌上白苔滑者，難治。

zàng jié wú yáng zhèng bù wǎng lái hán rè qí rén fǎn jìng
脏结无阳证，不往来寒热，其人反静，
臟結無陽證，不往來寒熱，其人反靜，

shé shàng tāi huá zhě bù kě gōng yě
舌上苔滑者，不可攻也。
舌上苔滑者，不可攻也。

bìng fā yú yáng ér fǎn xià zhī rè rù yīn zuò jié xiōng
病发于阳，而反下之，热入因作结胸；
病發於陽，而反下之，熱入因作結胸；

bìng fā yú yīn ér fǎn xià zhī yīn zuò pǐ yě suǒ yǐ chéng
病发于阴，而反下之，因作痞也。所以成
病發於陰，而反下之，因作痞也。所以成

jié xiōng zhě yǐ xià zhī tài zǎo gù yě jié xiōng zhě xiàng yì
结胸者，以下之太早故也。结胸者，项亦
結胸者，以下之太早故也。結胸者，項亦

jiàng rú róu jìng zhuàng xià zhī zé hé yí dà xiàn xiōng wán
强，如柔痉状，下之则和，宜大陷胸丸。
強，如柔痙狀，下之則和，宜大陷胸丸。

dà huáng bàn jīn tíng lì zǐ bàn shēng áo máng xiāo bàn
大黄半斤 葶苈子半升，熬 芒硝半
大黃半斤 葶藶子半升，熬 芒硝半

shēng xìng rén bàn shēng qù pí jiān áo hēi
升 杏仁半升，去皮尖，熬黑
升 杏仁半升，去皮尖，熬黑

shàng sì wèi dǎo shāi èr wèi nà xìng rén máng xiāo hé
上四味，捣筛二味，纳杏仁、芒硝，合
上四味，搗篩二味，納杏仁、芒硝，合

yán rú zhī hé sǎn qǔ rú dàn wán yī méi bié dǎo gān suí mò
研如脂，和散。取如弹丸一枚，别捣甘遂末
研如脂，和散。取如彈丸一枚，別搗甘遂末

yī qián bǐ bái mì èr gě shuǐ èr shēng zhǔ qǔ yī shēng
一钱匕，白蜜二合，水二升，煮取一升。
一錢匕，白蜜二合，水二升，煮取一升。

wēn dùn fú zhī yī xiǔ nǎi xià rú bù xià gèng fú qǔ xià
温顿服之，一宿乃下，如不下，更服，取下
溫頓服之，一宿乃下，如不下，更服，取下

wéi xiào jìn rú yào fǎ
为效。禁如药法。
為效。禁如藥法。

jié xiōng zhèng，qí mài fú dà zhě，bù kě xià，xià zhī zé
结胸证，其脉浮大者，不可下，下之则
結胸證，其脉浮大者，不可下，下之則

sǐ
死。
死。

jié xiōng zhèng xī jù，fán zào zhě，yì sǐ
结胸证悉具，烦躁者，亦死。
結胸證悉具，煩躁者，亦死。

tài yáng bìng，mài fú ér dòng shuò，fú zé wéi fēng，shuò zé
太阳病，脉浮而动数，浮则为风，数则
太陽病，脉浮而動數，浮則為風，數則

wéi rè，dòng zé wéi tòng，shuò zé wéi xū，tóu tòng fā rè，wēi
为热，动则为痛，数则为虚，头痛发热，微
為熱，動則為痛，數則為虛，頭痛發熱，微

dào hàn chū，ér fǎn wù hán zhě，biǎo wèi jiě yě。yī fǎn xià
盗汗出，而反恶寒者，表未解也。医反下
盜汗出，而反惡寒者，表未解也。醫反下

zhī，dòng shuò biàn chí，gé nèi jù tòng，xuàn。wèi zhōng kōng
之，动数变迟，膈内拒痛，眩。胃中空
之，動數變遲，膈内拒痛，眩。胃中空

xū，kè qì dòng gé，duǎn qì zào fán，xīn zhōng ào náo，yáng
虚，客气动膈，短气躁烦，心中懊侬，阳
虛，客氣動膈，短氣躁煩，心中懊憹，陽

qì nèi xiàn，xīn xià yīn yìng，zé wéi jié xiōng，dà xiàn xiōng tāng
气内陷，心下因硬，则为结胸，大陷胸汤
氣内陷，心下因硬，則為結胸，大陷胸湯

zhǔ zhī。ruò bù jié xiōng，dàn tóu hàn chū，yú chù wú hàn，qí
主之。若不结胸，但头汗出，余处无汗，齐
主之。若不結胸，但頭汗出，餘處無汗，齊

jǐng ér huán xiǎo biàn bù lì shēn bì fā huáng dà xiàn xiōng
颈而还，小便不利，身必发黄。大陷胸
頸而還，小便不利，身必發黄。大陷胸

tāng
汤。
湯。

dà huáng liù liǎng qù pí máng xiāo yī shēng gān suí yī
大黄六两，去皮 芒硝一升 甘遂一
大黄六兩，去皮 芒硝一升 甘遂一

qián bǐ
钱匕
錢匕

shàng sān wèi yǐ shuǐ liù shēng xiān zhǔ dà huáng qǔ èr
上三味，以水六升，先煮大黄，取二
上三味，以水六升，先煑大黄，取二

shēng qù zǐ nà máng xiāo zhǔ yí liǎng fèi nà gān suí mò
升，去滓，纳芒硝，煮一两沸，纳甘遂末。
升，去滓，納芒硝，煑一兩沸，納甘遂末。

wēn fú yí shēng dé kuài lì zhǐ hòu fú
温服一升，得快利，止后服。
溫服一升，得快利，止後服。

shāng hán liù qī rì jié xiōng rè shí mài chén ér jǐn xīn
伤寒六七日，结胸热实，脉沉而紧，心
傷寒六七日，結胸熱實，脉沉而緊，心

xià tòng àn zhī shí yìng zhě dà xiàn xiōng tāng zhǔ zhī
下痛，按之石硬者，大陷胸汤主之。
下痛，按之石硬者，大陷胸湯主之。

shāng hán shí yú rì rè jié zài lǐ fù wǎng lái hán rè
伤寒十余日，热结在里，复往来寒热
傷寒十餘日，熱結在裏，復往來寒熱

zhě yǔ dà chái hú tāng dàn jié xiōng wú dà rè zhě cǐ wéi
者，与大柴胡汤；但结胸，无大热者，此为
者，與大柴胡湯；但結胸，無大熱者，此為

shuǐ jié zài xiōng xié yě dàn tóu wēi hàn chū zhě dà xiàn xiōng tāng
水结在胸胁也，但头微汗出者，大陷胸汤
水結在胸脅也，但頭微汗出者，大陷胸湯

zhǔ zhī
主之。
主之。

dà chái hú tāng fāng
大柴胡汤方
大柴胡湯方

chái hú bàn jīn zhǐ shí sì méi zhì shēng jiāng wǔ liǎng
柴胡半斤 枳实四枚，炙 生姜五两，
柴胡半斤 枳實四枚，炙 生薑五兩，

qiē huáng qín sān liǎng sháo yào sān liǎng bàn xià bàn shēng
切 黄芩三两 芍药三两 半夏半升，
切 黃芩三兩 芍藥三兩 半夏半升，

xǐ dà zǎo shí èr méi bāi
洗 大枣十二枚，擘
洗 大棗十二枚，擘

shàng qī wèi yǐ shuǐ yī dǒu èr shēng zhǔ qǔ liù shēng
上七味，以水一斗二升，煮取六升，
上七味，以水一斗二升，煑取六升，

qù zǐ zài jiān wēn fú yī shēng rì sān fú yī fāng jiā
去滓，再煎。温服一升，日三服。一方加
去滓，再煎。溫服一升，日三服。一方加

dà huáng èr liǎng ruò bù jiā kǒng bù míng dà chái hú tāng
大黄二两，若不加，恐不名大柴胡汤。
大黃二兩，若不加，恐不名大柴胡湯。

tài yáng bìng chóng fā hàn ér fù xià zhī bù dà biàn wǔ liù
太阳病，重发汗而复下之，不大便五六
太陽病，重發汗而復下之，不大便五六

rì shé shàng zào ér kě rì bū suǒ xiǎo yǒu cháo rè cóng xīn
日，舌上燥而渴，日晡所小有潮热，从心
日，舌上燥而渴，日晡所小有潮熱，從心

xià zhì shào fù yìng mǎn ér tòng bù kě jìn zhě dà xiàn xiōng tāng
下至少腹，硬满而痛不可近者，大陷胸汤
下至少腹，硬滿而痛不可近者，大陷胸湯

zhǔ zhī
主之。
主之。

xiǎo jié xiōng bìng zhèng zài xīn xià àn zhī zé tòng mài fú
小结胸病，正在心下，按之则痛，脉浮
小結胸病，正在心下，按之則痛，脉浮

huá zhě xiǎo xiàn xiōng tāng zhǔ zhī
滑者，小陷胸汤主之。
滑者，小陷胸湯主之。

huáng lián yī liǎng bàn xià bàn shēng xǐ guā lóu shí dà
黄连一两　半夏半升，洗　栝楼实大
黃連一兩　半夏半升，洗　栝樓實大

zhě yī méi
者一枚
者一枚

shàng sān wèi yǐ shuǐ liù shēng xiān zhǔ guā lóu qǔ sān
上三味，以水六升，先煮栝楼，取三
上三味，以水六升，先煑栝樓，取三

shēng qù zǐ nà zhū yào zhǔ qǔ èr shēng qù zǐ fēn wēn
升，去滓，纳诸药，煮取二升，去滓。分温
升，去滓，納諸藥，煑取二升，去滓。分溫

sān fú 三服。 三服。
tài yáng bìng èr sān rì bù néng wò dàn yù qǐ xīn xià 太阳病，二三日，不能卧，但欲起，心下 太陽病，二三日，不能卧，但欲起，心下
bì jié mài wēi ruò zhě cǐ běn yǒu hán fēn yě fǎn xià zhī 必结，脉微弱者，此本有寒分也。反下之， 必結，脉微弱者，此本有寒分也。反下之，
ruò lì zhǐ bì zuò jié xiōng wèi zhǐ zhě sì rì fù xià zhī 若利止，必作结胸；未止者，四日复下之， 若利止，必作結胸；未止者，四日復下之，
cǐ zuò xié rè lì yě 此作胁热利也。 此作脅熱利也。
tài yáng bìng xià zhī qí mài cù bù jié xiōng zhě cǐ wéi 太阳病，下之，其脉促。不结胸者，此为 太陽病，下之，其脉促。不結胸者，此為
yù jiě yě mài fú zhě bì jié xiōng mài jǐn zhě bì yān 欲解也。脉浮者，必结胸。脉紧者，必咽 欲解也。脉浮者，必結胸。脉緊者，必咽
tòng mài xián zhě bì liǎng xié jū jí mài xì shuò zhě tóu 痛。脉弦者，必两胁拘急。脉细数者，头 痛。脉弦者，必兩脅拘急。脉細數者，頭
tòng wèi zhǐ mài chén jǐn zhě bì yù ǒu mài chén huá zhě xié 痛未止。脉沉紧者，必欲呕。脉沉滑者，胁 痛未止。脉沉緊者，必欲嘔。脉沉滑者，脅
rè lì mài fú huá zhě bì xià xuè 热利。脉浮滑者，必下血。 熱利。脉浮滑者，必下血。

bìng zài yáng, yīng yǐ hàn jiě zhī, fǎn yǐ lěng shuǐ xùn zhī,
病在阳，应以汗解之，反以冷水潠之，
病在陽，應以汗解之，反以冷水潠之，

ruò guàn zhī, qí rè bèi jié bù dé qù, mí gèng yì fán, ròu
若灌之，其热被劫不得去，弥更益烦，肉
若灌之，其熱被劫不得去，彌更益煩，肉

shàng sù qǐ, yì yù yǐn shuǐ, fǎn bù kě zhě, fú wén gě sǎn;
上粟起，意欲饮水，反不渴者，服文蛤散；
上粟起，意欲飲水，反不渴者，服文蛤散；

ruò bù chài zhě, yǔ wǔ líng sǎn。hán shí jié xiōng, wú rè zhèng
若不瘥者，与五苓散。寒实结胸，无热证
若不瘥者，與五苓散。寒實結胸，無熱證

zhě, yǔ sān wù xiǎo xiàn xiōng tāng。bái sǎn yì kě fú。
者，与三物小陷胸汤。白散亦可服。
者，與三物小陷胸湯。白散亦可服。

wén gě sǎn fāng
文蛤散方
文蛤散方

wén gě wǔ liǎng
文蛤五两
文蛤五兩

shàng yī wèi wéi sǎn, yǐ fèi tāng hé yī fāng cùn bǐ fú,
上一味为散，以沸汤和一方寸匕服，
上一味為散，以沸湯和一方寸匕服，

tāng yòng wǔ gě。
汤用五合。
湯用五合。

wǔ líng sǎn fāng
五苓散方
五苓散方

zhū líng shí bā zhū qù hēi pí bái zhú shí bā zhū zé
猪苓十八铢，去黑皮 白术十八铢 泽
豬苓十八銖，去黑皮 白朮十八銖 澤

xiè yī liǎng liù zhū fú líng shí bā zhū guì zhī bàn liǎng qù
泻一两六铢 茯苓十八铢 桂枝半两，去
瀉一兩六銖 茯苓十八銖 桂枝半兩，去

pí
皮
皮

shàng wǔ wèi wéi sǎn gèng yú jiù zhōng chǔ zhī bái yǐn hé
上五味为散，更于臼中杵之。白饮和
上五味為散，更於臼中杵之。白飲和

fāng cùn bǐ fú zhī rì sān fú duō yǐn nuǎn shuǐ hàn chū yù
方寸匕服之，日三服，多饮暖水，汗出愈。
方寸匕服之，日三服，多飲暖水，汗出愈。

bái sǎn fāng
白散方
白散方

jié gěng sān fēn bā dòu yī fēn qù pí xīn áo hēi yán
桔梗三分 巴豆一分，去皮心，熬黑，研
桔梗三分 巴豆一分，去皮心，熬黑，研

rú zhī bèi mǔ sān fēn
如脂 贝母三分
如脂 貝母三分

shàng sān wèi wéi sǎn nà bā dòu gèng yú jiù zhōng chǔ zhī
上三味为散，纳巴豆，更于臼中杵之。
上三味為散，納巴豆，更於臼中杵之。

yǐ bái yǐn hé fú qiáng rén bàn qián bǐ léi zhě jiǎn zhī bìng
以白饮和服，强人半钱匕，羸者减之。病
以白飲和服，強人半錢匕，羸者減之。病

zài gé shàng bì tù zài gé xià bì lì bù lì jìn rè zhōu
在膈上必吐，在膈下必利。不利，进热粥
在膈上必吐，在膈下必利。不利，進熱粥

yí bēi lì guò bù zhǐ jìn lěng zhōu yī bēi shēn rè pí sù
一杯，利过不止，进冷粥一杯。身热，皮粟
一杯，利過不止，進冷粥一杯。身熱，皮粟

bù jiě yù yǐn yī zì fù ruò yǐ shuǐ sùn zhī xǐ zhī yì
不解，欲引衣自覆，若以水潠之、洗之，益
不解，欲引衣自覆，若以水潠之、洗之，益

lìng rè jié bù dé chū dāng hàn ér bù hàn zé fán jiǎ lìng hàn
令热劫不得出，当汗而不汗则烦。假令汗
令熱劫不得出，當汗而不汗則煩。假令汗

chū yǐ fù zhōng tòng yǔ sháo yào sān liǎng rú shàng fǎ
出已，腹中痛，与芍药三两如上法。
出已，腹中痛，與芍藥三兩如上法。

tài yáng yǔ shào yáng bìng bìng tóu xiàng jiàng tòng huò xuàn mào
太阳与少阳并病，头项强痛，或眩冒，
太陽與少陽并病，頭項強痛，或眩冒，

shí rú jié xiōng xīn xià pǐ yìng zhě dāng cì dà zhuī dì yī jiān
时如结胸，心下痞硬者，当刺大椎第一间、
時如結胸，心下痞硬者，當刺大椎第一間、

fèi shū gān shū shèn bù kě fā hàn fā hàn zé zhān yǔ mài
肺俞、肝俞，慎不可发汗。发汗则谵语、脉
肺俞、肝俞，慎不可發汗。發汗則譫語、脉

xián wǔ rì zhān yǔ bù zhǐ dāng cì qī mén
弦，五日谵语不止，当刺期门。
弦，五日譫語不止，當刺期門。

fù rén zhòng fēng fā rè wù hán jīng shuǐ shì lái dé zhī
妇人中风，发热恶寒，经水适来，得之
婦人中風，發熱惡寒，經水適來，得之

qī bā rì rè chú ér mài chí shēn liáng xiōng xié xià mǎn rú
七八日，热除而脉迟、身凉，胸胁下满，如
七八日，熱除而脉遲、身凉，胸脅下滿，如

jié xiōng zhuàng zhān yǔ zhě cǐ wéi rè rù xuè shì yě dāng
结胸状，谵语者，此为热入血室也。当
結胸狀，譫語者，此為熱入血室也。當

cì qī mén suí qí shí ér qǔ zhī
刺期门，随其实而取之。
刺期門，隨其實而取之。

fù rén zhòng fēng qī bā rì xù dé hán rè fā zuò yǒu
妇人中风，七八日续得寒热，发作有
婦人中風，七八日續得寒熱，發作有

shí jīng shuǐ shì duàn zhě cǐ wéi rè rù xuè shì qí xuè bì
时。经水适断者，此为热入血室，其血必
時。經水適斷者，此為熱入血室，其血必

jié gù shǐ rú nüè zhuàng fā zuò yǒu shí xiǎo chái hú tāng zhǔ
结，故使如疟状，发作有时，小柴胡汤主
結，故使如瘧狀，發作有時，小柴胡湯主

zhī
之。
之。

chái hú bàn jīn huáng qín sān liǎng rén shēn sān liǎng bàn
柴胡半斤　黄芩三两　人参三两　半
柴胡半斤　黄芩三兩　人參三兩　半

xià bàn shēng xǐ gān cǎo sān liǎng shēng jiāng sān liǎng qiē
夏半升，洗　甘草三两　生姜三两，切
夏半升，洗　甘草三兩　生薑三兩，切

dà zǎo shí èr méi bāi
大枣十二枚，擘
大棗十二枚，擘

shàng qī wèi yǐ shuǐ yí dǒu èr shēng zhǔ qǔ liù shēng
上七味，以水一斗二升，煮取六升，
上七味，以水一斗二升，煑取六升，

qù zǐ zài jiān qǔ sān shēng wēn fú yí shēng rì sān fú
去滓，再煎取三升，温服一升，日三服。
去滓，再煎取三升，溫服一升，日三服。

fù rén shāng hán fā rè jīng shuǐ shì lái zhòu rì míng liǎo
妇人伤寒，发热，经水适来，昼日明了，
婦人傷寒，發熱，經水適來，晝日明瞭，

mù zé zhān yǔ rú jiàn guǐ zhuàng zhě cǐ wéi rè rù xuè shì wú
暮则谵语，如见鬼状者，此为热入血室。无
暮則譫語，如見鬼狀者，此為熱入血室。無

fàn wèi qì jí shàng èr jiāo bì zì yù
犯胃气及上二焦，必自愈。
犯胃氣及上二焦，必自愈。

shāng hán liù qī rì fā rè wēi wù hán zhī jié fán téng
伤寒六七日，发热，微恶寒，支节烦疼，
傷寒六七日，發熱，微惡寒，支節煩疼，

wēi ǒu xīn xià zhī jié wài zhèng wèi qù zhě chái hú guì zhī
微呕，心下支结，外证未去者，柴胡桂枝
微嘔，心下支結，外證未去者，柴胡桂枝

tāng zhǔ zhī
汤主之。
湯主之。

guì zhī yī liǎng bàn qù pí huáng qín yī liǎng bàn rén shēn
桂枝一两半去皮 黄芩一两半 人参
桂枝一兩半去皮 黃芩一兩半 人參

yí liǎng bàn gān cǎo yí liǎng zhì bàn xià èr gě bàn xǐ
一两半 甘草一两，炙 半夏二合半，洗
一兩半 甘草一兩，炙 半夏二合半，洗

shāo yào yī liǎng bàn dà zǎo liù méi bāi shēng jiāng yī liǎng
芍药一两半 大枣六枚，擘 生姜一两
芍藥一兩半 大棗六枚，擘 生薑一兩

bàn qiē chái hú sì liǎng
半，切 柴胡四两
半，切 柴胡四兩

shàng jiǔ wèi yǐ shuǐ qī shēng zhǔ qǔ sān shēng qù zǐ
上九味，以水七升，煮取三升，去滓。
上九味，以水七升，煑取三升，去滓。

wēn fú yī shēng běn yún rén shēn tāng zuò rú guì zhī fǎ jiā
温服一升。本云，人参汤作如桂枝法，加
溫服一升。本云，人參湯作如桂枝法，加

bàn xià chái hú huáng qín fù rú chái hú fǎ jīn yòng rén
半夏、柴胡、黄芩，复如柴胡法。今用人
半夏、柴胡、黃芩，復如柴胡法。今用人

shēn zuò bàn jì
参作半剂。
參作半劑。

shāng hán wǔ liù rì yǐ fā hàn ér fù xià zhī xiōng xié
伤寒五六日，已发汗而复下之，胸胁
傷寒五六日，已發汗而復下之，胸脅

mǎn wēi jié xiǎo biàn bù lì kě ér bù ǒu dàn tóu hàn chū
满微结，小便不利，渴而不呕，但头汗出，
滿微結，小便不利，渴而不嘔，但頭汗出，

wǎng lái hán rè xīn fán zhě cǐ wéi wèi jiě yě chái hú guì zhī
往来寒热，心烦者，此为未解也，柴胡桂枝
往來寒熱，心煩者，此為未解也，柴胡桂枝

gān jiāng tāng zhǔ zhī
干姜汤主之。
乾薑湯主之。

chái hú bàn jīn guì zhī sān liǎng, qù pí gān jiāng èr
柴胡半斤 桂枝三两，去皮 干姜二
柴胡半斤 桂枝三兩，去皮 乾薑二

liǎng guā lóu gēn sì liǎng huáng qín sān liǎng mǔ lì èr
两 栝楼根四两 黄芩三两 牡蛎二
兩 栝樓根四兩 黄芩三兩 牡蠣二

liǎng, áo gān cǎo èr liǎng, zhì
两，熬 甘草二两，炙
兩，熬 甘草二兩，炙

shàng qī wèi, yǐ shuǐ yī dǒu èr shēng, zhǔ qǔ liù shēng, qù zǐ, zài jiān qǔ sān shēng。 wēn fú yī shēng, rì sān fú, chū fú wēi fán, fù fú hàn chū biàn yù。
上七味，以水一斗二升，煮取六升，去滓，再煎取三升。温服一升，日三服，初服微烦，复服汗出便愈。
上七味，以水一斗二升，煑取六升，去滓，再煎取三升。溫服一升，日三服，初服微煩，復服汗出便愈。

shāng hán wǔ liù rì, tóu hàn chū, wēi wù hán, shǒu zú lěng, xīn xià mǎn, kǒu bù yù shí, dà biàn yìng, mài xì zhě, cǐ wéi yáng wēi jié, bì yǒu biǎo, fù yǒu lǐ yě。 mài chén, yì zài lǐ yě。 hàn chū wéi yáng wēi, jiǎ lìng chún yīn jié, bù dé fù
伤寒五六日，头汗出，微恶寒，手足冷，心下满，口不欲食，大便硬，脉细者，此为阳微结，必有表，复有里也。脉沉，亦在里也。汗出为阳微，假令纯阴结，不得复
傷寒五六日，頭汗出，微惡寒，手足冷，心下滿，口不欲食，大便硬，脉細者，此為陽微結，必有表，復有裏也。脉沉，亦在裏也。汗出為陽微，假令純陰結，不得復

yǒu wài zhèng xī rù zài lǐ cǐ wéi bàn zài lǐ bàn zài wài yě
有外证，悉入在里，此为半在里半在外也。
有外證，悉入在裏，此為半在裏半在外也。

mài suī chén jǐn bù dé wéi shào yīn bìng suǒ yǐ rán zhě yīn
脉虽沉紧，不得为少阴病。所以然者，阴
脉雖沉緊，不得為少陰病。所以然者，陰

bù dé yǒu hàn jīn tóu hàn chū gù zhī fēi shào yīn yě kě yǔ
不得有汗，今头汗出，故知非少阴也，可与
不得有汗，今頭汗出，故知非少陰也，可與

xiǎo chái hú tāng shè bù liǎo liǎo zhě dé shǐ ér jiě
小柴胡汤。设不了了者，得屎而解。
小柴胡湯。設不了了者，得屎而解。

shāng hán wǔ liù rì ǒu ér fā rè zhě chái hú tāng zhèng
伤寒五六日，呕而发热者，柴胡汤证
傷寒五六日，嘔而發熱者，柴胡湯證

jù ér yǐ tā yào xià zhī chái hú zhèng réng zài zhě fù yǔ
具，而以他药下之，柴胡证仍在者，复与
具，而以他藥下之，柴胡證仍在者，復與

chái hú tāng cǐ suī yǐ xià zhī bù wéi nì bì zhēng zhēng ér
柴胡汤。此虽已下之，不为逆，必蒸蒸而
柴胡湯。此雖已下之，不為逆，必蒸蒸而

zhèn què fā rè hàn chū ér jiě ruò xīn xià mǎn ér yìng tòng
振，却发热汗出而解。若心下满而硬痛
振，却發熱汗出而解。若心下滿而硬痛

zhě cǐ wéi jié xiōng yě dà xiàn xiōng tāng zhǔ zhī dàn mǎn ér
者，此为结胸也，大陷胸汤主之。但满而
者，此為結胸也，大陷胸湯主之。但滿而

bù tòng zhě cǐ wéi pǐ chái hú bù zhòng yǔ zhī yí bàn xià
不痛者，此为痞，柴胡不中与之，宜半夏
不痛者，此為痞，柴胡不中與之，宜半夏

xiè xīn tāng
泻心汤。
瀉心湯。

tài yáng shào yáng bìng bìng ér fǎn xià zhī chéng jié xiōng xīn
太阳少阳并病，而反下之，成结胸，心
太陽少陽并病，而反下之，成結胸，心

xià yìng xià lì bù zhǐ shuǐ jiāng bù xià qí rén xīn fán
下硬，下利不止，水浆不下，其人心烦。
下硬，下利不止，水漿不下，其人心煩。

mài fú ér jǐn ér fù xià zhī jǐn fǎn rù lǐ zé zuò
脉浮而紧，而复下之，紧反入里，则作
脉浮而緊，而復下之，緊反入裏，則作

pǐ àn zhī zì rú dàn qì pǐ ěr
痞。按之自濡，但气痞耳。
痞。按之自濡，但氣痞耳。

tài yáng zhòng fēng xià lì ǒu nì biǎo jiě zhě nǎi kě
太阳中风，下利，呕逆，表解者，乃可
太陽中風，下利，嘔逆，表解者，乃可

gōng zhī qí rén zhí zhí hàn chū fā zuò yǒu shí tóu tòng xīn
攻之。其人漐漐汗出，发作有时，头痛，心
攻之。其人漐漐汗出，發作有時，頭痛，心

xià pǐ yìng mǎn yǐn xié xià tòng gān ǒu duǎn qì hàn chū bù wù
下痞硬满，引胁下痛，干呕短气，汗出不恶
下痞硬滿，引脅下痛，乾嘔短氣，汗出不惡

hán zhě cǐ biǎo jiě lǐ wèi hé yě shí zǎo tāng zhǔ zhī
寒者，此表解里未和也，十枣汤主之。
寒者，此表解裏未和也，十棗湯主之。

yán huā áo gān suí dà jǐ
芫花熬 甘遂 大戟
芫花熬 甘遂 大戟

shàng sān wèi děng fēn gè bié dǎo wéi sǎn yǐ shuǐ yī
上三味，等分，各别捣为散。以水一
上三味，等分，各別搗為散。以水一

shēng bàn xiān zhǔ dà zǎo féi zhě shí méi qǔ bā gě qù zǐ
升半，先煮大枣肥者十枚，取八合，去滓，
升半，先煑大棗肥者十枚，取八合，去滓，

nà yào mò qiáng rén fú yī qián bǐ léi rén fú bàn qián wēn
纳药末。强人服一钱匕，羸人服半钱，温
納藥末。強人服一錢匕，羸人服半錢，溫

fú zhī píng dàn fú ruò xià shǎo bìng bù chú zhě míng rì
服之，平旦服。若下少，病不除者，明日
服之，平旦服。若下少，病不除者，明日

gèng fú jiā bàn qián dé kuài xià lì hòu mí zhōu zì yǎng
更服，加半钱。得快下利后，糜粥自养。
更服，加半錢。得快下利後，糜粥自養。

tài yáng bìng yī fā hàn suí fā rè wù hán yīn fù xià zhī
太阳病，医发汗，遂发热恶寒，因复下之，
太陽病，醫發汗，遂發熱惡寒，因復下之，

xīn xià pǐ biǎo lǐ jù xū yīn yáng qì bìng jié wú yáng zé yīn
心下痞，表里俱虚，阴阳气并竭，无阳则阴
心下痞，表裏俱虛，陰陽氣并竭，無陽則陰

dú fù jiā shāo zhēn yīn xiōng fán miàn sè qīng huáng fū shùn
独。复加烧针，因胸烦，面色青黄，肤瞤
獨。復加燒針，因胸煩，面色青黃，膚瞤

zhě nán zhì jīn sè wēi huáng shǒu zú wēn zhě yì yù
者，难治。今色微黄，手足温者，易愈。
者，難治。今色微黃，手足溫者，易愈。

xīn xià pǐ àn zhī rú qí mài guān shàng fú zhě dà huáng
心下痞，按之濡，其脉关上浮者，大黄
心下痞，按之濡，其脉關上浮者，大黃

huáng lián xiè xīn tāng zhǔ zhī
黄连泻心汤主之。
黃連瀉心湯主之。

dà huáng èr liǎng huáng lián yī liǎng
大黄二两 黄连一两
大黃二兩 黃連一兩

shàng èr wèi, yǐ má fèi tāng èr shēng zì zhī, xū yú, jiǎo
上二味，以麻沸汤二升渍之，须臾，绞
上二味，以麻沸湯二升漬之，須臾，絞

qù zǐ fēn wēn zài fú
去滓。分温再服。
去滓。分溫再服。

xīn xià pǐ, ér fù wù hán hàn chū zhě, fù zǐ xiè xīn tāng
心下痞，而复恶寒汗出者，附子泻心汤
心下痞，而復惡寒汗出者，附子瀉心湯

zhǔ zhī
主之。
主之。

dà huáng èr liǎng huáng lián yī liǎng huáng qín yī liǎng
大黄二两 黄连一两 黄芩一两
大黃二兩 黃連一兩 黃芩一兩

fù zǐ yī méi, páo, qù pí, pò, bié zhǔ qǔ zhī
附子一枚，炮，去皮，破，别煮取汁
附子一枚，炮，去皮，破，別煮取汁

shàng sì wèi, qiē sān wèi, yǐ má fèi tāng èr shēng zì zhī,
上四味，切三味，以麻沸汤二升渍之，
上四味，切三味，以麻沸湯二升漬之，

xū yú, jiǎo qù zǐ, nà fù zǐ zhī. fēn wēn zài fú.
须臾，绞去滓，纳附子汁。分温再服。
須臾，絞去滓，納附子汁。分溫再服。

běn yǐ xià zhī gù xīn xià pǐ yǔ xiè xīn tāng pǐ bù 本以下之，故心下痞。与泻心汤，痞不 本以下之，故心下痞。與瀉心湯，痞不		

jiě qí rén kě ér kǒu zào fán xiǎo biàn bù lì zhě wǔ líng sǎn
解。其人渴而口燥烦，小便不利者，五苓散
解。其人渴而口燥煩，小便不利者，五苓散

zhǔ zhī
主之。
主之。

shāng hán hàn chū jiě zhī hòu wèi zhōng bù hé xīn xià pǐ
伤寒，汗出解之后，胃中不和，心下痞
傷寒，汗出解之後，胃中不和，心下痞

yìng gān yī shí xiù xié xià yǒu shuǐ qì fù zhōng léi míng xià
硬，干噫食臭，胁下有水气，腹中雷鸣下
硬，乾噫食臭，脅下有水氣，腹中雷鳴下

lì zhě shēng jiāng xiè xīn tāng zhǔ zhī
利者，生姜泻心汤主之。
利者，生薑瀉心湯主之。

shēng jiāng sì liǎng qiē gān cǎo sān liǎng zhì rén shēn
生姜四两，切　甘草三两，炙　人参
生薑四兩，切　甘草三兩，炙　人參

sān liǎng gān jiāng yī liǎng huáng qín sān liǎng bàn xià bàn
三两　干姜一两　黄芩三两　半夏半
三兩　乾薑一兩　黄芩三兩　半夏半

shēng xǐ huáng lián yī liǎng dà zǎo shí èr méi bāi
升，洗　黄连一两　大枣十二枚，擘
升，洗　黄連一兩　大棗十二枚，擘

shàng bā wèi yǐ shuǐ yī dǒu zhǔ qǔ liù shēng qù zǐ
上八味，以水一斗，煮取六升，去滓，
上八味，以水一斗，煮取六升，去滓，

zài jiān qǔ sān shēng wēn fú yī shēng rì sān fú fù zǐ
再煎取三升。温服一升，日三服。附子
再煎取三升。溫服一升，日三服。附子

xiè xīn tāng běn yún jiā fù zǐ bàn xià xiè xīn tāng gān cǎo
泻心汤，本云加附子。半夏泻心汤，甘草
瀉心湯，本云加附子。半夏瀉心湯，甘草

xiè xīn tāng tóng tǐ bié míng ěr shēng jiāng xiè xīn tāng běn
泻心汤，同体别名耳。生姜泻心汤，本
瀉心湯，同體别名耳。生薑瀉心湯，本

yún lǐ zhōng rén shēn huáng qín tāng qù guì zhī zhú jiā huáng
云，理中人参黄芩汤去桂枝、术，加黄
云，理中人參黄芩湯去桂枝、术，加黄

lián bìng xiè gān fǎ
连，并泻肝法。
連，并瀉肝法。

shāng hán zhòng fēng yī fǎn xià zhī qí rén xià lì rì shù
伤寒中风，医反下之，其人下利，日数
傷寒中風，醫反下之，其人下利，日數

shí xíng gǔ bù huà fù zhōng léi míng xīn xià pǐ yìng ér mǎn
十行，谷不化，腹中雷鸣，心下痞硬而满，
十行，穀不化，腹中雷鳴，心下痞硬而滿，

gān ǒu xīn fán bù dé ān yī jiàn xīn xià pǐ wèi bìng bù jìn
干呕心烦不得安，医见心下痞，谓病不尽，
乾嘔心煩不得安，醫見心下痞，謂病不盡，

fù xià zhī qí pǐ yì shèn cǐ fēi jié rè dàn yǐ wèi zhōng
复下之，其痞益甚。此非结热，但以胃中
復下之，其痞益甚。此非結熱，但以胃中

xū kè qì shàng nì gù shǐ yìng yě gān cǎo xiè xīn tāng zhǔ
虚，客气上逆，故使硬也。甘草泻心汤主
虚，客氣上逆，故使硬也。甘草瀉心湯主

zhī 之。 之。
gān cǎo sì liǎng ，zhì huáng qín sān liǎng gān jiāng sān liǎng bàn 甘草四两，炙 黄芩三两 干姜三两半 甘草四兩，炙 黄芩三兩 乾薑三兩半
xià bàn shēng ，xǐ dà zǎo shí èr méi ，bāi huáng lián yī liǎng 夏半升，洗 大枣十二枚，擘 黄连一两 夏半升，洗 大棗十二枚，擘 黄連一兩
shàng liù wèi ，yǐ shuǐ yī dǒu ，zhǔ qǔ liù shēng ，qù zǐ ， 上六味，以水一斗，煮取六升，去滓， 上六味，以水一斗，煑取六升，去滓，
zài jiān qǔ sān shēng 。wēn fú yī shēng ，rì sān fú 。 再煎取三升。温服一升，日三服。 再煎取三升。溫服一升，日三服。
shāng hán fú tāng yào ，xià lì bù zhǐ ，xīn xià pǐ yìng 。fú 伤寒服汤药，下利不止，心下痞硬。服 傷寒服湯藥，下利不止，心下痞硬。服
xiè xīn tāng yǐ 。fù yǐ tā yào xià zhī ，lì bù zhǐ ；yī yǐ lǐ 泻心汤已。复以他药下之，利不止；医以理 瀉心湯已。復以他藥下之，利不止；醫以理
zhōng yǔ zhī ，lì yì shèn 。lǐ zhōng zhě ，lǐ zhōng jiāo ，cǐ lì 中与之，利益甚。理中者，理中焦，此利 中與之，利益甚。理中者，理中焦，此利
zài xià jiāo ，chì shí zhī yǔ yú liáng tāng zhǔ zhī 。fù bù zhǐ 在下焦，赤石脂禹余粮汤主之。复不止 在下焦，赤石脂禹餘糧湯主之。復不止
zhě ，dāng lì qí xiǎo biàn 。 者，当利其小便。 者，當利其小便。

chì shí zhī yǔ yú liáng tāng fāng
赤石脂禹余粮汤方
赤石脂禹餘糧湯方

chì shí zhī yí jīn suì tài yī yǔ yú liáng yī jīn suì
赤石脂一斤，碎 太一禹余粮一斤，碎
赤石脂一斤，碎 太一禹餘糧一斤，碎

shàng èr wèi yǐ shuǐ liù shēng zhǔ qǔ èr shēng qù zǐ
上二味，以水六升，煮取二升，去滓。
上二味，以水六升，煮取二升，去滓。

fēn wēn sān fú
分温三服。
分溫三服。

shāng hán tù xià hòu fā hàn xū fán mài shèn wēi bā jiǔ
伤寒吐下后，发汗，虚烦，脉甚微，八九
傷寒吐下後，發汗，虛煩，脉甚微，八九

rì xīn xià pǐ yìng xié xià tòng qì shàng chōng yān hóu xuàn mào
日心下痞硬，胁下痛，气上冲咽喉，眩冒，
日心下痞硬，脅下痛，氣上衝咽喉，眩冒，

jīng mài dòng tì zhě jiǔ ér chéng wěi
经脉动惕者，久而成痿。
經脉動惕者，久而成痿。

shāng hán fā hàn ruò tù ruò xià jiě hòu xīn xià pǐ
伤寒发汗，若吐，若下，解后，心下痞
傷寒發汗，若吐，若下，解後，心下痞

yìng yī qì bù chú zhě xuán fù dài zhě tāng zhǔ zhī
硬，噫气不除者，旋覆代赭汤主之。
硬，噫氣不除者，旋覆代赭湯主之。

xuán fù huā sān liǎng rén shēn èr liǎng shēng jiāng wǔ liǎng
旋覆花三两 人参二两 生姜五两
旋覆花三兩 人參二兩 生薑五兩

dài zhě yī liǎng gān cǎo sān liǎng zhì bàn xià bàn shēng xǐ

代赭一两 甘草三两，炙 半夏半升，洗

代赭一兩 甘草三兩，炙 半夏半升，洗

dà zǎo shí èr méi bāi

大枣十二枚，擘

大棗十二枚，擘

shàng qī wèi yǐ shuǐ yī dǒu zhǔ qǔ liù shēng qù zǐ

上七味，以水一斗，煮取六升，去滓，

上七味，以水一斗，煑取六升，去滓，

zài jiān qǔ sān liǎng wēn fú yī shēng rì sān fú

再煎取三两。温服一升，日三服。

再煎取三兩。溫服一升，日三服。

xià hòu bù kě gèng xíng guì zhī tāng ruò hàn chū ér chuǎn

下后，不可更行桂枝汤，若汗出而喘，

下後，不可更行桂枝湯，若汗出而喘，

wú dà rè zhě kě yǔ má huáng xìng zǐ gān cǎo shí gāo tāng

无大热者，可与麻黄杏子甘草石膏汤。

無大熱者，可與麻黄杏子甘草石膏湯。

má huáng sì liǎng xìng rén wǔ shí gè qù pí jiān gān

麻黄四两 杏仁五十个，去皮尖 甘

麻黄四兩 杏仁五十個，去皮尖 甘

cǎo èr liǎng zhì shí gāo bàn jīn suì mián guǒ

草二两，炙 石膏半斤，碎，绵裹

草二兩，炙 石膏半斤，碎，綿裹

shàng sì wèi yǐ shuǐ qī shēng xiān zhǔ má huáng jiǎn èr

上四味，以水七升，先煮麻黄，减二

上四味，以水七升，先煑麻黄，減二

shēng qù bái mò nà zhū yào zhǔ qǔ sān shēng qù zǐ wēn

升，去白沫，纳诸药，煮取三升，去滓。温

升，去白沫，納諸藥，煑取三升，去滓。溫

fú yī shēng
服一升。
服一升。

tài yáng bìng wài zhèng wèi chú ér shù xià zhī suí xié rè
太阳病，外证未除，而数下之，遂胁热
太陽病，外證未除，而數下之，遂脅熱

ér lì lì xià bù zhǐ xīn xià pǐ yìng biǎo lǐ bù jiě zhě
而利，利下不止，心下痞硬，表里不解者，
而利，利下不止，心下痞硬，表裏不解者，

guì zhī rén shēn tāng zhǔ zhī
桂枝人参汤主之。
桂枝人參湯主之。

guì zhī sì liǎng bié qiē gān cǎo sì liǎng zhì bái zhú
桂枝四两，别切 甘草四两，炙 白术
桂枝四兩，別切 甘草四兩，炙 白术

sān liǎng rén shēn sān liǎng gān jiāng sān liǎng
三两 人参三两 干姜三两
三兩 人參三兩 乾薑三兩

shàng wǔ wèi yǐ shuǐ jiǔ shēng xiān zhǔ sì wèi qǔ wǔ
上五味，以水九升，先煮四味，取五
上五味，以水九升，先煑四味，取五

shēng nà guì gēng zhǔ qǔ sān shēng qù zǐ wēn fú yī
升，纳桂，更煮取三升，去滓。温服一
升，納桂，更煑取三升，去滓。溫服一

shēng rì zài yè yī fú
升，日再夜一服。
升，日再夜一服。

shāng hán dà xià hòu fù fā hàn xīn xià pǐ wù hán zhě
伤寒大下后，复发汗，心下痞，恶寒者，
傷寒大下後，復發汗，心下痞，惡寒者，

biǎo wèi jiě yě bù kě gōng pǐ dāng xiān jiě biǎo biǎo jiě nǎi
表未解也。不可攻痞，当先解表，表解乃
表未解也。不可攻痞，當先解表，表解乃
kě gōng pǐ jiě biǎo yí guì zhī tāng gōng pǐ yí dà huáng huáng
可攻痞。解表宜桂枝汤，攻痞宜大黄黄
可攻痞。解表宜桂枝湯，攻痞宜大黃黃
lián xiè xīn tāng
连泻心汤。
連瀉心湯。
shāng hán fā rè hàn chū bù jiě xīn zhōng pǐ yìng ǒu tù
伤寒发热，汗出不解，心中痞硬，呕吐
傷寒發熱，汗出不解，心中痞硬，嘔吐
ér xià lì zhě dà chái hú tāng zhǔ zhī
而下利者，大柴胡汤主之。
而下利者，大柴胡湯主之。
bìng rú guì zhī zhèng tóu bù tòng xiàng bù jiàng cùn mài wēi
病如桂枝证，头不痛，项不强，寸脉微
病如桂枝證，頭不痛，項不強，寸脉微
fú xiōng zhōng pǐ yìng qì shàng chōng hóu yān bù dé xī zhě cǐ
浮，胸中痞硬，气上冲喉咽不得息者，此
浮，胸中痞硬，氣上衝喉咽不得息者，此
wéi xiōng yǒu hán yě dāng tù zhī yí guā dì sǎn
为胸有寒也，当吐之，宜瓜蒂散。
為胸有寒也，當吐之，宜瓜蒂散。
guā dì yī fēn áo huáng chì xiǎo dòu yī fēn
瓜蒂一分，熬黄　赤小豆一分
瓜蒂一分，熬黃　赤小豆一分
shàng èr wèi gè bié dǎo shāi wéi sǎn yǐ hé zhì zhī qǔ
上二味，各别捣筛，为散已，合治之，取
上二味，各别搗篩，為散已，合治之，取

yī qián bǐ yǐ xiāng chǐ yī gě yòng rè tāng qī gě zhǔ zuò xī
一钱匕。以香豉一合，用热汤七合煮作稀
一錢匕。以香豉一合，用熱湯七合煑作稀

mí qù zǐ qǔ zhī hé sǎn wēn dùn fú zhī bù tù zhě
糜，去滓。取汁和散，温顿服之。不吐者，
糜，去滓。取汁和散，溫頓服之。不吐者，

shǎo shǎo jiā dé kuài tù nǎi zhǐ zhū wáng xuè xū jiā bù kě
少少加，得快吐乃止。诸亡血虚家，不可
少少加，得快吐乃止。諸亡血虛家，不可

yǔ guā dì sǎn
与瓜蒂散。
與瓜蒂散。

bìng xié xià sù yǒu pǐ lián zài qí bàng tòng yǐn shào fù
病胁下素有痞，连在脐傍，痛引少腹，
病脅下素有痞，連在臍傍，痛引少腹，

rù yīn jīn zhě cǐ míng zàng jié sǐ
入阴筋者，此名脏结，死。
入陰筋者，此名藏結，死。

shāng hán ruò tù ruò xià hòu qī bā rì bù jiě rè jié
伤寒，若吐若下后，七八日不解，热结
傷寒，若吐若下後，七八日不解，熱結

zài lǐ biǎo lǐ jù rè shí shí wù fēng dà kě shé shàng gān
在里，表里俱热，时时恶风，大渴，舌上干
在裏，表裏俱熱，時時惡風，大渴，舌上乾

zào ér fán yù yǐn shuǐ shù shēng zhě bái hǔ jiā rén shēn tāng zhǔ
燥而烦，欲饮水数升者，白虎加人参汤主
燥而煩，欲飲水數升者，白虎加人參湯主

zhī
之。
之。

zhī mǔ liù liǎng shí gāo yī jīn suì gān cǎo èr liǎng
知母六两 石膏一斤，碎 甘草二两，
知母六兩 石膏一斤，碎 甘草二兩，

zhì rén shēn èr liǎng jīng mǐ liù gě
炙 人参二两 粳米六合
炙 人參二兩 粳米六合

shàng wǔ wèi yǐ shuǐ yī dǒu zhǔ mǐ shóu tāng chéng qù
上五味，以水一斗，煮米熟汤成，去
上五味，以水一斗，煮米熟湯成，去

zǐ wēn fú yī shēng rì sān fú cǐ fāng lì xià hòu lì
滓。温服一升，日三服。此方立夏后、立
滓。溫服一升，日三服。此方立夏後、立

qiū qián nǎi kě fú lì qiū hòu bù kě fú zhēng yuè èr yuè
秋前乃可服，立秋后不可服。正月、二月、
秋前乃可服，立秋後不可服。正月、二月、

sān yuè shàng lǐn lěng yì bù kě yǔ fú zhī yǔ zhī zé ǒu lì
三月尚凛冷，亦不可与服之，与之则呕利
三月尚凜冷，亦不可與服之，與之則嘔利

ér fù tòng zhū wáng xuè xū jiā yì bù kě yǔ dé zhī zé fù
而腹痛。诸亡血虚家亦不可与，得之则腹
而腹痛。諸亡血虛家亦不可與，得之則腹

tòng lì zhě dàn kě wēn zhī dāng yù
痛利者，但可温之，当愈。
痛利者，但可溫之，當愈。

shāng hán wú dà rè kǒu zào kě xīn fán bèi wēi wù hán
伤寒无大热，口燥渴，心烦，背微恶寒
傷寒無大熱，口燥渴，心煩，背微惡寒

zhě bái hǔ jiā rén shēn tāng zhǔ zhī
者，白虎加人参汤主之。
者，白虎加人參湯主之。

shāng hán mài fú fā rè wú hàn qí biǎo bù jiě bù kě
伤寒脉浮，发热无汗，其表不解，不可
傷寒脉浮，發熱無汗，其表不解，不可

yǔ bái hǔ tāng kě yù yǐn shuǐ wú biǎo zhèng zhě bái hǔ jiā
与白虎汤。渴欲饮水，无表证者，白虎加
與白虎湯。渴欲飲水，無表證者，白虎加

rén shēn tāng zhǔ zhī
人参汤主之。
人參湯主之。

tài yáng shào yáng bìng bìng xīn xià yìng jǐng xiàng jiàng ér xuàn
太阳少阳并病，心下硬，颈项强而眩
太陽少陽并病，心下硬，頸項強而眩

zhě dāng cì dà zhuī fèi shū gān shū shèn wù xià zhī
者，当刺大椎、肺俞、肝俞，慎勿下之。
者，當刺大椎、肺俞、肝俞，慎勿下之。

tài yáng yǔ shào yáng hé bìng zì xià lì zhě yǔ huáng qín
太阳与少阳合病，自下利者，与黄芩
太陽與少陽合病，自下利者，與黄芩

tāng ruò ǒu zhě huáng qín jiā bàn xià shēng jiāng tāng zhǔ zhī
汤；若呕者，黄芩加半夏生姜汤主之。
湯；若嘔者，黄芩加半夏生薑湯主之。

huáng qín tāng fāng
黄芩汤方
黄芩湯方

huáng qín sān liǎng sháo yào èr liǎng gān cǎo èr liǎng zhì
黄芩三两 芍药二两 甘草二两，炙
黄芩三兩 芍藥二兩 甘草二兩，炙

dà zǎo shí èr méi bāi
大枣十二枚，擘
大棗十二枚，擘

shàng sì wèi yǐ shuǐ yī dǒu zhǔ qǔ sān shēng qù zǐ
上四味，以水一斗，煮取三升，去滓。
上四味，以水一斗，煑取三升，去滓。

wēn fú yī shēng rì zài yè yī fú
温服一升，日再夜一服。
溫服一升，日再夜一服。

huáng qín jiā bàn xià shēng jiāng tāng fāng
黄芩加半夏生姜汤方
黃芩加半夏生薑湯方

huáng qín sān liǎng sháo yào èr liǎng gān cǎo èr liǎng zhì
黄芩三两 芍药二两 甘草二两，炙
黃芩三兩 芍藥二兩 甘草二兩，炙

dà zǎo shí èr méi bāi bàn xià bàn shēng xǐ shēng jiāng yī
大枣十二枚，擘 半夏半升，洗 生姜一
大棗十二枚，擘 半夏半升，洗 生薑一

liǎng bàn yī fāng sān liǎng qiē
两半，一方三两，切
兩半，一方三兩，切

shàng liù wèi yǐ shuǐ yī dǒu zhǔ qǔ sān shēng qù zǐ
上六味，以水一斗，煮取三升，去滓。
上六味，以水一斗，煑取三升，去滓。

wēn fú yī shēng rì zài yè yī fú
温服一升，日再夜一服。
溫服一升，日再夜一服。

shāng hán xiōng zhōng yǒu rè wèi zhōng yǒu xié qì fù
伤寒，胸中有热，胃中有邪气，腹
傷寒，胸中有熱，胃中有邪氣，腹

zhōng tòng yù ǒu tù zhě huáng lián tāng zhǔ zhī
中痛，欲呕吐者，黄连汤主之。
中痛，欲嘔吐者，黃連湯主之。

huáng lián sān liǎng gān cǎo sān liǎng zhì gān jiāng sān liǎng
黄连三两 甘草三两，炙 干姜三两
黃連三兩 甘草三兩，炙 乾薑三兩

guì zhī sān liǎng qù pí rén shēn èr liǎng bàn xià bàn shēng
桂枝三两，去皮 人参二两 半夏半升，
桂枝三兩，去皮 人參二兩 半夏半升，

xǐ dà zǎo shí èr méi bāi
洗 大枣十二枚，擘
洗 大棗十二枚，擘

shàng qī wèi yǐ shuǐ yī dǒu zhǔ qǔ liù shēng qù zǐ
上七味，以水一斗，煮取六升，去滓。
上七味，以水一斗，煑取六升，去滓。

wēn fú zhòu sān yè èr
温服，昼三夜二。
溫服，晝三夜二。

shāng hán bā jiǔ rì fēng shī xiāng tuán shēn tǐ téng fán
伤寒八九日，风湿相抟，身体疼烦，
傷寒八九日，風濕相摶，身體疼煩，

bù néng zì zhuǎn cè bù ǒu bù kě mài fú xū ér sè zhě
不能自转侧，不呕，不渴，脉浮虚而涩者，
不能自轉側，不嘔，不渴，脉浮虛而澀者，

guì zhī fù zǐ tāng zhǔ zhī ruò qí rén dà biàn yìng yī yún qí
桂枝附子汤主之。若其人大便硬，一云脐
桂枝附子湯主之。若其人大便硬，一云臍

xià xīn xià yìng xiǎo biàn zì lì zhě qù guì jiā bái zhú tāng zhǔ
下心下硬。小便自利者，去桂加白术汤主
下心下硬。小便自利者，去桂加白术湯主

zhī
之。
之。

guì zhī fù zǐ tāng fāng
桂枝附子汤方
桂枝附子湯方

guì zhī sì liǎng ，qù pí fù zǐ sān méi ，páo ，qù pí ，
桂枝四两，去皮　附子三枚，炮，去皮，
桂枝四兩，去皮　附子三枚，炮，去皮，

pò shēng jiāng sān liǎng ，qiē dà zǎo shí èr méi ，bāi gān
破　生姜三两，切　大枣十二枚，擘　甘
破　生薑三兩，切　大棗十二枚，擘　甘

cǎo èr liǎng ，zhì
草二两，炙
草二兩，炙

shàng wǔ wèi ，yǐ shuǐ liù shēng ，zhǔ qǔ èr shēng ，qù zǐ 。
上五味，以水六升，煮取二升，去滓。
上五味，以水六升，煑取二升，去滓。

fēn wēn sān fú 。
分温三服。
分溫三服。

qù guì zhī jiā bái zhú tāng fāng
去桂枝加白术汤方
去桂枝加白朮湯方

fù zǐ sān méi ，páo ，qù pí ，pò bái zhú sì liǎng
附子三枚，炮，去皮，破　白术四两
附子三枚，炮，去皮，破　白朮四兩

shēng jiāng sān liǎng ，qiē gān cǎo èr liǎng ，zhì dà zǎo shí èr
生姜三两，切　甘草二两，炙　大枣十二
生薑三兩，切　甘草二兩，炙　大棗十二

méi ，bāi
枚，擘
枚，擘

shàng wǔ wèi yǐ shuǐ liù shēng zhǔ qǔ èr shēng qù zǐ
上五味，以水六升，煮取二升，去滓。
上五味，以水六升，煑取二升，去滓。

fēn wēn sān fú chū yī fú qí rén shēn rú bì bàn rì xǔ
分温三服。初一服，其人身如痹，半日许
分溫三服。初一服，其人身如痹，半日許

fù fú zhī sān fú dū jìn qí rén rú mào zhuàng wù guài
复服之，三服都尽，其人如冒状，勿怪。
復服之，三服都盡，其人如冒狀，勿怪。

cǐ yǐ fù zǐ bái zhú bìng zǒu pí nà zhú shuǐ qì wèi dé
此以附子、白术，并走皮纳，逐水气未得
此以附子、白术，并走皮納，逐水氣未得

chú gù shǐ zhī ěr fǎ dāng jiā guì sì liǎng cǐ běn yī fāng
除，故使之耳。法当加桂四两，此本一方
除，故使之耳。法當加桂四兩，此本一方

èr fǎ yǐ dà biàn yìng xiǎo biàn zì lì qù guì yě yǐ dà
二法，以大便硬，小便自利，去桂也；以大
二法，以大便硬，小便自利，去桂也；以大

biàn bù yìng xiǎo biàn bù lì dāng jiā guì fù zǐ sān méi kǒng
便不硬，小便不利，当加桂。附子三枚恐
便不硬，小便不利，當加桂。附子三枚恐

duō yě xū ruò jiā jí chǎn fù yí jiǎn fú zhī
多也，虚弱家及产妇，宜减服之。
多也，虛弱家及產婦，宜減服之。

fēng shī xiāng tuán gú jié téng fán chè tòng bù dé qū shēn
风湿相抟，骨节疼烦，掣痛不得屈伸，
風濕相摶，骨節疼煩，掣痛不得屈伸，

jìn zhī zé tòng jù hàn chū duǎn qì xiǎo biàn bù lì wù fēng
近之则痛剧，汗出短气，小便不利，恶风
近之則痛劇，汗出短氣，小便不利，惡風

bù yù qù yī huò shēn wēi zhǒng zhě gān cǎo fù zǐ tāng zhǔ
不欲去衣，或身微肿者，甘草附子汤主
不欲去衣，或身微腫者，甘草附子湯主

zhī
之。
之。

gān cǎo èr liǎng zhì fù zǐ èr méi páo qù pí pò
甘草二两，炙　附子二枚，炮，去皮，破
甘草二兩，炙　附子二枚，炮，去皮，破

bái zhú èr liǎng guì zhī sì liǎng qù pí
白术二两　桂枝四两，去皮
白术二兩　桂枝四兩，去皮

shàng sì wèi yǐ shuǐ liù shēng zhǔ qǔ sān shēng qù zǐ
上四味，以水六升，煮取三升，去滓。
上四味，以水六升，煑取三升，去滓。

wēn fú yí shēng rì sān fú chū fú dé wēi hàn zé jiě néng
温服一升，日三服。初服得微汗则解。能
溫服一升，日三服。初服得微汗則解。能

shí hàn zhǐ fù fán zhě jiāng fú wǔ gě kǒng yī shēng duō
食，汗止复烦者，将服五合。恐一升多
食，汗止復煩者，將服五合。恐一升多

zhě yí fú liù qī gě wéi shǐ
者，宜服六七合为始。
者，宜服六七合為始。

shāng hán mài fú huá cǐ yǐ biǎo yǒu rè lǐ yǒu hán bái
伤寒脉浮滑，此以表有热，里有寒，白
傷寒脉浮滑，此以表有熱，裏有寒，白

hǔ tāng zhǔ zhī
虎汤主之。
虎湯主之。

zhī mǔ liù liǎng shí gāo yī jīn suì gān cǎo èr liǎng
知母六两 石膏一斤，碎 甘草二两，
知母六兩 石膏一斤，碎 甘草二兩，

zhì jīng mǐ liù gě
炙 粳米六合
炙 粳米六合

shàng sì wèi yǐ shuǐ yī dǒu zhǔ mǐ shóu tāng chéng qù
上四味，以水一斗，煮米熟汤成，去
上四味，以水一斗，煮米熟湯成，去

zǐ wēn fú yī shēng rì sān fú
滓。温服一升，日三服。
滓。溫服一升，日三服。

shāng hán mài jié dài xīn dòng jì zhì gān cǎo tāng zhǔ zhī
伤寒脉结代，心动悸，炙甘草汤主之。
傷寒脉結代，心動悸，炙甘草湯主之。

gān cǎo sì liǎng zhì shēng jiāng sān liǎng qiē rén shēn
甘草四两，炙 生姜三两，切 人参
甘草四兩，炙 生薑三兩，切 人参

èr liǎng shēng dì huáng yī jīn guì zhī sān liǎng qù pí
二两 生地黄一斤 桂枝三两，去皮
二兩 生地黃一斤 桂枝三兩，去皮

ē jiāo èr liǎng mài mén dōng bàn shēng qù xīn má rén bàn
阿胶二两 麦门冬半升，去心 麻仁半
阿膠二兩 麥門冬半升，去心 麻仁半

shēng dà zǎo sān shí méi bāi
升 大枣三十枚，擘
升 大棗三十枚，擘

shàng jiǔ wèi yǐ qīng jiǔ qī shēng shuǐ bā shēng xiān zhǔ
上九味，以清酒七升，水八升，先煮
上九味，以清酒七升，水八升，先煮

bā wèi qǔ sān shēng qù zǐ nà jiāo yáng xiāo jìn wēn fú
八味，取三升，去滓，纳胶烊消尽。温服
八味，取三升，去滓，納膠烊消盡。溫服

yí shēng rì sān fú yí míng fù mài tāng
一升，日三服。一名复脉汤。
一升，日三服。一名復脉湯。

mài àn zhī lái huǎn shí yī zhǐ fù lái zhě míng yuē jié
脉按之来缓，时一止复来者，名曰结。
脉按之來緩，時一止復來者，名曰結。

yòu mài lái dòng ér zhōng zhǐ gèng lái xiǎo shuò zhōng yǒu huán zhě
又脉来动而中止，更来小数，中有还者
又脉來動而中止，更來小數，中有還者

fǎn dòng míng yuē jié yīn yě mài lái dòng ér zhōng zhǐ bù
反动，名曰结，阴也。脉来动而中止，不
反動，名曰結，陰也。脉來動而中止，不

néng zì huán yīn ér fù dòng zhě míng yuē dài yīn yě dé
能自还，因而复动者，名曰代，阴也。得
能自還，因而復動者，名曰代，陰也。得

cǐ mài zhě bì nán zhì
此脉者，必难治。
此脉者，必難治。

biàn yáng míng bìng mài zhèng bìng zhì dì bā
辨阳明病脉证并治第八
辨陽明病脉證并治第八

wèn yuē bìng yǒu tài yáng yáng míng yǒu zhèng yáng yáng míng yǒu shào yáng yáng míng hé wèi yě dá yuē tài yáng yáng míng zhě pí yuē shì yě zhèng yáng yáng míng zhě wèi jiā shí shì yě shào yáng yáng míng zhě fā hàn lì xiǎo biàn yǐ wèi zhōng zào fán shí dà biàn nán shì yě

问曰：病有太阳阳明，有正阳阳明，有少阳阳明，何谓也？答曰：太阳阳明者，脾约是也；正阳阳明者，胃家实是也；少阳阳明者，发汗、利小便已，胃中燥、烦、实，大便难是也。

問曰：病有太陽陽明，有正陽陽明，有少陽陽明，何謂也？答曰：太陽陽明者，脾約是也；正陽陽明者，胃家實是也；少陽陽明者，發汗、利小便已，胃中燥、煩、實，大便難是也。

yáng míng zhī wéi bìng wèi jiā shí shì yě

阳明之为病，胃家实是也。

陽明之為病，胃家實是也。

wèn yuē hé yuán dé yáng míng bìng dá yuē tài yáng bìng ruò fā hàn ruò xià ruò lì xiǎo biàn cǐ wáng jīn yè wèi zhōng gān zào yīn zhuǎn shǔ yáng míng bù gèng yī nèi shí dà biàn

问曰：何缘得阳明病？答曰：太阳病，若发汗，若下，若利小便，此亡津液，胃中干燥，因转属阳明。不更衣，内实，大便

問曰：何緣得陽明病？答曰：太陽病，若發汗，若下，若利小便，此亡津液，胃中乾燥，因轉屬陽明。不更衣，內實，大便

nán zhě cǐ míng yáng míng yě
难者，此名阳明也。
難者，此名陽明也。

wèn yuē yáng míng bìng wài zhèng yún hé dá yuē shēn rè
问曰：阳明病外证云何？答曰：身热，
問曰：陽明病外證云何？答曰：身熱，

hàn zì chū bù wù hán fǎn wù rè yě
汗自出，不恶寒，反恶热也。
汗自出，不惡寒，反惡熱也。

wèn yuē bìng yǒu dé zhī yī rì bù fā rè ér wù hán
问曰：病有得之一日，不发热而恶寒
問曰：病有得之一日，不發熱而惡寒

zhě hé yě dá yuē suī dé zhī yī rì wù hán jiāng zì
者，何也？答曰：虽得之一日，恶寒将自
者，何也？答曰：雖得之一日，惡寒將自

bà jí zì hàn chū ér wù rè yě
罢，即自汗出而恶热也。
罷，即自汗出而惡熱也。

wèn yuē wù hán hé gù zì bà dá yuē yáng míng jū
问曰：恶寒何故自罢？答曰：阳明居
問曰：惡寒何故自罷？答曰：陽明居

zhōng zhǔ tǔ yě wàn wù suǒ guī wú suǒ fù chuán shǐ suī wù
中，主土也，万物所归，无所复传，始虽恶
中，主土也，萬物所歸，無所復傳，始雖惡

hán èr rì zì zhǐ cǐ wéi yáng míng bìng yě
寒，二日自止，此为阳明病也。
寒，二日自止，此為陽明病也。

běn tài yáng chū dé bìng shí fā qí hàn hàn xiān chū bù
本太阳，初得病时，发其汗，汗先出不
本太陽，初得病時，發其汗，汗先出不

chè yīn zhuǎn shǔ yáng míng yě shāng hán fā rè wú hàn ǒu
彻，因转属阳明也。伤寒发热，无汗，呕
徹，因轉屬陽明也。傷寒發熱，無汗，嘔

bù néng shí ér fǎn hàn chū jí jí rán zhě shì zhuǎn shǔ yáng míng
不能食，而反汗出濈濈然者，是转属阳明
不能食，而反汗出濈濈然者，是轉屬陽明

yě
也。
也。

shāng hán sān rì yáng míng mài dà
伤寒三日，阳明脉大。
傷寒三日，陽明脉大。

shāng hán mài fú ér huǎn shǒu zú zì wēn zhě shì wéi xì
伤寒脉浮而缓，手足自温者，是为系
傷寒脉浮而緩，手足自溫者，是為系

zài tài yīn tài yīn zhě shēn dāng fā huáng ruò xiǎo biàn zì lì
在太阴。太阴者，身当发黄；若小便自利
在太陰。太陰者，身當發黃；若小便自利

zhě bù néng fā huáng zhì qī bā rì dà biàn yìng zhě wéi
者，不能发黄；至七八日，大便硬者，为
者，不能發黃；至七八日，大便硬者，為

yáng míng bìng yě
阳明病也。
陽明病也。

shāng hán zhuǎn jì yáng míng zhě qí rén jí rán wēi hàn chū
伤寒转系阳明者，其人濈然微汗出
傷寒轉系陽明者，其人濈然微汗出

yě
也。
也。

yáng míng zhòng fēng，kǒu kǔ yān gān，fù mǎn wēi chuǎn，fā
阳明中风，口苦咽干，腹满微喘，发
陽明中風，口苦咽乾，腹滿微喘，發

rè wù hán，mài fú ér jǐn，ruò xià zhī，zé fù mǎn xiǎo biàn nán
热恶寒，脉浮而紧，若下之，则腹满小便难
熱惡寒，脉浮而緊，若下之，則腹滿小便難

yě
也。
也。

yáng míng bìng，ruò néng shí，míng zhòng fēng，bù néng shí，
阳明病，若能食，名中风，不能食，
陽明病，若能食，名中風，不能食，

míng zhòng hán
名中寒。
名中寒。

yáng míng bìng，ruò zhòng hán zhě，bù néng shí，xiǎo biàn bù
阳明病，若中寒者，不能食，小便不
陽明病，若中寒者，不能食，小便不

lì，shǒu zú jí rán hàn chū，cǐ yù zuò gù jiǎ，bì dà biàn chū
利，手足濈然汗出，此欲作固瘕，必大便初
利，手足濈然汗出，此欲作固瘕，必大便初

yìng hòu táng。suǒ yǐ rán zhě，yǐ wèi zhōng lěng，shuǐ gǔ bù bié
硬后溏。所以然者，以胃中冷，水谷不别
硬後溏。所以然者，以胃中冷，水穀不別

gù yě
故也。
故也。

yáng míng bìng，chū yù shí，xiǎo biàn fǎn bù lì，dà biàn zì
阳明病，初欲食，小便反不利，大便自
陽明病，初欲食，小便反不利，大便自

tiáo qí rén gǔ jié téng xī xī rú yǒu rè zhuàng yǎn rán fā
调，其人骨节疼，翕翕如有热状，奄然发
調，其人骨節疼，翕翕如有熱狀，奄然發

kuáng jí rán hàn chū ér jiě zhě cǐ shuǐ bù shèng gǔ qì yǔ
狂，濈然汗出而解者，此水不胜谷气，与
狂，濈然汗出而解者，此水不勝穀氣，與

hàn gòng bìng mài jǐn zé yù
汗共并，脉紧则愈。
汗共并，脉緊則愈。

yáng míng bìng yù jiě shí cóng shēn zhì xū shàng
阳明病欲解时，从申至戌上。
陽明病欲解時，從申至戌上。

yáng míng bìng bù néng shí gōng qí rè bì yuě suǒ yǐ
阳明病，不能食，攻其热必哕。所以
陽明病，不能食，攻其熱必噦。所以

rán zhě wèi zhōng xū lěng gù yě yǐ qí rén běn xū gōng qí
然者，胃中虚冷故也。以其人本虚，攻其
然者，胃中虛冷故也。以其人本虛，攻其

rè bì yuě
热必哕。
熱必噦。

yáng míng bìng mài chí shí nán yòng bǎo bǎo zé wēi fán tóu
阳明病，脉迟，食难用饱，饱则微烦头
陽明病，脉遲，食難用飽，飽則微煩頭

xuàn bì xiǎo biàn nán cǐ yù zuò gǔ dān suī xià zhī fù mǎn
眩，必小便难，此欲作谷瘅。虽下之，腹满
眩，必小便難，此欲作穀癉。雖下之，腹滿

rú gù suǒ yǐ rán zhě mài chí gù yě
如故，所以然者，脉迟故也。
如故，所以然者，脉遲故也。

yáng míng bìng fǎ duō hàn fǎn wú hàn qí shēn rú chóng xíng
阳明病，法多汗，反无汗，其身如虫行
陽明病，法多汗，反無汗，其身如蟲行

pí zhōng zhuàng zhě cǐ yǐ jiǔ xū gù yě
皮中状者，此以久虚故也。
皮中狀者，此以久虛故也。

yáng míng bìng fǎn wú hàn ér xiǎo biàn lì èr sān rì ǒu ér
阳明病，反无汗而小便利，二三日呕而
陽明病，反無汗而小便利，二三日嘔而

ké shǒu zú jué zhě bì kǔ tóu tòng ruò bù ké bù ǒu shǒu
咳，手足厥者，必苦头痛。若不咳不呕，手
欬，手足厥者，必苦頭痛。若不欬不嘔，手

zú bù jué zhě tóu bù tòng
足不厥者，头不痛。
足不厥者，頭不痛。

yáng míng bìng dàn tóu xuàn bù wù hán gù néng shí ér
阳明病，但头眩，不恶寒，故能食而
陽明病，但頭眩，不惡寒，故能食而

ké qí rén yān bì tòng ruò bù ké zhě yān bù tòng
咳，其人咽必痛。若不咳者，咽不痛。
欬，其人咽必痛。若不欬者，咽不痛。

yáng míng bìng wú hàn xiǎo biàn bù lì xīn zhōng ào náo
阳明病，无汗，小便不利，心中懊侬
陽明病，無汗，小便不利，心中懊憹

zhě shēn bì fā huáng
者，身必发黄。
者，身必發黃。

yáng míng bìng bèi huǒ é shàng wēi hàn chū ér xiǎo biàn bù
阳明病，被火，额上微汗出，而小便不
陽明病，被火，額上微汗出，而小便不

lì zhě bì fā huáng
利者，必发黄。
利者，必發黄。

yáng míng bìng mài fú ér jǐn zhě bì cháo rè fā zuò yǒu
阳明病，脉浮而紧者，必潮热发作有
陽明病，脉浮而緊者，必潮熱發作有

shí dàn fú zhě bì dào hàn chū
时。但浮者，必盗汗出。
時。但浮者，必盗汗出。

yáng míng bìng kǒu zào dàn yù shù shuǐ bù yù yàn zhě cǐ
阳明病，口燥，但欲漱水不欲咽者，此
陽明病，口燥，但欲漱水不欲咽者，此

bì nǜ
必衄。
必衄。

yáng míng bìng běn zì hàn chū yī gèng chóng fā hàn bìng yǐ
阳明病，本自汗出，医更重发汗，病已
陽明病，本自汗出，醫更重發汗，病已

chài shàng wēi fán bù liǎo liǎo zhě cǐ bì dà biàn yìng gù yě yǐ
瘥，尚微烦不了了者，此必大便硬故也。以
瘥，尚微煩不了了者，此必大便硬故也。以

wáng jīn yè wèi zhōng gān zào gù lìng dà biàn yìng dāng wèn qí
亡津液，胃中干燥，故令大便硬。当问其
亡津液，胃中乾燥，故令大便硬。當問其

xiǎo biàn rì jǐ xíng ruò běn xiǎo biàn rì sān sì xíng jīn rì zài
小便日几行，若本小便日三四行，今日再
小便日几行，若本小便日三四行，今日再

xíng gù zhī dà biàn bù jiǔ chū jīn wéi xiǎo biàn shù shǎo yǐ jīn
行，故知大便不久出。今为小便数少，以津
行，故知大便不久出。今為小便數少，以津

yè dāng hái rù wèi zhōng gù zhī bù jiǔ bì dà biàn yě
液当还入胃中，故知不久必大便也。
液當還入胃中，故知不久必大便也。

shāng hán ǒu duō suī yǒu yáng míng zhèng bù kě gōng zhī
伤寒呕多，虽有阳明证，不可攻之。
傷寒嘔多，雖有陽明證，不可攻之。

yáng míng bìng xīn xià yìng mǎn zhě bù kě gōng zhī gōng
阳明病，心下硬满者，不可攻之。攻
陽明病，心下硬滿者，不可攻之。攻

zhī lì suí bù zhǐ zhě sǐ lì zhǐ zhě yù
之，利遂不止者死，利止者愈。
之，利遂不止者死，利止者愈。

yáng míng bìng miàn hé sè chì bù kě gōng zhī bì fā
阳明病，面合色赤，不可攻之。必发
陽明病，面合色赤，不可攻之。必發

rè sè huáng zhě xiǎo biàn bù lì yě
热，色黄者，小便不利也。
熱，色黃者，小便不利也。

yáng míng bìng bù tù bù xià xīn fán zhě kě yǔ tiáo wèi
阳明病，不吐不下，心烦者，可与调胃
陽明病，不吐不下，心煩者，可與調胃

chéng qì tāng
承气汤。
承氣湯。

gān cǎo èr liǎng zhì máng xiāo bàn shēng dà huáng sì
甘草二两，炙 芒硝半升 大黄四
甘草二兩，炙 芒硝半升 大黃四

liǎng qīng jiǔ xǐ
两，清酒洗
兩，清酒洗

shàng sān wèi qiē yǐ shuǐ sān shēng zhǔ èr wù zhì yī
上三味，切，以水三升，煮二物至一
上三味，切，以水三升，煑二物至一

shēng qù zǐ nà máng xiāo gèng shàng wēi huǒ yī èr fèi wēn
升，去滓，纳芒硝，更上微火一二沸。温
升，去滓，納芒硝，更上微火一二沸。溫

dùn fú zhī yǐ tiáo wèi qì
顿服之，以调胃气。
頓服之，以調胃氣。

yáng míng bìng mài chí suī hàn chū bù wù hán zhě qí shēn
阳明病，脉迟，虽汗出不恶寒者，其身
陽明病，脉遲，雖汗出不惡寒者，其身

bì zhòng duǎn qì fù mǎn ér chuǎn yǒu cháo rè zhě cǐ wài
必重，短气，腹满而喘，有潮热者，此外
必重，短氣，腹滿而喘，有潮熱者，此外

yù jiě kě gōng lǐ yě shǒu zú jí rán hàn chū zhě cǐ dà
欲解，可攻里也。手足濈然汗出者，此大
欲解，可攻裏也。手足濈然汗出者，此大

biàn yǐ yìng yě dà chéng qì tāng zhǔ zhī ruò hàn duō wēi fā
便已硬也，大承气汤主之。若汗多，微发
便已硬也，大承氣湯主之。若汗多，微發

rè wù hán zhě wài wèi jiě yě qí rè bù cháo wèi kě yǔ
热恶寒者，外未解也，其热不潮，未可与
熱惡寒者，外未解也，其熱不潮，未可與

chéng qì tāng ruò fù dà mǎn bù tōng zhě kě yǔ xiǎo chéng qì
承气汤。若腹大满不通者，可与小承气
承氣湯。若腹大滿不通者，可與小承氣

tāng wēi hé wèi qì wù lìng zhì dà xiè xià
汤，微和胃气，勿令至大泄下。
湯，微和胃氣，勿令至大泄下。

dà chéng qì tāng fāng

大承气汤方

大承氣湯方

dà huáng sì liǎng，jiǔ xǐ hòu pò bàn jīn，zhì，qù pí

大黄四两，酒洗　厚朴半斤，炙，去皮

大黃四兩，酒洗　厚朴半斤，炙，去皮

zhǐ shí wǔ méi，zhì máng xiāo sān gě

枳实五枚，炙　芒硝三合

枳實五枚，炙　芒硝三合

shàng sì wèi，yǐ shuǐ yī dǒu，xiān zhǔ èr wù，qǔ wǔ

上四味，以水一斗，先煮二物，取五

上四味，以水一斗，先煑二物，取五

shēng，qù zǐ，nà dà huáng，gèng zhǔ qǔ èr shēng，qù zǐ，

升，去滓，纳大黄，更煮取二升，去滓，

升，去滓，納大黃，更煑取二升，去滓，

nà máng xiāo，gèng shàng wēi huǒ yī liǎng fèi。fēn wēn zài fú，

纳芒硝，更上微火一两沸。分温再服，

納芒硝，更上微火一兩沸。分溫再服，

dé xià，yú wù fú。

得下，余勿服。

得下，餘勿服。

xiǎo chéng qì tāng fāng

小承气汤方

小承氣湯方

dà huáng sì liǎng hòu pò èr liǎng，zhì，qù pí zhǐ shí

大黄四两　厚朴二两，炙，去皮　枳实

大黃四兩　厚朴二兩，炙，去皮　枳實

sān méi，dà zhě，zhì

三枚，大者，炙

三枚，大者，炙

shàng sān wèi yǐ shuǐ sì shēng zhǔ qǔ yī shēng èr gě
上三味，以水四升，煮取一升二合，
上三味，以水四升，煑取一升二合，

qù zǐ fēn wēn èr fú chū fú tāng dāng gēng yī bù ěr
去滓。分温二服，初服汤当更衣，不尔
去滓。分溫二服，初服湯當更衣，不爾

zhě jìn yǐn zhī ruò gèng yī zhě wù fú zhī
者，尽饮之；若更衣者，勿服之。
者，盡飲之；若更衣者，勿服之。

yáng míng bìng cháo rè dà biàn wēi yìng zhě kě yǔ dà chéng
阳明病，潮热，大便微硬者，可与大承
陽明病，潮熱，大便微硬者，可與大承

qì tāng bù yìng zhě bù kě yǔ zhī ruò bù dà biàn liù qī
气汤，不硬者，不可与之。若不大便六七
氣湯，不硬者，不可與之。若不大便六七

rì kǒng yǒu zào shǐ yù zhī zhī fǎ shǎo yǔ xiǎo chéng qì
日，恐有燥屎，欲知之法，少与小承气
日，恐有燥屎，欲知之法，少與小承氣

tāng tāng rù fù zhōng zhuǎn shī qì zhě cǐ yǒu zào shǐ yě
汤，汤入腹中，转失气者，此有燥屎也，
湯，湯入腹中，轉失氣者，此有燥屎也，

nǎi kě gōng zhī ruò bù zhuǎn shī qì zhě cǐ dàn chū tóu yìng
乃可攻之。若不转失气者，此但初头硬，
乃可攻之。若不轉失氣者，此但初頭硬，

hòu bì táng bù kě gōng zhī gōng zhī bì zhàng mǎn bù néng shí
后必溏，不可攻之，攻之必胀满不能食
後必溏，不可攻之，攻之必脹滿不能食

yě yù yǐn shuǐ zhě yǔ shuǐ zé yuě qí hòu fā rè zhě bì
也，欲饮水者，与水则哕。其后发热者，必
也，欲飲水者，與水則噦。其後發熱者，必

dà biàn fù yìng ér shǎo yě, yǐ xiǎo chéng qì tāng hé zhī. bù
大便复硬而少也，以小承气汤和之。不
大便復硬而少也，以小承氣湯和之。不

zhuǎn shī qì zhě, shèn bù kě gōng yě.
转失气者，慎不可攻也。
轉失氣者，慎不可攻也。

fú shí zé zhān yǔ, xū zé zhèng shēng. zhèng shēng zhě,
夫实则谵语，虚则郑声。郑声者，
夫實則譫語，虛則鄭聲。鄭聲者，

chóng yǔ yě. zhí shì、zhān yǔ、chuǎn mǎn zhě sǐ, xià lì zhě
重语也。直视、谵语、喘满者死，下利者
重語也。直視、譫語、喘滿者死，下利者

yì sǐ.
亦死。
亦死。

fā hàn duō, ruò chóng fā hàn zhě, wáng qí yáng; zhān yǔ,
发汗多，若重发汗者，亡其阳；谵语，
發汗多，若重發汗者，亡其陽；譫語，

mài duǎn zhě sǐ, mài zì hé zhě bù sǐ.
脉短者死，脉自和者不死。
脉短者死，脉自和者不死。

shāng hán, ruò tù, ruò xià hòu bù jiě, bù dà biàn wǔ liù
伤寒，若吐，若下后不解，不大便五六
傷寒，若吐，若下後不解，不大便五六

rì, shàng zhì shí yú rì, rì bū suǒ fā cháo rè, bù wù hán,
日，上至十余日，日晡所发潮热，不恶寒，
日，上至十餘日，日晡所發潮熱，不惡寒，

dú yǔ rú jiàn guǐ zhuàng. ruò jù zhě, fā zé bù shí rén, xún
独语如见鬼状。若剧者，发则不识人，循
獨語如見鬼狀。若劇者，發則不識人，循

yī mō chuáng tì ér bù ān wēi chuǎn zhí shì mài xián zhě
衣摸床，惕而不安，微喘直视，脉弦者
衣摸床，惕而不安，微喘直視，脉弦者

shēng sè zhě sǐ wēi zhě dàn fā rè zhān yǔ zhě dà chéng
生，涩者死。微者，但发热谵语者，大承
生，澀者死。微者，但發熱譫語者，大承

qì tāng zhǔ zhī ruò yī fú lì zé zhǐ hòu fú
气汤主之。若一服利，则止后服。
氣湯主之。若一服利，則止後服。

yáng míng bìng qí rén duō hàn yǐ jīn yè wài chū wèi zhōng
阳明病，其人多汗，以津液外出，胃中
陽明病，其人多汗，以津液外出，胃中

zào dà biàn bì yìng yìng zé zhān yǔ xiǎo chéng qì tāng zhǔ zhī
燥，大便必硬，硬则谵语，小承气汤主之。
燥，大便必硬，硬則譫語，小承氣湯主之。

ruò yī fú zhān yǔ zhǐ zhě gēng mò fù fú
若一服，谵语止者，更莫复服。
若一服，譫語止者，更莫復服。

yáng míng bìng zhān yǔ fā cháo rè mài huá ér jí zhě
阳明病，谵语，发潮热，脉滑而疾者，
陽明病，譫語，發潮熱，脉滑而疾者，

xiǎo chéng qì tāng zhǔ zhī yīn yǔ chéng qì tāng yī shēng fù
小承气汤主之。因与承气汤一升，腹
小承氣湯主之。因與承氣湯一升，腹

zhōng zhuǎn qì zhě gēng fú yī shēng ruò bù zhuǎn qì zhě wù
中转气者，更服一升，若不转气者，勿
中轉氣者，更服一升，若不轉氣者，勿

gèng yǔ zhī míng rì yòu bù dà biàn mài fǎn wēi sè zhě lǐ
更与之。明日又不大便，脉反微涩者，里
更與之。明日又不大便，脉反微澀者，裏

xū yě wéi nán zhì bù kě gèng yǔ chéng qì tāng yě
虚也，为难治，不可更与承气汤也。
虚也，為難治，不可更與承氣湯也。

yáng míng bìng zhān yǔ yǒu cháo rè fǎn bù néng shí zhě wèi
阳明病，谵语，有潮热，反不能食者，胃
陽明病，譫語，有潮熱，反不能食者，胃

zhōng bì yǒu zào shǐ wǔ liù méi yě ruò néng shí zhě dàn yìng ěr yí
中必有燥屎五六枚也；若能食者，但硬耳。宜
中必有燥屎五六枚也；若能食者，但硬耳。宜

dà chéng qì tāng xià zhī
大承气汤下之。
大承氣湯下之。

yáng míng bìng xià xuè zhān yǔ zhě cǐ wéi rè rù xuè
阳明病，下血、谵语者，此为热入血
陽明病，下血、譫語者，此為熱入血

shì dàn tóu hàn chū zhě cì qī mén suí qí shí ér xiè zhī
室。但头汗出者，刺期门，随其实而泻之，
室。但頭汗出者，刺期門，隨其實而瀉之，

jí rán hàn chū zé yù
濈然汗出则愈。
濈然汗出則愈。

hàn chū zhān yǔ zhě yǐ yǒu zào shǐ zài wèi zhōng cǐ wéi fēng
汗出谵语者，以有燥屎在胃中，此为风
汗出譫語者，以有燥屎在胃中，此為風

yě xū xià zhě guò jīng nǎi kě xià zhī xià zhī ruò zǎo yǔ
也。须下者，过经乃可下之。下之若早，语
也。須下者，過經乃可下之。下之若早，語

yán bì luàn yǐ biǎo xū lǐ shí gù yě xià zhī yù yí dà
言必乱，以表虚里实故也。下之愈，宜大
言必亂，以表虛裏實故也。下之愈，宜大

chéng qì tāng
承气汤。
承氣湯。

shāng hán sì wǔ rì，mài chén ér chuǎn mǎn，chén wéi zài
伤寒四五日，脉沉而喘满，沉为在
傷寒四五日，脉沉而喘滿，沉為在

lǐ，ér fǎn fā qí hàn，jīn yè yuè chū，dà biàn wéi nán，biǎo
里，而反发其汗，津液越出，大便为难，表
裏，而反發其汗，津液越出，大便為難，表

xū lǐ shí，jiǔ zé zhān yǔ。
虚里实，久则谵语。
虛裏實，久則譫語。

sān yáng hé bìng，fù mǎn shēn zhòng，nán yǐ zhuǎn cè，kǒu bù
三阳合病，腹满身重，难以转侧，口不
三陽合病，腹滿身重，難以轉側，口不

rén，miàn gòu，zhān yǔ，yí niào。fā hàn zé zhān yǔ，xià zhī zé
仁，面垢，谵语，遗尿。发汗则谵语，下之则
仁，面垢，譫語，遺尿。發汗則譫語，下之則

é shàng shēng hàn，shǒu zú nì lěng。ruò zì hàn chū zhě，bái hǔ tāng
额上生汗，手足逆冷。若自汗出者，白虎汤
額上生汗，手足逆冷。若自汗出者，白虎湯

zhǔ zhī。
主之。
主之。

zhī mǔ liù liǎng shí gāo yī jīn，suì gān cǎo èr liǎng，
知母六两 石膏一斤，碎 甘草二两，
知母六兩 石膏一斤，碎 甘草二兩，

zhì jīng mǐ liù gě
炙 粳米六合
炙 粳米六合

shàng sì wèi yǐ shuǐ yī dǒu zhǔ mǐ shóu tāng chéng qù
上四味，以水一斗，煮米熟汤成，去
上四味，以水一斗，煑米熟湯成，去

zǐ wēn fú yī shēng rì sān fú
滓。温服一升，日三服。
滓。溫服一升，日三服。

èr yáng bìng bìng tài yáng zhèng bà dàn fā cháo rè shǒu
二阳并病，太阳证罢，但发潮热，手
二陽并病，太陽證罷，但發潮熱，手

zú zhí zhí hàn chū dà biàn nán ér zhān yǔ zhě xià zhī zé yù
足漐漐汗出，大便难而谵语者，下之则愈，
足漐漐汗出，大便難而譫語者，下之則愈，

yí dà chéng qì tāng
宜大承气汤。
宜大承氣湯。

yáng míng bìng mài fú ér jǐn yān zào kǒu kǔ fù mǎn ér
阳明病，脉浮而紧，咽燥口苦，腹满而
陽明病，脉浮而緊，咽燥口苦，腹滿而

chuǎn fā rè hàn chū bù wù hán fǎn wù rè shēn zhòng ruò
喘，发热汗出，不恶寒反恶热，身重。若
喘，發熱汗出，不惡寒反惡熱，身重。若

fā hàn zé zào xīn kuì kuì fǎn zhān yǔ ruò jiā wēn zhēn bì
发汗则燥，心愦愦反谵语。若加温针，必
發汗則燥，心憒憒反譫語。若加溫針，必

chù tì fán zào bù dé mián ruò xià zhī zé wèi zhōng kōng
怵惕、烦躁不得眠。若下之，则胃中空
怵惕、煩躁不得眠。若下之，則胃中空

xū kè qì dòng gé xīn zhōng ào náo shé shàng tái zhě zhī
虚，客气动膈，心中懊侬，舌上苔者，栀
虛，客氣動膈，心中懊憹，舌上苔者，梔

zǐ chǐ tāng zhǔ zhī
子豉汤主之。
子豉湯主之。

féi zhī zǐ shí sì méi bāi xiāng chǐ sì gě mián guǒ
肥栀子十四枚，擘香豉四合，绵裹
肥梔子十四枚，擘香豉四合，綿裹

shàng èr wèi yǐ shuǐ sì shēng zhǔ zhī zǐ qǔ èr shēng
上二味，以水四升，煮栀子取二升
上二味，以水四升，煑梔子取二升

bàn qù zǐ nà chǐ gèng zhǔ qǔ yī shēng bàn qù zǐ fēn
半，去滓，纳豉，更煮取一升半，去滓。分
半，去滓，納豉，更煑取一升半，去滓。分

èr fú wēn jìn yī fú dé kuài tù zhě zhǐ hòu fú
二服，温进一服，得快吐者，止后服。
二服，溫進一服，得快吐者，止後服。

ruò kě yù yǐn shuǐ kǒu gān shé zào zhě bái hǔ jiā rén shēn
若渴欲饮水，口干舌燥者，白虎加人参
若渴欲飲水，口乾舌燥者，白虎加人參

tāng zhǔ zhī
汤主之。
湯主之。

zhī mǔ liù liǎng shí gāo yī jīn suì gān cǎo èr liǎng
知母六两 石膏一斤，碎 甘草二两，
知母六兩 石膏一斤，碎 甘草二兩，

zhì jīng mǐ liù gě rén shēn sān liǎng
炙 粳米六合 人参三两
炙 粳米六合 人參三兩

shàng wǔ wèi yǐ shuǐ yī dǒu zhǔ mǐ shóu tāng chéng qù
上五味，以水一斗，煮米熟汤成，去
上五味，以水一斗，煑米熟湯成，去

zǐ wēn fú yī shēng rì sān fú
滓。温服一升，日三服。
滓。溫服一升，日三服。

ruò mài fú fā rè kě yù yǐn shuǐ xiǎo biàn bù lì zhě
若脉浮，发热，渴欲饮水，小便不利者，
若脉浮，發熱，渴欲飲水，小便不利者，

zhū líng tāng zhǔ zhī
猪苓汤主之。
豬苓湯主之。

zhū líng qù pí fú líng zé xiè ē jiāo huá shí suì
猪苓去皮 茯苓 泽泻 阿胶 滑石碎
豬苓去皮 茯苓 澤瀉 阿膠 滑石碎

gè yī liǎng
各一两
各一兩

shàng wǔ wèi yǐ shuǐ sì shēng xiān zhǔ sì wèi qǔ èr shēng
上五味，以水四升，先煮四味，取二升，
上五味，以水四升，先煑四味，取二升，

qù zǐ nà ē jiāo yáng xiāo wēn fú qī gě rì sān fú
去滓，纳阿胶烊消。温服七合，日三服。
去滓，納阿膠烊消。溫服七合，日三服。

yáng míng bìng hàn chū duō ér kě zhě bù kě yǔ zhū líng tāng
阳明病，汗出多而渴者，不可与猪苓汤；
陽明病，汗出多而渴者，不可與豬苓湯；

yǐ hàn duō wèi zhōng zào zhū líng tāng fù lì qí xiǎo biàn gù yě
以汗多胃中燥，猪苓汤复利其小便故也。
以汗多胃中燥，豬苓湯復利其小便故也。

mài fú ér chí biǎo rè lǐ hán xià lì qīng gǔ zhě sì nì
脉浮而迟，表热里寒，下利清谷者，四逆
脉浮而遲，表熱裏寒，下利清穀者，四逆

tāng zhǔ zhī
汤主之。
湯主之。

gān cǎo èr liǎng zhì gān jiāng yī liǎng bàn fù zǐ yī
甘草二两，炙 干姜一两半 附子一
甘草二兩，炙 乾薑一兩半 附子一

méi shēng yòng qù pí pò bā piàn
枚，生用，去皮，破八片
枚，生用，去皮，破八片

shàng sān wèi yǐ shuǐ sān shēng zhǔ qǔ yī shēng èr gě
上三味，以水三升，煮取一升二合，
上三味，以水三升，煑取一升二合，

qù zǐ fēn wēn èr fú qiáng rén kě dà fù zǐ yī méi gān
去滓。分温二服。强人可大附子一枚、干
去滓。分溫二服。強人可大附子一枚、乾

jiāng sān liǎng
姜三两。
薑三兩。

ruò wèi zhōng xū lěng bù néng shí zhě yǐn shuǐ zé yuě
若胃中虚冷，不能食者，饮水则哕。
若胃中虛冷，不能食者，飲水則噦。

mài fú fā rè kǒu gān bí zào néng shí zhě zé nǜ
脉浮发热，口干鼻燥，能食者则衄。
脉浮發熱，口乾鼻燥，能食者則衄。

yáng míng bìng xià zhī qí wài yǒu rè shǒu zú wēn bù jié
阳明病，下之，其外有热，手足温，不结
陽明病，下之，其外有熱，手足溫，不結

xiōng xīn zhōng ào náo jī bù néng shí dàn tóu hàn chū zhě zhī
胸，心中懊侬，饥不能食，但头汗出者，栀
胸，心中懊憹，飢不能食，但頭汗出者，梔

zǐ chǐ tāng zhǔ zhī
子豉汤主之。
子豉湯主之。

yáng míng bìng fā cháo rè dà biàn táng xiǎo biàn zì kě xiōng
阳明病，发潮热，大便溏，小便自可，胸
陽明病，發潮熱，大便溏，小便自可，胸

xié mǎn bù qù zhě yǔ xiǎo chái hú tāng
胁满不去者，与小柴胡汤。
脅滿不去者，與小柴胡湯。

chái hú bàn jīn huáng qín sān liǎng rén shēn sān liǎng bàn
柴胡半斤 黄芩三两 人参三两 半
柴胡半斤 黃芩三兩 人參三兩 半

xià bàn shēng xǐ gān cǎo sān liǎng zhì shēng jiāng sān liǎng
夏半升，洗 甘草三两，炙 生姜三两，
夏半升，洗 甘草三兩，炙 生薑三兩，

qiē dà zǎo shí èr méi bāi
切 大枣十二枚，擘
切 大棗十二枚，擘

shàng qī wèi yǐ shuǐ yī dǒu èr shēng zhǔ qǔ liù shēng
上七味，以水一斗二升，煮取六升，
上七味，以水一斗二升，煑取六升，

qù zǐ zài jiān qǔ sān shēng wēn fú yī shēng rì sān fú
去滓，再煎取三升。温服一升，日三服。
去滓，再煎取三升。溫服一升，日三服。

yáng míng bìng xié xià yìng mǎn bù dà biàn ér ǒu shé shàng
阳明病，胁下硬满，不大便而呕，舌上
陽明病，脅下硬滿，不大便而嘔，舌上

bái tāi zhě kě yǔ xiǎo chái hú tāng shàng jiāo dé tōng jīn yè
白苔者，可与小柴胡汤，上焦得通，津液
白胎者，可與小柴胡湯，上焦得通，津液

dé xià wèi qì yīn hé shēn jí rán hàn chū ér jiě
得下，胃气因和，身濈然汗出而解。
得下，胃氣因和，身濈然汗出而解。

yáng míng zhòng fēng mài xián fú dà ér duǎn qì fù dū
阳明中风，脉弦浮大而短气，腹都
陽明中風，脉弦浮大而短氣，腹都

mǎn xié xià jí xīn tòng jiǔ àn zhī qì bù tōng bí gān bù
满，胁下及心痛，久按之气不通，鼻干，不
滿，脅下及心痛，久按之氣不通，鼻乾，不

dé hàn shì wò yī shēn jí mù xī huáng xiǎo biàn nán yǒu cháo
得汗，嗜卧，一身及目悉黄，小便难，有潮
得汗，嗜卧，一身及目悉黄，小便難，有潮

rè shí shí yuě ěr qián hòu zhǒng cì zhī xiǎo chài wài bù
热，时时哕，耳前后肿，刺之小瘥。外不
熱，時時噦，耳前後腫，刺之小瘥。外不

jiě bìng guò shí rì mài xù fú zhě yǔ xiǎo chái hú tāng
解，病过十日，脉续浮者，与小柴胡汤。
解，病過十日，脉續浮者，與小柴胡湯。

mài dàn fú wú yú zhèng zhě yǔ má huáng tāng ruò bù
脉但浮，无余症者，与麻黄汤。若不
脉但浮，無餘症者，與麻黄湯。若不

niào fù mǎn jiā yuě zhě bù zhì
尿，腹满加哕者，不治。
尿，腹滿加噦者，不治。

má huáng tāng fāng
麻黄汤方
麻黄湯方

má huáng sān liǎng qù jié guì zhī èr liǎng qù pí gān
麻黄三两，去节　桂枝二两，去皮　甘
麻黄三兩，去節　桂枝二兩，去皮　甘

cǎo yī liǎng zhì xìng rén qī shí gè qù pí jiān
草一两，炙 杏仁七十个，去皮尖
草一兩，炙 杏仁七十個，去皮尖

shàng sì wèi yǐ shuǐ jiǔ shēng zhǔ má huáng jiǎn èr
上四味，以水九升，煮麻黄，减二
上四味，以水九升，煑麻黄，減二

shēng qù bái mò nà zhū yào zhǔ qǔ èr shēng bàn qù zǐ
升，去白沫，纳诸药，煮取二升半，去滓。
升，去白沫，納諸藥，煑取二升半，去滓。

wēn fú bā gě fù qǔ wēi sì hàn
温服八合，覆取微似汗。
溫服八合，覆取微似汗。

yáng míng bìng zì hàn chū ruò fā hàn xiǎo biàn zì lì
阳明病，自汗出，若发汗，小便自利
陽明病，自汗出，若發汗，小便自利

zhě cǐ wéi jīn yè nèi jié suī yìng bù kě gōng zhī dāng xū zì
者，此为津液纳竭，虽硬不可攻之，当须自
者，此為津液納竭，雖硬不可攻之，當須自

yù dà biàn yí mì jiān dǎo ér tōng zhī ruò tǔ guā gēn jí dà
欲大便，宜蜜煎导而通之。若土瓜根及大
欲大便，宜蜜煎導而通之。若土瓜根及大

zhū dǎn zhī jiē kě wéi dǎo
猪胆汁，皆可为导。
豬膽汁，皆可為導。

mì jiān fāng
蜜煎方
蜜煎方

shí mì qī gě
食蜜七合
食蜜七合

shàng yī wèi yú tóng qì nèi wēi huǒ jiān dāng xū níng rú
上一味，于铜器内，微火煎，当须凝如
上一味，於銅器内，微火煎，當須凝如

yí zhuàng jiǎo zhī wù lìng jiāo zhuó yù kě wán bìng shǒu niǎn zuò
饴状，搅之勿令焦著，欲可丸，并手捻作
飴狀，攪之勿令焦着，欲可丸，并手撚作

tǐng lìng tóu ruì dà rú zhǐ cháng èr cùn xǔ dāng rè shí
挺，令头锐，大如指，长二寸许。当热时
挺，令頭鋭，大如指，長二寸許。當熱時

jí zuò lěng zé yìng yǐ nà gǔ dào zhōng yǐ shǒu jí bào
急作，冷则硬。以纳谷道中，以手急抱，
急作，冷則硬。以納穀道中，以手急抱，

yù dà biàn shí nǎi qù zhī
欲大便时乃去之。
欲大便時乃去之。

yòu dà zhū dǎn yī méi xiè zhī hé shǎo xǔ fǎ cù yǐ
又，大猪胆一枚，泻汁，和少许法醋，以
又，大豬膽一枚，瀉汁，和少許法醋，以

guàn gǔ dào nèi rú yī shí qǐng dāng dà biàn chū sù shí è
灌谷道内，如一食顷，当大便出宿食恶
灌穀道納，如一食頃，當大便出宿食惡

wù shèn xiào
物，甚效。
物，甚效。

yáng míng bìng mài chí hàn chū duō wēi wù hán zhě biǎo wèi
阳明病，脉迟，汗出多，微恶寒者，表未
陽明病，脉遲，汗出多，微惡寒者，表未

jiě yě kě fā hàn yí guì zhī tāng
解也，可发汗，宜桂枝汤。
解也，可發汗，宜桂枝湯。

guì zhī sān liǎng qù pí sháo yào sān liǎng shēng jiāng sān
桂枝三两，去皮　芍药三两　生姜三
桂枝三兩，去皮　芍藥三兩　生薑三

liǎng gān cǎo èr liǎng zhì dà zǎo shí èr méi bāi
两　甘草二两，炙　大枣十二枚，擘
兩　甘草二兩，炙　大棗十二枚，擘

shàng wǔ wèi yǐ shuǐ qī shēng zhǔ qǔ sān shēng qù zǐ wēn
上五味，以水七升，煮取三升，去滓。温
上五味，以水七升，煑取三升，去滓。溫

fú yī shēng xū yú chuò rè xī zhōu yī shēng yǐ zhù yào lì qǔ
服一升，须臾，啜热稀粥一升，以助药力取
服一升，須臾，啜熱稀粥一升，以助藥力取

hàn
汗。
汗。

yáng míng bìng mài fú wú hàn ér chuǎn zhě fā hàn zé yù
阳明病，脉浮，无汗而喘者，发汗则愈，
陽明病，脉浮，無汗而喘者，發汗則愈，

yí má huáng tāng
宜麻黄汤。
宜麻黃湯。

yáng míng bìng fā rè hàn chū zhě cǐ wéi rè yuè bù néng
阳明病，发热汗出者，此为热越，不能
陽明病，發熱汗出者，此為熱越，不能

fā huáng yě dàn tóu hàn chū shēn wú hàn qí jǐng ér huán xiǎo
发黄也。但头汗出，身无汗，齐颈而还，小
發黃也。但頭汗出，身無汗，齊頸而還，小

biàn bù lì kě yǐn shuǐ jiāng zhě cǐ wéi yū rè zài lǐ shēn bì
便不利，渴饮水浆者，此为瘀热在里，身必
便不利，渴飲水漿者，此為瘀熱在裏，身必

fā huáng yīn chén hāo tāng zhǔ zhī 发黄，茵陈蒿汤主之。 發黄，茵陳蒿湯主之。
yīn chén hāo liù liǎng zhī zǐ shí sì méi bāi dà huáng 茵陈蒿六两 栀子十四枚，擘 大黄 茵陳蒿六兩 梔子十四枚，擘 大黄
èr liǎng qù pí 二两，去皮 二兩，去皮
shàng sān wèi yǐ shuǐ yī dǒu èr shēng xiān zhǔ yīn chén jiǎn 上三味，以水一斗二升，先煮茵陈，减 上三味，以水一斗二升，先煮茵陳，减
liù shēng nà èr wèi zhǔ qǔ sān shēng qù zǐ fēn sān fú 六升；纳二味，煮取三升，去滓。分三服。 六升；納二味，煮取三升，去滓。分三服。
xiǎo biàn dāng lì niào rú zào jiá zhī zhuàng sè zhèng chì yī xiǔ 小便当利，尿如皂荚汁状，色正赤，一宿 小便當利，尿如皂莢汁狀，色正赤，一宿
fù jiǎn huáng cóng xiǎo biàn qù yě 腹减，黄从小便去也。 腹减，黄從小便去也。
yáng míng zhèng qí rén xǐ wàng zhě bì yǒu xù xuè suǒ 阳明证，其人喜忘者，必有蓄血。所 陽明證，其人喜忘者，必有蓄血。所
yǐ rán zhě běn yǒu jiǔ yū xuè gù lìng xǐ wàng shǐ suī yìng 以然者，本有久瘀血，故令喜忘。屎虽硬， 以然者，本有久瘀血，故令喜忘。屎雖硬，
dà biàn fǎn yì qí sè bì hēi zhě yí dǐ dāng tāng xià zhī 大便反易，其色必黑者，宜抵当汤下之。 大便反易，其色必黑者，宜抵當湯下之。

shuǐ zhì áo méng chóng qù chì zú áo gè sān shí gè
水蛭熬 虻虫去翅足，熬 各三十个
水蛭熬 虻蟲去翅足，熬 各三十個

dà huáng sān liǎng jiǔ xǐ táo rén èr shí gè qù pí jiān jí
大黄三两，酒洗 桃仁二十个，去皮尖及
大黃三兩，酒洗 桃仁二十個，去皮尖及

èr rén zhě
二仁者
二仁者

shàng sì wèi yǐ shuǐ wǔ shēng zhǔ qǔ sān shēng qù zǐ
上四味，以水五升，煮取三升，去滓。
上四味，以水五升，煑取三升，去滓。

wēn fú yī shēng bù xià gèng fú
温服一升，不下更服。
溫服一升，不下更服。

yáng míng bìng xià zhī xīn zhōng ào náo ér fán wèi zhōng
阳明病，下之，心中懊侬而烦；胃中
陽明病，下之，心中懊憹而煩；胃中

yǒu zào shǐ zhě kě gōng fù wēi mǎn chū tóu yìng hòu bì
有燥屎者，可攻；腹微满，初头硬，后必
有燥屎者，可攻；腹微滿，初頭硬，後必

táng bù kě gōng zhī ruò yǒu zào shǐ zhě yí dà chéng qì
溏，不可攻之。若有燥屎者，宜大承气
溏，不可攻之。若有燥屎者，宜大承氣

tāng
汤。
湯。

bìng rén bù dà biàn wǔ liù rì rào qí tòng fán zào fā zuò
病人不大便五六日，绕脐痛、烦躁发作
病人不大便五六日，繞臍痛、煩躁發作

yǒu shí zhě cǐ yǒu zào shǐ gù shǐ bù dà biàn yě
有时者，此有燥屎，故使不大便也。
有時者，此有燥屎，故使不大便也。

bìng rén fán rè hàn chū zé jiě yòu rú nüè zhuàng rì bū
病人烦热，汗出则解。又如疟状，日晡
病人煩熱，汗出則解。又如瘧狀，日晡

suǒ fā rè zhě shǔ yáng míng yě mài shí zhě yí xià zhī mài
所发热者，属阳明也。脉实者，宜下之；脉
所發熱者，屬陽明也。脉實者，宜下之；脉

fú xū zhě yí fā hàn xià zhī yǔ dà chéng qì tāng fā hàn
浮虚者，宜发汗。下之与大承气汤，发汗
浮虚者，宜發汗。下之與大承氣湯，發汗

yí guì zhī tāng
宜桂枝汤。
宜桂枝湯。

dà xià hòu liù qī rì bù dà biàn fán bù jiě fù mǎn tòng
大下后，六七日不大便，烦不解，腹满痛
大下後，六七日不大便，煩不解，腹滿痛

zhě cǐ yǒu zào shǐ yě suǒ yǐ rán zhě běn yǒu sù shí gù yě
者，此有燥屎也。所以然者，本有宿食故也，
者，此有燥屎也。所以然者，本有宿食故也，

yí dà chéng qì tāng
宜大承气汤。
宜大承氣湯。

bìng rén xiǎo biàn bù lì dà biàn zhà nán zhà yì shí yǒu wēi rè
病人小便不利，大便乍难乍易，时有微热，
病人小便不利，大便乍難乍易，時有微熱，

chuǎn mào bù néng wò zhě yǒu zào shǐ yě yí dà chéng qì tāng
喘冒不能卧者，有燥屎也，宜大承气汤。
喘冒不能卧者，有燥屎也，宜大承氣湯。

shí gǔ yù ǒu shǔ yáng míng yě wú zhū yú tāng zhǔ zhī
食谷欲呕，属阳明也，吴茱萸汤主之。
食谷欲嘔，屬陽明也，吳茱萸湯主之。

dé tāng fǎn jù zhě shǔ shàng jiāo yě
得汤反剧者，属上焦也。
得湯反劇者，屬上焦也。

wú zhū yú tāng
吴茱萸汤
吳茱萸湯

wú zhū yú yī shēng xǐ rén shēn sān liǎng shēng jiāng liù
吴茱萸一升，洗　人参三两　生姜六
吳茱萸一升，洗　人参三兩　生薑六

liǎng qiē dà zǎo shí èr méi bāi
两，切　大枣十二枚，擘
兩，切　大棗十二枚，擘

shàng sì wèi yǐ shuǐ qī shēng zhǔ qǔ èr shēng qù zǐ
上四味，以水七升，煮取二升，去滓。
上四味，以水七升，煮取二升，去滓。

wēn fú qī gě rì sān fú
温服七合，日三服。
溫服七合，日三服。

tài yáng bìng cùn huǎn guān fú chǐ ruò qí rén fā rè hàn
太阳病，寸缓、关浮、尺弱，其人发热汗
太陽病，寸緩、關浮、尺弱，其人發熱汗

chū fù wù hán bù ǒu dàn xīn xià pǐ zhě cǐ yǐ yī xià zhī
出，复恶寒，不呕，但心下痞者，此以医下之
出，復惡寒，不嘔，但心下痞者，此以醫下之

yě rú bù xià zhě bìng rén bù wù hán ér kě zhě cǐ zhuǎn shǔ
也。如不下者，病人不恶寒而渴者，此转属
也。如不下者，病人不惡寒而渴者，此轉屬

yáng míng yě xiǎo biàn shuò zhě dà biàn bì yìng bù gēng yī shí
阳明也；小便数者，大便必硬，不更衣十
陽明也；小便數者，大便必硬，不更衣十

rì wú suǒ kǔ yě kě yù yǐn shuǐ shǎo shǎo yǔ zhī dàn yǐ
日，无所苦也。渴欲饮水，少少与之，但以
日，無所苦也。渴欲飲水，少少與之，但以

fǎ jiù zhī kě zhě yí wǔ líng sǎn
法救之。渴者，宜五苓散。
法救之。渴者，宜五苓散。

zhū líng qù pí bái zhú fú líng gè shí bā zhū zé
猪苓去皮　白术　茯苓　各十八铢　泽
豬苓去皮　白术　茯苓　各十八銖　澤

xiè yī liǎng liù zhū guì zhī bàn liǎng qù pí
泻一两六铢　桂枝半两，去皮
瀉一兩六銖　桂枝半兩，去皮

shàng wǔ wèi wéi sǎn bái yǐn hé fú fāng cùn bǐ rì sān fú
上五味，为散。白饮和服方寸匕，日三服。
上五味，為散。白飲和服方寸匕，日三服。

mài yáng wēi ér hàn chū shǎo zhě wéi zì hé yě hàn chū
脉阳微，而汗出少者，为自和也；汗出
脉陽微，而汗出少者，為自和也；汗出

duō zhě wéi tài guò yáng mài shí yīn fā qí hàn chū duō
多者，为太过。阳脉实，因发其汗，出多
多者，為太過。陽脉實，因發其汗，出多

zhě yì wéi tài guò tài guò zhě wéi yáng jué yú lǐ wáng jīn
者，亦为太过。太过者，为阳绝于里，亡津
者，亦為太過。太過者，為陽絕於裏，亡津

yè dà biàn yīn yìng yě
液，大便因硬也。
液，大便因硬也。

mài fú ér kōu，fú wéi yáng，kōu wéi yīn，fú kōu xiāng
脉浮而芤，浮为阳，芤为阴，浮芤相
脉浮而芤，浮為陽，芤為陰，浮芤相

tuán，wèi qì shēng rè，qí yáng zé jué。
抟，胃气生热，其阳则绝。
摶，胃氣生熱，其陽則絕。

fū yáng mài fú ér sè，fú zé wèi qì qiáng，sè zé xiǎo biàn
趺阳脉浮而涩，浮则胃气强，涩则小便
趺陽脉浮而澀，浮則胃氣強，澀則小便

shuò，fú sè xiāng tuán，dà biàn zé yìng，qí pí wéi yuē，má zǐ rén
数，浮涩相抟，大便则硬，其脾为约，麻子仁
數，浮澀相摶，大便則硬，其脾為約，麻子仁

wán zhǔ zhī。
丸主之。
丸主之。

má zǐ rén èr shēng　sháo yào bàn jīn　zhǐ shí bàn jīn，zhì
麻子仁二升　芍药半斤　枳实半斤，炙
麻子仁二升　芍藥半斤　枳實半斤，炙

dà huáng yī jīn，qù pí　hòu pò yī chǐ，zhì，qù pí　xìng
大黄一斤，去皮　厚朴一尺，炙，去皮　杏
大黄一斤，去皮　厚朴一尺，炙，去皮　杏

rén yī shēng，qù pí jiān，áo，bié zuò zhī
仁一升，去皮尖，熬，别作脂
仁一升，去皮尖，熬，别作脂

shàng liù wèi，mì hé wán rú wú tóng zǐ dà。yǐn fú shí
上六味，蜜和丸如梧桐子大。饮服十
上六味，蜜和丸如梧桐子大。飲服十

wán，rì sān fú，jiàn jiā，yǐ zhī wéi dù。
丸，日三服，渐加，以知为度。
丸，日三服，漸加，以知為度。

tài yáng bìng sān rì fā hàn bù jiě zhēng zhēng fā rè zhě
太阳病三日，发汗不解，蒸蒸发热者，
太陽病三日，發汗不解，蒸蒸發熱者，

shǔ wèi yě tiáo wèi chéng qì tāng zhǔ zhī
属胃也，调胃承气汤主之。
屬胃也，調胃承氣湯主之。

shāng hán tù hòu fù zhàng mǎn zhě yǔ tiáo wèi chéng qì tāng
伤寒吐后，腹胀满者，与调胃承气汤。
傷寒吐後，腹脹滿者，與調胃承氣湯。

tài yáng bìng ruò tù ruò xià ruò fā hàn hòu wēi fán xiǎo
太阳病，若吐，若下，若发汗后，微烦，小
太陽病，若吐，若下，若發汗後，微煩，小

biàn shuò dà biàn yīn yìng zhě yǔ xiǎo chéng qì tāng hé zhī yù
便数，大便因硬者，与小承气汤和之愈。
便數，大便因硬者，與小承氣湯和之愈。

dé bìng èr sān rì mài ruò wú tài yáng chái hú zhèng fán
得病二三日，脉弱，无太阳柴胡证，烦
得病二三日，脈弱，無太陽柴胡證，煩

zào xīn xià yìng zhì sì wǔ rì suī néng shí yǐ xiǎo chéng qì
躁，心下硬，至四五日，虽能食，以小承气
躁，心下硬，至四五日，雖能食，以小承氣

tāng shǎo shǎo yǔ wēi hé zhī lìng xiǎo ān zhì liù rì yǔ
汤，少少与，微和之，令小安，至六日，与
湯，少少與，微和之，令小安，至六日，與

chéng qì tāng yī shēng ruò bù dà biàn liù qī rì xiǎo biàn shǎo
承气汤一升。若不大便六七日，小便少
承氣湯一升。若不大便六七日，小便少

zhě suī bù shòu shí dàn chū tóu yìng hòu bì táng wèi dìng chéng
者，虽不受食，但初头硬，后必溏，未定成
者，雖不受食，但初頭硬，後必溏，未定成

yìng gōng zhī bì táng xū xiǎo biàn lì shǐ dìng yìng nǎi kě gōng
硬，攻之必溏；须小便利，屎定硬，乃可攻
硬，攻之必溏；須小便利，屎定硬，乃可攻

zhī yí dà chéng qì tāng
之，宜大承气汤。
之，宜大承氣湯。

shāng hán liù qī rì mù zhōng bù liǎo liǎo jīng bù hé wú
伤寒六七日，目中不了了，睛不和，无
傷寒六七日，目中不了了，睛不和，無

biǎo lǐ zhèng dà biàn nán shēn wēi rè zhě cǐ wéi shí yě jí
表里证，大便难，身微热者，此为实也，急
表裏證，大便難，身微熱者，此為實也，急

xià zhī yí dà chéng qì tāng
下之，宜大承气汤。
下之，宜大承氣湯。

yáng míng bìng fā rè hàn duō zhě jí xià zhī yí dà chéng
阳明病，发热汗多者，急下之，宜大承
陽明病，發熱汗多者，急下之，宜大承

qì tāng
气汤。
氣湯。

fā hàn bù jiě fù mǎn tòng zhě jí xià zhī yí dà chéng
发汗不解，腹满痛者，急下之，宜大承
發汗不解，腹滿痛者，急下之，宜大承

qì tāng
气汤。
氣湯。

fù mǎn bù jiǎn jiǎn bù zú yán dāng xià zhī yí dà chéng
腹满不减，减不足言，当下之，宜大承
腹滿不減，減不足言，當下之，宜大承

qì tāng
气汤。
氣湯。

yáng míng shào yáng hé bìng, bì xià lì, qí mài bù fù zhě,
阳明少阳合病，必下利，其脉不负者，
陽明少陽合病，必下利，其脉不負者，

wéi shùn yě. fù zhě, shī yě, hù xiāng kè zéi, míng wéi fù
为顺也。负者，失也，互相克贼，名为负
為順也。負者，失也，互相克賊，名為負

yě. mài huá ér shuò zhě, yǒu sù shí yě, dāng xià zhī, yí dà
也。脉滑而数者，有宿食也，当下之，宜大
也。脉滑而數者，有宿食也，當下之，宜大

chéng qì tāng
承气汤。
承氣湯。

bìng rén wú biǎo lǐ zhèng, fā rè qī bā rì, suī mài fú shuò
病人无表里证，发热七八日，虽脉浮数
病人無表裏證，發熱七八日，雖脉浮數

zhě, kě xià zhī. jiǎ lìng yǐ xià, mài shuò bù jiě, hé rè zé
者，可下之。假令已下，脉数不解，合热则
者，可下之。假令已下，脉數不解，合熱則

xiāo gǔ xǐ jī. zhì liù qī rì bù dà biàn zhě, yǒu yū xuè, yí
消谷喜饥。至六七日不大便者，有瘀血，宜
消穀喜飢。至六七日不大便者，有瘀血，宜

dǐ dāng tāng
抵当汤。
抵當湯。

ruò mài shuò bù jiě, ér xià bù zhǐ, bì xié rè biàn nóng xuè
若脉数不解，而下不止，必胁热便脓血
若脉數不解，而下不止，必脅熱便膿血

yě
也。
也。

shāng hán fā hàn yǐ shēn mù wéi huáng suǒ yǐ rán zhě yǐ
伤寒发汗已，身目为黄，所以然者，以
傷寒發汗已，身目為黄，所以然者，以

hán shī zài lǐ bù jiě gù yě yǐ wéi bù kě xià yě yú hán
寒湿在里不解故也。以为不可下也，于寒
寒濕在裏不解故也。以為不可下也，於寒

shī zhōng qiú zhī
湿中求之。
濕中求之。

shāng hán qī bā rì shēn huáng rú jú zǐ sè xiǎo biàn bù
伤寒七八日，身黄如橘子色，小便不
傷寒七八日，身黄如橘子色，小便不

lì fù wēi mǎn zhě yīn chén hāo tāng zhǔ zhī
利，腹微满者，茵陈蒿汤主之。
利，腹微滿者，茵陳蒿湯主之。

shāng hán shēn huáng fā rè zhī zǐ bò pí tāng zhǔ zhī
伤寒，身黄发热，栀子柏皮汤主之。
傷寒，身黄發熱，梔子柏皮湯主之。

féi zhī zǐ shí wǔ gè bāi gān cǎo yī liǎng zhì huáng
肥栀子十五个，擘 甘草一两，炙 黄
肥梔子十五個，擘 甘草一兩，炙 黄

bò èr liǎng
柏二两
柏二兩

shàng sān wèi yǐ shuǐ sì shēng zhǔ qǔ yī shēng bàn qù
上三味，以水四升，煮取一升半，去
上三味，以水四升，煑取一升半，去

zǐ fēn wēn zài fú
滓。分温再服。
滓。分溫再服。

shāng hán yū rè zài lǐ shēn bì huáng má huáng lián yáo
伤寒，瘀热在里，身必黄，麻黄连轺
傷寒，瘀熱在裏，身必黃，麻黃連軺

chì xiǎo dòu tāng zhǔ zhī
赤小豆汤主之。
赤小豆湯主之。

má huáng èr liǎng qù jié lián yáo èr liǎng lián qiào gēn shì
麻黄二两，去节 连轺二两，连翘根是
麻黃二兩，去節 連軺二兩，連翹根是

xìng rén sì shí gè qù pí jiān chì xiǎo dòu yī shēng dà zǎo
杏仁四十个，去皮尖 赤小豆一升 大枣
杏仁四十個，去皮尖 赤小豆一升 大棗

shí èr méi bāi shēng zǐ bái pí qiē yī shēng shēng jiāng
十二枚，擘 生梓白皮切，一升 生姜
十二枚，擘 生梓白皮切，一升 生薑

èr liǎng qiē gān cǎo èr liǎng zhì
二两，切 甘草二两，炙
二兩，切 甘草二兩，炙

shàng bā wèi yǐ lǎo shuǐ yī dǒu xiān zhǔ má huáng zài fèi
上八味，以潦水一斗，先煮麻黄再沸，
上八味，以潦水一斗，先煑麻黃再沸，

qù shàng mò nà zhū yào zhǔ qǔ sān shēng qù zǐ fēn wēn
去上沫，纳诸药，煮取三升，去滓。分温
去上沫，納諸藥，煑取三升，去滓。分溫

sān fēn bàn rì fú jìn
三分，半日服尽。
三分，半日服盡。

biàn shào yáng bìng mài zhèng bìng zhì dì jiǔ

辨少阳病脉证并治第九

辨少陽病脉證并治第九

shào yáng zhī wéi bìng kǒu kǔ yān gān mù xuàn yě

少阳之为病，口苦，咽干，目眩也。

少陽之為病，口苦，咽乾，目眩也。

shào yáng zhòng fēng liǎng ěr wú suǒ wén mù chì xiōng zhōng

少阳中风，两耳无所闻，目赤，胸中

少陽中風，兩耳無所聞，目赤，胸中

mǎn ér fán zhě bù kě tù xià tù xià zé jì ér jīng

满而烦者，不可吐下，吐下则悸而惊。

滿而煩者，不可吐下，吐下則悸而驚。

shāng hán mài xián xì tóu tòng fā rè zhě shǔ shào yáng

伤寒，脉弦细，头痛发热者，属少阳。

傷寒，脉弦細，頭痛發熱者，屬少陽。

shào yáng bù kě fā hàn fā hàn zé zhān yǔ cǐ shǔ wèi wèi

少阳不可发汗，发汗则谵语，此属胃。胃

少陽不可發汗，發汗則譫語，此屬胃。胃

hé zé yù wèi bù hé fán ér jì

和则愈，胃不和，烦而悸。

和則愈，胃不和，煩而悸。

běn tài yáng bìng bù jiě zhuǎn rù shào yáng zhě xié xià yìng

本太阳病不解，转入少阳者，胁下硬

本太陽病不解，轉入少陽者，脅下硬

mǎn gān ǒu bù néng shí wǎng lái hán rè shàng wèi tù xià

满，干呕不能食，往来寒热，尚未吐下，

滿，乾嘔不能食，往來寒熱，尚未吐下，

mài chén jǐn zhě yǔ xiǎo chái hú tāng

脉沉紧者，与小柴胡汤。

脉沉緊者，與小柴胡湯。

chái hú bā liǎng rén shēn sān liǎng huáng qín sān liǎng gān
柴胡八两 人参三两 黄芩三两 甘
柴胡八兩 人參三兩 黃芩三兩 甘

cǎo sān liǎng zhì bàn xià bàn shēng xǐ shēng jiāng sān liǎng
草三两，炙 半夏半升，洗 生姜三两，
草三兩，炙 半夏半升，洗 生薑三兩，

qiē dà zǎo shí èr méi bāi
切 大枣十二枚，擘
切 大棗十二枚，擘

shàng qī wèi yǐ shuǐ yī dǒu èr shēng zhǔ qǔ liù shēng
上七味，以水一斗二升，煮取六升，
上七味，以水一斗二升，煑取六升，

qù zǐ zài jiān qǔ sān shēng wēn fú yī shēng rì sān fú
去滓，再煎取三升。温服一升，日三服。
去滓，再煎取三升。溫服一升，日三服。

ruò yǐ tù xià fā hàn wēn zhēn zhān yǔ chái hú tāng zhèng
若已吐下、发汗、温针，谵语，柴胡汤证
若已吐下、發汗、溫針，譫語，柴胡湯證

bà cǐ wéi huài bìng zhī fàn hé nì yǐ fǎ zhì zhī
罢，此为坏病。知犯何逆，以法治之。
罷，此為壞病。知犯何逆，以法治之。

sān yáng hé bìng mài fú dà shàng guān shàng dàn yù mián
三阳合病，脉浮大，上关上，但欲眠
三陽合病，脉浮大，上關上，但欲眠

shuì mù hé zé hàn
睡，目合则汗。
睡，目合則汗。

shāng hán liù qī rì wú dà rè qí rén zào fán zhě cǐ
伤寒六七日，无大热，其人躁烦者，此
傷寒六七日，無大熱，其人躁煩者，此

wéi yáng qù rù yīn gù yě
为阳去入阴故也。
為陽去入陰故也。

shāng hán sān rì sān yáng wéi jìn sān yīn dāng shòu xié qí
伤寒三日，三阳为尽，三阴当受邪。其
傷寒三日，三陽為盡，三陰當受邪。其

rén fǎn néng shí ér bù ǒu cǐ wéi sān yīn bù shòu xié yě
人反能食而不呕，此为三阴不受邪也。
人反能食而不嘔，此為三陰不受邪也。

shāng hán sān rì shào yáng mài xiǎo zhě yù yǐ yě
伤寒三日，少阳脉小者，欲已也。
傷寒三日，少陽脉小者，欲已也。

shào yáng bìng yù jiě shí cóng yín zhì chén shàng
少阳病欲解时，从寅至辰上。
少陽病欲解時，從寅至辰上。

biàn tài yīn bìng mài zhèng bìng zhì dì shí
辨太阴病脉证并治第十
辨太陰病脉證并治第十

tài yīn zhī wéi bìng，fù mǎn ér tù，shí bù xià，zì lì yì shèn，shí fù zì tòng。ruò xià zhī，bì xiōng xià jié yìng。
太阴之为病，腹满而吐，食不下，自利益甚，时腹自痛。若下之，必胸下结硬。
太陰之為病，腹滿而吐，食不下，自利益甚，時腹自痛。若下之，必胸下結硬。

tài yīn zhòng fēng，sì zhī fán téng，yáng wēi yīn sè ér cháng zhě，wéi yù yù。
太阴中风，四肢烦疼，阳微阴涩而长者，为欲愈。
太陰中風，四肢煩疼，陽微陰澀而長者，為欲愈。

tài yīn bìng yù jiě shí，cóng hài zhì chǒu shàng。
太阴病欲解时，从亥至丑上。
太陰病欲解時，從亥至醜上。

tài yīn bìng，mài fú zhě，kě fā hàn，yí guì zhī tāng。
太阴病，脉浮者，可发汗，宜桂枝汤。
太陰病，脉浮者，可發汗，宜桂枝湯。

guì zhī sān liǎng，qù pí　sháo yào sān liǎng　gān cǎo èr liǎng，zhì　shēng jiāng sān liǎng，qiē　dà zǎo shí èr méi，bāi
桂枝三两，去皮　芍药三两　甘草二两，炙　生姜三两，切　大枣十二枚，擘
桂枝三兩，去皮　芍藥三兩　甘草二兩，炙　生薑三兩，切　大棗十二枚，擘

shàng wǔ wèi，yǐ shuǐ qī shēng，zhǔ qǔ sān shēng，qù zǐ。
上五味，以水七升，煮取三升，去滓。
上五味，以水七升，煮取三升，去滓。

wēn fú yī shēng，xū yú，chuò rè xī zhōu yī shēng，yǐ zhù yào
温服一升，须臾，啜热稀粥一升，以助药
溫服一升，須臾，啜熱稀粥一升，以助藥

lì，wēn fù qǔ hàn。
力，温覆取汗。
力，溫覆取汗。

zì lì bù kě zhě，shǔ tài yīn，yǐ qí zàng yǒu hán gù
自利不渴者，属太阴，以其脏有寒故
自利不渴者，屬太陰，以其臟有寒故

yě，dāng wēn zhī，yí fú sì nì bèi。
也，当温之，宜服四逆辈。
也，當溫之，宜服四逆輩。

shāng hán mài fú ér huǎn，shǒu zú zì wēn zhě，xì zài tài yīn。
伤寒脉浮而缓，手足自温者，系在太阴。
傷寒脉浮而緩，手足自溫者，系在太陰。

tài yīn dāng fā shēn huáng，ruò xiǎo biàn zì lì zhě，bù néng fā
太阴当发身黄，若小便自利者，不能发
太陰當發身黃，若小便自利者，不能發

huáng。zhì qī bā rì，suī bào fán xià lì，rì shí yú xíng，bì
黄。至七八日，虽暴烦下利，日十余行，必
黃。至七八日，雖暴煩下利，日十餘行，必

zì zhǐ，yǐ pí jiā shí，fǔ huì dāng qù gù yě。
自止，以脾家实，腐秽当去故也。
自止，以脾家實，腐穢當去故也。

běn tài yáng bìng，yī fǎn xià zhī，yīn ěr fù mǎn shí tòng
本太阳病，医反下之，因尔腹满时痛
本太陽病，醫反下之，因爾腹滿時痛

zhě，shǔ tài yīn yě，guì zhī jiā sháo yào tāng zhǔ zhī；dà shí tòng
者，属太阴也，桂枝加芍药汤主之；大实痛
者，屬太陰也，桂枝加芍藥湯主之；大實痛

zhě guì zhī jiā dà huáng tāng zhǔ zhī
者，桂枝加大黄汤主之。
者，桂枝加大黄湯主之。

guì zhī jiā sháo yào tāng fāng
桂枝加芍药汤方
桂枝加芍藥湯方

guì zhī sān liǎng qù pí sháo yào liù liǎng gān cǎo èr
桂枝三两，去皮 芍药六两 甘草二
桂枝三兩，去皮 芍藥六兩 甘草二

liǎng zhì dà zǎo shí èr méi bāi shēng jiāng sān liǎng qiē
两，炙 大枣十二枚，擘 生姜三两，切
兩，炙 大棗十二枚，擘 生薑三兩，切

shàng wǔ wèi yǐ shuǐ qī shēng zhǔ qǔ sān shēng qù zǐ
上五味，以水七升，煮取三升，去滓。
上五味，以水七升，煑取三升，去滓。

wēn fēn sān fú běn yún guì zhī tāng jīn jiā sháo yào
温分三服。本云，桂枝汤今加芍药。
溫分三服。本云，桂枝湯今加芍藥。

guì zhī jiā dà huáng tāng fāng
桂枝加大黄汤方
桂枝加大黄湯方

guì zhī sān liǎng qù pí dà huáng èr liǎng sháo yào liù
桂枝三两，去皮 大黄二两 芍药六
桂枝三兩，去皮 大黄二兩 芍藥六

liǎng shēng jiāng sān liǎng qiē gān cǎo èr liǎng zhì dà zǎo
两 生姜三两，切 甘草二两，炙 大枣
兩 生薑三兩，切 甘草二兩，炙 大棗

shí èr méi bāi
十二枚，擘
十二枚，擘

shàng liù wèi yǐ shuǐ qī shēng zhǔ qǔ sān shēng qù zǐ wēn
上六味，以水七升，煮取三升，去滓。温
上六味，以水七升，煑取三升，去滓。溫

fú yī shēng rì sān fú
服一升，日三服。
服一升，日三服。

tài yīn wéi bìng mài ruò qí rén xù zì biàn lì shè dāng
太阴为病，脉弱，其人续自便利，设当
太陰為病，脉弱，其人續自便利，設當

xíng dà huáng sháo yào zhě yí jiǎn zhī yǐ qí rén wèi qì ruò
行大黄、芍药者，宜减之，以其人胃气弱，
行大黃、芍藥者，宜減之，以其人胃氣弱，

yì dòng gù yě
易动故也。
易動故也。

biàn shào yīn bìng mài zhèng bìng zhì dì shí yī
辨少阴病脉证并治第十一
辨少陰病脉證并治第十一

shào yīn zhī wéi bìng mài wēi xì dàn yù mèi yě
少阴之为病，脉微细，但欲寐也。
少陰之為病，脉微細，但欲寐也。

shào yīn bìng yù tù bù tù xīn fán dàn yù mèi wǔ liù
少阴病，欲吐不吐，心烦，但欲寐，五六
少陰病，欲吐不吐，心煩，但欲寐，五六

rì zì lì ér kě zhě shǔ shào yīn yě xū gù yǐn shuǐ zì
日自利而渴者，属少阴也。虚故引水自
日自利而渴者，屬少陰也。虚故引水自

jiù ruò xiǎo biàn sè bái zhě shào yīn bìng xíng xī jù xiǎo biàn
救。若小便色白者，少阴病形悉具。小便
救。若小便色白者，少陰病形悉具。小便

bái zhě yǐ xià jiāo xū yǒu hán bù néng zhì shuǐ gù lìng sè
白者，以下焦虚，有寒，不能制水，故令色
白者，以下焦虚，有寒，不能制水，故令色

bái yě
白也。
白也。

bìng rén mài yīn yáng jù jǐn fǎn hàn chū zhě wáng yáng yě
病人脉阴阳俱紧，反汗出者，亡阳也，
病人脉陰陽俱緊，反汗出者，亡陽也，

cǐ shǔ shào yīn fǎ dāng yān tòng ér fù tù lì
此属少阴，法当咽痛而复吐利。
此屬少陰，法當咽痛而復吐利。

shào yīn bìng ké ér xià lì zhān yǔ zhě bèi huǒ qì jié
少阴病，咳而下利。谵语者，被火气劫
少陰病，欬而下利。譫語者，被火氣劫

gù yě xiǎo biàn bì nán yǐ qiáng zé shào yīn hàn yě
故也，小便必难，以强责少阴汗也。
故也，小便必難，以強責少陰汗也。

shào yīn bìng mài xì chén shuò bìng wéi zài lǐ bù kě fā
少阴病，脉细沉数，病为在里，不可发
少陰病，脉細沉數，病為在裏，不可發

hàn
汗。
汗。

shào yīn bìng mài wēi bù kě fā hàn wáng yáng gù yě
少阴病，脉微，不可发汗，亡阳故也。
少陰病，脉微，不可發汗，亡陽故也。

yáng yǐ xū chǐ mài ruò sè zhě fù bù kě xià zhī
阳已虚，尺脉弱涩者，复不可下之。
陽已虛，尺脉弱澀者，復不可下之。

shào yīn bìng mài jǐn zhì qī bā rì zì xià lì mài bào
少阴病，脉紧，至七八日，自下利，脉暴
少陰病，脉緊，至七八日，自下利，脉暴

wēi shǒu zú fǎn wēn mài jǐn fǎn qù zhě wéi yù jiě yě suī
微，手足反温，脉紧反去者，为欲解也。虽
微，手足反溫，脉緊反去者，為欲解也。雖

fán xià lì bì zì yù
烦，下利必自愈。
煩，下利必自愈。

shào yīn bìng xià lì ruò lì zì zhǐ wù hán ér quán wò
少阴病，下利，若利自止，恶寒而蜷卧，
少陰病，下利，若利自止，惡寒而蜷卧，

shǒu zú wēn zhě kě zhì
手足温者，可治。
手足溫者，可治。

shào yīn bìng, wù hán ér quán, shí zì fán, yù qù yī bèi
少阴病，恶寒而蜷，时自烦，欲去衣被
少陰病，惡寒而蜷，時自煩，欲去衣被

zhě, kě zhì.
者，可治。
者，可治。

shào yīn zhòng fēng, mài yáng wēi yīn fú zhě, wéi yù yù.
少阴中风，脉阳微阴浮者，为欲愈。
少陰中風，脉陽微陰浮者，為欲愈。

shào yīn bìng yù jiě shí, cóng zǐ zhì yín shàng.
少阴病欲解时，从子至寅上。
少陰病欲解時，從子至寅上。

shào yīn bìng, tù lì, shǒu zú bù nì lěng, fǎn fā rè zhě,
少阴病，吐利，手足不逆冷，反发热者，
少陰病，吐利，手足不逆冷，反發熱者，

bù sǐ. mài bù zhì zhě, jiǔ shào yīn qī zhuàng.
不死。脉不至者，灸少阴七壮。
不死。脉不至者，灸少陰七壯。

shào yīn bìng, bā jiǔ rì, yī shēn shǒu zú jìn rè zhě, yǐ
少阴病，八九日，一身手足尽热者，以
少陰病，八九日，一身手足盡熱者，以

rè zài páng guāng, bì biàn xiě yě.
热在膀胱，必便血也。
熱在膀胱，必便血也。

shào yīn bìng, dàn jué wú hàn, ér qiáng fā zhī, bì dòng qí
少阴病，但厥无汗，而强发之，必动其
少陰病，但厥無汗，而強發之，必動其

xuè. wèi zhī cóng hé dào chū, huò cóng kǒu bí, huò cóng mù chū
血。未知从何道出，或从口鼻，或从目出
血。未知從何道出，或從口鼻，或從目出

zhě shì míng xià jué shàng jié wéi nán zhì
者，是名下厥上竭，为难治。
者，是名下厥上竭，為難治。

shào yīn bìng wù hán shēn quán ér lì shǒu zú nì lěng zhě
少阴病，恶寒身蜷而利，手足逆冷者，
少陰病，惡寒身蜷而利，手足逆冷者，
bù zhì
不治。
不治。

shào yīn bìng tù lì zào fán sì nì zhě sǐ
少阴病，吐利，躁烦，四逆者，死。
少陰病，吐利，躁煩，四逆者，死。

shào yīn bìng xià lì zhǐ ér tóu xuàn shí shí zì mào zhě
少阴病，下利止而头眩，时时自冒者，
少陰病，下利止而頭眩，時時自冒者，
sǐ
死。
死。

shào yīn bìng sì nì wù hán ér shēn quán mài bù zhì bù fán
少阴病，四逆恶寒而身蜷，脉不至，不烦
少陰病，四逆惡寒而身蜷，脉不至，不煩
ér zào zhě sǐ
而躁者，死。
而躁者，死。

shào yīn bìng liù qī rì xī gāo zhě sǐ
少阴病六七日，息高者，死。
少陰病六七日，息高者，死。

shào yīn bìng mài wēi xì chén dàn yù wò hàn chū bù fán
少阴病，脉微细沉，但欲卧，汗出不烦，
少陰病，脉微細沉，但欲卧，汗出不煩，

zì yù tù zhì wǔ liù rì zì lì fù fán zào bù dé wò mèi 自欲吐，至五六日自利，复烦躁不得卧寐 自欲吐，至五六日自利，復煩躁不得卧寐
zhě sǐ 者，死。 者，死。
shào yīn bìng shǐ dé zhī fǎn fā rè mài chén zhě má 少阴病，始得之，反发热，脉沉者，麻 少陰病，始得之，反發熱，脉沉者，麻
huáng xì xīn fù zǐ tāng zhǔ zhī 黄细辛附子汤主之。 黄細辛附子湯主之。
má huáng èr liǎng qù jié xì xīn èr liǎng fù zǐ yī 麻黄二两，去节 细辛二两 附子一 麻黄二兩，去節 細辛二兩 附子一
méi páo qù pí pò bā piàn 枚，炮，去皮，破八片 枚，炮，去皮，破八片
shàng sān wèi yǐ shuǐ yī dǒu xiān zhǔ má huáng jiǎn èr 上三味，以水一斗，先煮麻黄，减二 上三味，以水一斗，先煮麻黄，减二
shēng qù shàng mò nà zhū yào zhǔ qǔ sān shēng qù zǐ 升，去上沫，纳诸药，煮取三升，去滓。 升，去上沫，納諸藥，煮取三升，去滓。
wēn fú yī shēng rì sān fú 温服一升，日三服。 溫服一升，日三服。
shào yīn bìng dé zhī èr sān rì má huáng fù zǐ gān cǎo 少阴病，得之二三日，麻黄附子甘草 少陰病，得之二三日，麻黄附子甘草

tāng wēi fā hàn yǐ èr sān rì wú zhèng gù wēi fā hàn yě
汤微发汗。以二三日无证，故微发汗也。
湯微發汗。以二三日無證，故微發汗也。

má huáng èr liǎng qù jié gān cǎo èr liǎng zhì fù zǐ
麻黄二两，去节 甘草二两，炙 附子
麻黃二兩，去節 甘草二兩，炙 附子

yī méi páo qù pí pò bā piàn
一枚，炮，去皮，破八片
一枚，炮，去皮，破八片

shàng sān wèi yǐ shuǐ qī shēng xiān zhǔ má huáng yī liǎng
上三味，以水七升，先煮麻黄一两
上三味，以水七升，先煮麻黃一兩

fèi qù shàng mò nà zhū yào zhǔ qǔ sān shēng qù zǐ wēn
沸，去上沫，纳诸药，煮取三升，去滓。温
沸，去上沫，納諸藥，煮取三升，去滓。溫

fú yī shēng rì sān fú
服一升，日三服。
服一升，日三服。

shào yīn bìng dé zhī èr sān rì yǐ shàng xīn zhōng fán bù
少阴病，得之二三日以上，心中烦，不
少陰病，得之二三日以上，心中煩，不

dé wò huáng lián ē jiāo tāng zhǔ zhī
得卧，黄连阿胶汤主之。
得卧，黃連阿膠湯主之。

huáng lián sì liǎng huáng qín èr liǎng sháo yào èr liǎng
黄连四两 黄芩二两 芍药二两
黃連四兩 黃芩二兩 芍藥二兩

jī zǐ huáng èr méi ē jiāo sān liǎng
鸡子黄二枚 阿胶三两
雞子黃二枚 阿膠三兩

shàng wǔ wèi yǐ shuǐ liù shēng xiān zhǔ sān wù qǔ èr

上五味，以水六升，先煮三物，取二

上五味，以水六升，先煑三物，取二

shēng qù zǐ nà jiāo yáng jìn xiǎo lěng nà jī zǐ huáng jiǎo

升，去滓，纳胶烊尽，小冷，纳鸡子黄，搅

升，去滓，納膠烊盡，小冷，納雞子黃，攪

lìng xiāng dé wēn fú qī gě rì sān fú

令相得。温服七合，日三服。

令相得。溫服七合，日三服。

shào yīn bìng dé zhī yī èr rì kǒu zhōng hé qí bèi wù

少阴病，得之一二日，口中和，其背恶

少陰病，得之一二日，口中和，其背惡

hán zhě dāng jiǔ zhī fù zǐ tāng zhǔ zhī

寒者，当灸之，附子汤主之。

寒者，當灸之，附子湯主之。

fù zǐ èr méi páo qù pí pò bā piàn fú líng sān

附子二枚，炮，去皮，破八片 茯苓三

附子二枚，炮，去皮，破八片 茯苓三

liǎng rén shēn èr liǎng bái zhú sì liǎng sháo yào sān liǎng

两 人参二两 白术四两 芍药三两

兩 人參二兩 白术四兩 芍藥三兩

shàng wǔ wèi yǐ shuǐ bā shēng zhǔ qǔ sān shēng qù zǐ

上五味，以水八升，煮取三升，去滓。

上五味，以水八升，煑取三升，去滓。

wēn fú yī shēng rì sān fú

温服一升，日三服。

溫服一升，日三服。

shào yīn bìng shēn tǐ tòng shǒu zú hán gǔ jié tòng

少阴病，身体痛，手足寒，骨节痛，

少陰病，身體痛，手足寒，骨節痛，

mài chén zhě fù zǐ tāng zhǔ zhī
脉沉者，附子汤主之。
脉沉者，附子湯主之。

shào yīn bìng xià lì biàn nóng xuè zhě táo huā tāng zhǔ zhī
少阴病，下利便脓血者，桃花汤主之。
少陰病，下利便膿血者，桃花湯主之。

chì shí zhī yī jīn yī bàn quán yòng yī bàn shāi mò gān
赤石脂一斤，一半全用，一半筛末 干
赤石脂一斤，一半全用，一半篩末 乾

jiāng yī liǎng jīng mǐ yī shēng
姜一两 粳米一升
薑一兩 粳米一升

shàng sān wèi yǐ shuǐ qī shēng zhǔ mǐ lìng shóu qù zǐ
上三味，以水七升，煮米令熟，去滓。
上三味，以水七升，煑米令熟，去滓。

wēn fú qī gě nà chì shí zhī mò fāng cùn bǐ rì sān fú
温服七合，纳赤石脂末方寸匕，日三服。
溫服七合，納赤石脂末方寸匕，日三服。

ruò yī fú yù yú wù fú
若一服愈，余勿服。
若一服愈，餘勿服。

shào yīn bìng èr sān rì zhì sì wǔ rì fù tòng xiǎo biàn
少阴病，二三日至四五日，腹痛，小便
少陰病，二三日至四五日，腹痛，小便

bù lì xià lì bù zhǐ biàn nóng xuè zhě táo huā tāng zhǔ zhī
不利，下利不止，便脓血者，桃花汤主之。
不利，下利不止，便膿血者，桃花湯主之。

shào yīn bìng xià lì biàn nóng xuè zhě kě cì
少阴病，下利便脓血者，可刺。
少陰病，下利便膿血者，可刺。

shào yīn bìng，tù lì，shǒu zú nì lěng，fán zào yù sǐ zhě， 少阴病，吐利，手足逆冷，烦躁欲死者， 少陰病，吐利，手足逆冷，煩躁欲死者，
wú zhū yú tāng zhǔ zhī。 吴茱萸汤主之。 吳茱萸湯主之。
wú zhū yú yī shēng　rén shēn èr liǎng　shēng jiāng liù liǎng， 吴茱萸一升　人参二两　生姜六两， 吳茱萸一升　人參二兩　生薑六兩，
qiē　dà zǎo shí èr méi，bāi 切　大枣十二枚，擘 切　大棗十二枚，擘
shàng sì wèi，yǐ shuǐ qī shēng，zhǔ qǔ èr shēng，qù zǐ。 上四味，以水七升，煮取二升，去滓。 上四味，以水七升，煑取二升，去滓。
wēn fú qī gě，rì sān fú。 温服七合，日三服。 溫服七合，日三服。
shào yīn bìng，xià lì，yān tòng，xiōng mǎn，xīn fán，zhū fū 少阴病，下利，咽痛，胸满，心烦，猪肤 少陰病，下利，咽痛，胸滿，心煩，豬膚
tāng zhǔ zhī。 汤主之。 湯主之。
zhū fū yī jīn 猪肤一斤 豬膚一斤
shàng yī wèi，yǐ shuǐ yī dǒu，zhǔ qǔ wǔ shēng，qù zǐ， 上一味，以水一斗，煮取五升，去滓， 上一味，以水一斗，煑取五升，去滓，

jiā bái mì yī shēng bái fěn wǔ gě áo xiāng hé lìng xiāng
加白蜜一升；白粉五合，熬香；和令相
加白蜜一升；白粉五合，熬香；和令相

dé wēn fēn liù fú
得。温分六服。
得。溫分六服。

shào yīn bìng èr sān rì yān tòng zhě kě yǔ gān cǎo tāng
少阴病二三日，咽痛者，可与甘草汤，
少陰病二三日，咽痛者，可與甘草湯，

bù chài yǔ jié gěng tāng
不瘥，与桔梗汤。
不瘥，與桔梗湯。

gān cǎo tāng fāng
甘草汤方
甘草湯方

gān cǎo èr liǎng
甘草二两
甘草二兩

shàng yī wèi yǐ shuǐ sān shēng zhǔ qǔ yī shēng bàn qù
上一味，以水三升，煮取一升半，去
上一味，以水三升，煑取一升半，去

zǐ wēn fú qī gě rì èr fú
滓。温服七合，日二服。
滓。溫服七合，日二服。

jié gěng tāng fāng
桔梗汤方
桔梗湯方

jié gěng yī liǎng gān cǎo èr liǎng
桔梗一两　甘草二两
桔梗一兩　甘草二兩

shàng èr wèi, yǐ shuǐ sān shēng, zhǔ qǔ yī shēng, qù zǐ 上二味，以水三升，煮取一升，去滓。 上二味，以水三升，煑取一升，去滓。
fēn wēn zài fú 分温再服。 分溫再服。
shào yīn bìng, yān zhōng shāng, shēng chuāng, bù néng yǔ yán, 少阴病，咽中伤，生疮，不能语言， 少陰病，咽中傷，生瘡，不能語言，
shēng bù chū zhě, kǔ jiǔ tāng zhǔ zhī 声不出者，苦酒汤主之。 聲不出者，苦酒湯主之。
bàn xià xǐ, pò rú zǎo hé, shí sì méi jī zǐ yī méi, 半夏洗，破如枣核，十四枚 鸡子一枚， 半夏洗，破如棗核，十四枚 雞子一枚，
qù huáng, nà shàng kǔ jiǔ, zhuó jī zǐ ké zhōng 去黄，纳上苦酒，着鸡子壳中 去黃，納上苦酒，着雞子殼中
shàng èr wèi, nà bàn xià zhuó kǔ jiǔ zhōng, yǐ jī zǐ ké 上二味，纳半夏着苦酒中，以鸡子壳 上二味，納半夏着苦酒中，以雞子殼
zhì dāo huán zhōng, ān huǒ shàng, lìng sān fèi, qù zǐ. shǎo shǎo 置刀环中，安火上，令三沸，去滓。少少 置刀環中，安火上，令三沸，去滓。少少
hán yàn zhī, bù chài, gèng zuò sān jì 含咽之，不瘥，更作三剂。 含咽之，不瘥，更作三劑。
shào yīn bìng, yān zhōng tòng, bàn xià sǎn jí tāng zhǔ zhī 少阴病，咽中痛，半夏散及汤主之。 少陰病，咽中痛，半夏散及湯主之。

bàn xià xǐ　guì zhī qù pí　gān cǎo zhì
半夏洗　桂枝去皮　甘草炙
半夏洗　桂枝去皮　甘草炙

shàng sān wèi　děng fèn　gè bié dǎo sǎn yǐ　hé zhì zhī
上三味，等分，各别捣散已，合治之。
上三味，等分，各別搗散已，合治之。

bái yǐn hé fú fāng cùn bǐ　rì sān fú　ruò bù néng sǎn fú
白饮和服方寸匕，日三服。若不能散服
白飲和服方寸匕，日三服。若不能散服

zhě　yǐ shuǐ yī shēng　jiān qī fèi　nà sǎn liǎng fāng cùn bǐ
者，以水一升，煎七沸，纳散两方寸匕，
者，以水一升，煎七沸，納散兩方寸匕，

gèng zhǔ sān fèi　xià huǒ lìng xiǎo lěng　shào shào yàn zhī　bàn xià
更煮三沸，下火令小冷，少少咽之。半夏
更煑三沸，下火令小冷，少少咽之。半夏

yǒu dú　bù dāng sǎn fú
有毒，不当散服。
有毒，不當散服。

shào yīn bìng　xià lì　bái tōng tāng zhǔ zhī
少阴病，下利，白通汤主之。
少陰病，下利，白通湯主之。

cōng bái sì jìng　gān jiāng yī liǎng　fù zǐ yī méi
葱白四茎　干姜一两　附子一枚，
葱白四莖　乾薑一兩　附子一枚，

shēng　qù pí　pò bā piàn
生，去皮，破八片
生，去皮，破八片

shàng sān wèi　yǐ shuǐ sān shēng　zhǔ qǔ yī shēng　qù zǐ
上三味，以水三升，煮取一升，去滓。
上三味，以水三升，煑取一升，去滓。

fēn wēn zài fú
分温再服。
分溫再服。

shào yīn bìng xià lì mài wēi zhě yǔ bái tōng tāng lì
少阴病，下利，脉微者，与白通汤。利
少陰病，下利，脉微者，與白通湯。利

bù zhǐ jué nì wú mài gān ǒu fán zhě bái tōng jiā zhū dǎn zhī
不止，厥逆无脉，干呕烦者，白通加猪胆汁
不止，厥逆無脉，乾嘔煩者，白通加豬膽汁

tāng zhǔ zhī fú tāng mài bào chū zhě sǐ wēi xù zhě
汤主之。服汤，脉暴出者，死，微续者，
湯主之。服湯，脉暴出者，死，微續者，

shēng
生。
生。

bái tōng jiā zhū dǎn tāng fāng
白通加猪胆汤方
白通加豬膽湯方

cōng bái sì jìng gān jiāng yī liǎng fù zǐ yī méi shēng
葱白四茎　干姜一两　附子一枚，生，
葱白四莖　乾薑一兩　附子一枚，生，

qù pí pò bā piàn rén niào wǔ gě zhū dǎn zhī yī gě
去皮，破八片　人尿五合　猪胆汁一合
去皮，破八片　人尿五合　豬膽汁一合

shàng wǔ wèi yǐ shuǐ sān shēng zhǔ qǔ yī shēng qù zǐ
上五味，以水三升，煮取一升，去滓，
上五味，以水三升，煑取一升，去滓，

nà dǎn zhī rén niào hé lìng xiāng dé fēn wēn zài fú ruò
纳胆汁、人尿，和令相得。分温再服。若
納膽汁、人尿，和令相得。分溫再服。若

wú dǎn yì kě yòng
无胆，亦可用。
無膽，亦可用。

shào yīn bìng èr sān rì bù yǐ zhì sì wǔ rì fù tòng
少阴病，二三日不已，至四五日，腹痛，
少陰病，二三日不已，至四五日，腹痛，

xiǎo biàn bù lì sì zhī chén zhòng téng tòng zì xià lì zhě cǐ
小便不利，四肢沉重疼痛，自下利者，此
小便不利，四肢沉重疼痛，自下利者，此

wéi yǒu shuǐ qì qí rén huò ké huò xiǎo biàn lì huò xià lì
为有水气。其人或咳，或小便利，或下利，
為有水氣。其人或欬，或小便利，或下利，

huò ǒu zhě zhēn wǔ tāng zhǔ zhī
或呕者，真武汤主之。
或嘔者，真武湯主之。

fú líng sān liǎng sháo yào sān liǎng bái zhú èr liǎng shēng
茯苓三两　芍药三两　白术二两　生
茯苓三兩　芍藥三兩　白术二兩　生

jiāng sān liǎng qiē fù zǐ yī méi páo qù pí pò bā piàn
姜三两，切　附子一枚，炮，去皮，破八片
薑三兩，切　附子一枚，炮，去皮，破八片

shàng wǔ wèi yǐ shuǐ bā shēng zhǔ qǔ sān shēng qù zǐ
上五味，以水八升，煮取三升，去滓。
上五味，以水八升，煑取三升，去滓。

wēn fú qī gě rì sān fú ruò ké zhě jiā wǔ wèi zǐ bàn
温服七合，日三服。若咳者，加五味子半
溫服七合，日三服。若欬者，加五味子半

shēng xì xīn yī liǎng gān jiāng yī liǎng ruò xiǎo biàn lì zhě
升、细辛一两、干姜一两；若小便利者，
升、細辛一兩、乾薑一兩；若小便利者，

qù fú líng ruò xià lì zhě qù sháo yào jiā gān jiāng èr liǎng
去茯苓；若下利者，去芍药，加干姜二两；
去茯苓；若下利者，去芍藥，加乾薑二兩；

ruò ǒu zhě qù fù zǐ jiā shēng jiāng zú qián wéi bàn jīn
若呕者，去附子，加生姜，足前为半斤。
若嘔者，去附子，加生薑，足前為半斤。

shào yīn bìng xià lì qīng gǔ lǐ hán wài rè shǒu zú jué
少阴病，下利清谷，里寒外热，手足厥
少陰病，下利清穀，裏寒外熱，手足厥

nì mài wēi yù jué shēn fǎn bù wù hán qí rén miàn sè chì
逆，脉微欲绝，身反不恶寒，其人面色赤，
逆，脉微欲絕，身反不惡寒，其人面色赤，

huò fù tòng huò gān ǒu huò yān tòng huò lì zhǐ mài bù chū
或腹痛，或干呕，或咽痛，或利止脉不出
或腹痛，或乾嘔，或咽痛，或利止脉不出

zhě tōng mài sì nì tāng zhǔ zhī
者，通脉四逆汤主之。
者，通脉四逆湯主之。

gān cǎo èr liǎng zhì fù zǐ dà zhě yī méi shēng yòng
甘草二两，炙 附子大者一枚，生用，
甘草二兩，炙 附子大者一枚，生用，

qù pí pò bā piàn gān jiāng sān liǎng qiáng rén kě sì liǎng
去皮，破八片 干姜三两，强人可四两
去皮，破八片 乾薑三兩，強人可四兩

shàng sān wèi yǐ shuǐ sān shēng zhǔ qǔ yī shēng èr gě
上三味，以水三升，煮取一升二合，
上三味，以水三升，煮取一升二合，

qù zǐ fēn wēn zài fú qí mài jí chū zhě yù miàn sè chì
去滓。分温再服。其脉即出者愈。面色赤
去滓。分溫再服。其脉即出者愈。面色赤

zhě jiā cōng jiǔ jìng fù zhōng tòng zhě qù cōng jiā sháo yào èr
者，加葱九茎；腹中痛者，去葱，加芍药二
者，加葱九莖；腹中痛者，去葱，加芍藥二

liǎng ǒu zhě jiā shēng jiāng èr liǎng yān tòng zhě qù sháo yào jiā
两；呕者，加生姜二两；咽痛者，去芍药，加
兩；嘔者，加生薑二兩；咽痛者，去芍藥，加

jié gěng yī liǎng lì zhǐ mài bù chū zhě qù jié gěng jiā rén shēn
桔梗一两；利止脉不出者，去桔梗，加人参
桔梗一兩；利止脉不出者，去桔梗，加人參

èr liǎng bìng jiē yǔ fāng xiāng yīng zhě nǎi fú zhī
二两。病皆与方相应者，乃服之。
二兩。病皆與方相應者，乃服之。

shào yīn bìng sì nì qí rén huò ké huò jì huò xiǎo biàn
少阴病，四逆，其人或咳，或悸，或小便
少陰病，四逆，其人或欬，或悸，或小便

bù lì huò fù zhōng tòng huò xiè lì xià zhòng zhě sì nì sǎn
不利，或腹中痛，或泄利下重者，四逆散
不利，或腹中痛，或泄利下重者，四逆散

zhǔ zhī
主之。
主之。

gān cǎo zhì zhǐ shí pò shuǐ zì zhì gān chái hú
甘草炙 枳实破，水渍，炙干 柴胡
甘草炙 枳實破，水漬，炙乾 柴胡

sháo yào
芍药
芍藥

shàng sì wèi gè shí fèn dǎo shāi bái yǐn hé fú fāng cùn
上四味，各十分，捣筛。白饮和服方寸
上四味，各十分，搗篩。白飲和服方寸

bǐ rì sān fú ké zhě jiā wǔ wèi zǐ gān jiāng gè wǔ
匕，日三服。咳者，加五味子、干姜各五
匕，日三服。欬者，加五味子、乾薑各五

fēn bìng zhǔ xià lì jì zhě jiā guì zhī wǔ fēn xiǎo biàn bù
分，并主下利；悸者，加桂枝五分；小便不
分，并主下利；悸者，加桂枝五分；小便不

lì zhě jiā fú líng wǔ fēn fù zhōng tòng zhě jiā fù zǐ yī
利者，加茯苓五分；腹中痛者，加附子一
利者，加茯苓五分；腹中痛者，加附子一

méi páo lìng chè xiè lì xià zhòng zhě xiān yǐ shuǐ wǔ shēng zhǔ
枚，炮令坼；泄利下重者，先以水五升，煮
枚，炮令坼；泄利下重者，先以水五升，煑

xiè bái sān shēng zhǔ qǔ sān shēng qù zǐ yǐ sǎn sān fāng cùn
薤白三升，煮取三升，去滓，以散三方寸
薤白三升，煑取三升，去滓，以散三方寸

bǐ nà tāng zhōng zhǔ qǔ yī shēng bàn fēn wēn zài fú
匕，纳汤中，煮取一升半。分温再服。
匕，納湯中，煑取一升半。分溫再服。

shào yīn bìng xià lì liù qī rì ké ér ǒu kě xīn fán
少阴病，下利六七日，咳而呕渴，心烦，
少陰病，下利六七日，欬而嘔渴，心煩，

bù dé mián zhū líng tāng zhǔ zhī
不得眠，猪苓汤主之。
不得眠，豬苓湯主之。

zhū líng qù pí fú líng ē jiāo zé xiè huá shí
猪苓去皮 茯苓 阿胶 泽泻 滑石
豬苓去皮 茯苓 阿膠 澤瀉 滑石

gè yī liǎng
各一两
各一兩

shàng wǔ wèi，yǐ shuǐ sì shēng，xiān zhǔ sì wù，qǔ èr shēng， 上五味，以水四升，先煮四物，取二升， 上五味，以水四升，先煑四物，取二升，
qù zǐ，nà ē jiāo yáng jìn。wēn fú qī gě，rì sān fú。 去滓，纳阿胶烊尽。温服七合，日三服。 去滓，納阿膠烊盡。溫服七合，日三服。
shào yīn bìng，dé zhī èr sān rì，kǒu zào yān gān zhě，jí 少阴病，得之二三日，口燥咽干者，急 少陰病，得之二三日，口燥咽乾者，急
xià zhī，yí dà chéng qì tāng。 下之，宜大承气汤。 下之，宜大承氣湯。
zhǐ shí wǔ méi，zhì　hòu pò bàn jīn，qù pí，zhì　dà 枳实五枚，炙　厚朴半斤，去皮，炙　大 枳實五枚，炙　厚朴半斤，去皮，炙　大
huáng sì liǎng，jiǔ xǐ　máng xiāo sān gě 黄四两，酒洗　芒硝三合 黃四兩，酒洗　芒硝三合
shàng sì wèi，yǐ shuǐ yī dǒu，xiān zhǔ èr wèi，qǔ wǔ 上四味，以水一斗，先煮二味，取五 上四味，以水一斗，先煑二味，取五
shēng，qù zǐ，nà dà huáng，gèng zhǔ qǔ èr shēng，qù zǐ， 升，去滓，纳大黄，更煮取二升，去滓， 升，去滓，納大黃，更煑取二升，去滓，
nà máng xiāo，gèng shàng huǒ，lìng yī liǎng fèi。fēn wēn zài fú， 纳芒硝，更上火，令一两沸。分温再服， 納芒消，更上火，令一兩沸。分溫再服，
yī fú dé lì，zhǐ hòu fú。 一服得利，止后服。 一服得利，止後服。

shào yīn bìng zì lì qīng shuǐ sè chún qīng xīn xià bì tòng 少阴病，自利清水，色纯青，心下必痛， 少陰病，自利清水，色純青，心下必痛，
kǒu gān zào zhě kě xià zhī yí dà chéng qì tāng 口干燥者，可下之，宜大承气汤。 口乾燥者，可下之，宜大承氣湯。
shào yīn bìng liù qī rì fù zhàng bù dà biàn zhě jí 少阴病，六七日，腹胀，不大便者，急 少陰病，六七日，腹脹，不大便者，急
xià zhī yí dà chéng qì tāng 下之，宜大承气汤。 下之，宜大承氣湯。
shào yīn bìng mài chén zhě jí wēn zhī yí sì nì tāng 少阴病，脉沉者，急温之，宜四逆汤。 少陰病，脉沉者，急溫之，宜四逆湯。
gān cǎo èr liǎng zhì gān jiāng yī liǎng bàn fù zǐ yī 甘草二两，炙 干姜一两半 附子一 甘草二兩，炙 乾薑一兩半 附子一
méi shēng yòng qù pí pò bā piàn 枚，生用，去皮，破八片 枚，生用，去皮，破八片
shàng sān wèi yǐ shuǐ sān shēng zhǔ qǔ yī shēng èr gě 上三味，以水三升，煮取一升二合， 上三味，以水三升，煑取一升二合，
qù zǐ fēn wēn zài fú qiáng rén kě dà fù zǐ yī méi gān 去滓。分温再服。强人可大附子一枚、干 去滓。分溫再服。強人可大附子一枚、乾
jiāng sān liǎng 姜三两。 薑三兩。

shào yīn bìng， yǐn shí rù kǒu zé tǔ， xīn zhōng wēn wēn yù
少阴病，饮食入口则吐，心中温温欲
少陰病，飲食入口則吐，心中溫溫欲

tù， fù bù néng tù。 shǐ dé zhī， shǒu zú hán， mài xián chí
吐，复不能吐。始得之，手足寒，脉弦迟
吐，復不能吐。始得之，手足寒，脉弦遲

zhě， cǐ xiōng zhōng shí， bù kě xià yě， dāng tù zhī。 ruò gé
者，此胸中实，不可下也，当吐之。若膈
者，此胸中實，不可下也，當吐之。若膈

shàng yǒu hán yǐn， gān ǒu zhě， bù kě tù yě， dāng wēn zhī， yí
上有寒饮，干呕者，不可吐也，当温之，宜
上有寒飲，乾嘔者，不可吐也，當溫之，宜

sì nì tāng。
四逆汤。
四逆湯。

shào yīn bìng， xià lì， mài wēi sè， ǒu ér hàn chū， bì shù
少阴病，下利，脉微涩，呕而汗出，必数
少陰病，下利，脉微澀，嘔而汗出，必數

gēng yī fǎn shǎo zhě， dāng wēn qí shàng， jiǔ zhī。
更衣反少者，当温其上，灸之。
更衣反少者，當溫其上，灸之。

biàn jué yīn bìng mài zhèng bìng zhì dì shí èr
辨厥阴病脉证并治第十二
辨厥陰病脉證并治第十二

jué yīn zhī wéi bìng, xiāo kě, qì shàng zhuàng xīn, xīn zhōng téng rè, jī ér bù yù shí, shí zé tù huí, xià zhī lì bù zhǐ.
厥阴之为病，消渴，气上撞心，心中疼热，饥而不欲食，食则吐蛔，下之利不止。
厥陰之為病，消渴，氣上撞心，心中疼熱，飢而不欲食，食則吐蛔，下之利不止。

jué yīn zhōng fēng, mài wēi fú wéi yù yù, bù fú wéi wèi yù.
厥阴中风，脉微浮为欲愈，不浮为未愈。
厥陰中風，脉微浮為欲愈，不浮為未愈。

jué yīn bìng yù jiě shí, cóng chǒu zhì mǎo shàng.
厥阴病欲解时，从丑至卯上。
厥陰病欲解時，從醜至卯上。

jué yīn bìng, kě yù yǐn shuǐ zhě, shǎo shǎo yǔ zhī yù.
厥阴病，渴欲饮水者，少少与之愈。
厥陰病，渴欲飲水者，少少與之愈。

zhū sì nì jué zhě, bù kě xià zhī, xū jiā yì rán.
诸四逆厥者，不可下之，虚家亦然。
諸四逆厥者，不可下之，虛家亦然。

shāng hán, xiān jué hòu fā rè ér lì zhě, bì zì zhǐ, jiàn
伤寒，先厥后发热而利者，必自止，见
傷寒，先厥後發熱而利者，必自止，見

jué fù lì
厥复利。
厥復利。

shāng hán shǐ fā rè liù rì jué fǎn jiǔ rì ér lì fán jué
伤寒，始发热六日，厥反九日而利。凡厥
傷寒，始發熱六日，厥反九日而利。凡厥

lì zhě dāng bù néng shí jīn fǎn néng shí zhě kǒng wéi chú zhōng
利者，当不能食，今反能食者，恐为除中。
利者，當不能食，今反能食者，恐為除中。

shí yǐ suǒ bǐng bù fā rè zhě zhī wèi qì shàng zài bì yù kǒng
食以索饼，不发热者，知胃气尚在，必愈，恐
食以索餅，不發熱者，知胃氣尚在，必愈，恐

bào rè lái chū ér fù qù yě hòu rì mài zhī qí rè xù zài zhě
暴热来出而复去也。后日脉之，其热续在者，
暴熱來出而復去也。後日脉之，其熱續在者，

qī zhī dàn rì yè bàn yù suǒ yǐ rán zhě běn fā rè liù rì jué
期之旦日夜半愈。所以然者，本发热六日，厥
期之旦日夜半愈。所以然者，本發熱六日，厥

fǎn jiǔ rì fù fā rè sān rì bìng qián liù rì yì wéi jiǔ rì
反九日，复发热三日，并前六日，亦为九日，
反九日，復發熱三日，并前六日，亦為九日，

yǔ jué xiāng yīng gù qī zhī dàn rì yè bàn yù hòu sān rì mài zhī
与厥相应，故期之旦日夜半愈。后三日脉之
與厥相應，故期之旦日夜半愈。後三日脉之

ér mài shuò qí rè bù bà zhě cǐ wéi rè qì yǒu yú bì fā yōng
而脉数，其热不罢者，此为热气有余，必发痈
而脉數，其熱不罷者，此為熱氣有餘，必發癰

nóng yě
脓也。
膿也。

shāng hán mài chí liù qī rì ér fǎn yǔ huáng qín tāng chè qí
伤寒脉迟六七日，而反与黄芩汤彻其
傷寒脉遲六七日，而反與黄芩湯徹其

rè mài chí wéi hán jīn yǔ huáng qín tāng fù chú qí rè fù
热，脉迟为寒，今与黄芩汤复，除其热，腹
熱，脉遲為寒，今與黄芩湯復，除其熱，腹

zhōng yīng lěng dāng bù néng shí jīn fǎn néng shí cǐ míng chú
中应冷，当不能食，今反能食，此名除
中應冷，當不能食，今反能食，此名除

zhōng bì sǐ
中，必死。
中，必死。

shāng hán xiān jué hòu fā rè xià lì bì zì zhǐ ér fǎn
伤寒，先厥后发热，下利必自止，而反
傷寒，先厥後發熱，下利必自止，而反

hàn chū yān zhōng tòng zhě qí hóu wéi bì fā rè wú hàn ér
汗出，咽中痛者，其喉为痹。发热无汗，而
汗出，咽中痛者，其喉為痹。發熱無汗，而

lì bì zì zhǐ ruò bù zhǐ bì biàn nóng xuè biàn nóng xuè zhě
利必自止，若不止，必便脓血，便脓血者，
利必自止，若不止，必便膿血，便膿血者，

qí hóu bù bì
其喉不痹。
其喉不痹。

shāng hán yī èr rì zhì sì wǔ rì jué zhě bì fā rè qián
伤寒，一二日至四五日，厥者必发热。前
傷寒，一二日至四五日，厥者必發熱。前

rè zhě hòu bì jué jué shēn zhě rè yì shēn jué wēi zhě rè yì wēi
热者后必厥，厥深者热亦深，厥微者热亦微。
熱者後必厥，厥深者熱亦深，厥微者熱亦微。

jué yīng xià zhī ér fǎn fā hàn zhě bì kǒu shāng làn chì
厥应下之，而反发汗者，必口伤烂赤。
厥應下之，而反發汗者，必口傷爛赤。

shāng hán bìng jué wǔ rì rè yì wǔ rì shè liù rì dāng
伤寒病，厥五日，热亦五日，设六日当
傷寒病，厥五日，熱亦五日，設六日當

fù jué bù jué zhě zì yù jué zhōng bù guò wǔ rì yǐ rè
复厥，不厥者自愈。厥终不过五日，以热
復厥，不厥者自愈。厥終不過五日，以熱

wǔ rì gù zhī zì yù
五日，故知自愈。
五日，故知自愈。

fán jué zhě yīn yáng qì bù xiāng shùn jiē biàn wéi jué jué
凡厥者，阴阳气不相顺接，便为厥。厥
凡厥者，陰陽氣不相順接，便為厥。厥

zhě shǒu zú nì lěng zhě shì yě
者，手足逆冷者是也。
者，手足逆冷者是也。

shāng hán mài wēi ér jué zhì qī bā rì fū lěng qí rén zào
伤寒脉微而厥，至七八日肤冷，其人躁
傷寒脉微而厥，至七八日膚冷，其人躁

wú zàn ān shí zhě cǐ wéi zàng jué fēi huí jué yě huí jué
无暂安时者，此为脏厥，非蛔厥也。蛔厥
無暫安時者，此為臟厥，非蛔厥也。蛔厥

zhě qí rén dāng tù huí lìng bìng zhě jìng ér fù shí fán zhě
者，其人当吐蛔。令病者静，而复时烦者，
者，其人當吐蛔。令病者靜，而復時煩者，

cǐ wéi zàng hán huí shàng rù qí gé gù fán xū yú fù zhǐ
此为脏寒，蛔上入其膈，故烦，须臾复止，
此為臟寒，蛔上入其膈，故煩，須臾復止，

dé shí ér ǒu yòu fán zhě huí wén shí xiù chū qí rén cháng zì

得食而呕，又烦者，蛔闻食臭出，其人常自

得食而嘔，又煩者，蛔聞食臭出，其人常自

tù huí huí jué zhě wū méi wán zhǔ zhī yòu zhǔ jiǔ lì

吐蛔。蛔厥者，乌梅丸主之。又主久利。

吐蛔。蛔厥者，烏梅丸主之。又主久利。

wū méi sān bǎi méi xì xīn liù liǎng gān jiāng shí liǎng

乌梅三百枚　细辛六两　干姜十两

烏梅三百枚　細辛六兩　乾薑十兩

huáng lián shí liù liǎng dāng guī sì liǎng fù zǐ liù liǎng páo

黄连十六两　当归四两　附子六两，炮，

黃連十六兩　當歸四兩　附子六兩，炮，

qù pí shǔ jiāo sì liǎng chū hàn guì zhī qù pí liù liǎng

去皮　蜀椒四两，出汗　桂枝去皮，六两

去皮　蜀椒四兩，出汗　桂枝去皮，六兩

rén shēn liù liǎng huáng bò liù liǎng

人参六两　黄柏六两

人參六兩　黃柏六兩

shàng shí wèi yì dǎo shāi hé zhì zhī yǐ kǔ jiǔ zì wū

上十味，异捣筛，合治之，以苦酒渍乌

上十味，異搗篩，合治之，以苦酒漬烏

méi yī xiǔ qù hé zhēng zhī wǔ dǒu mǐ xià fàn shóu dǎo chéng

梅一宿，去核，蒸之五斗米下，饭熟捣成

梅一宿，去核，蒸之五斗米下，飯熟搗成

ní hé yào lìng xiāng dé nà jiù zhōng yǔ mì chǔ èr qiān xià

泥，和药令相得，纳臼中，与蜜杵二千下，

泥，和藥令相得，納臼中，與蜜杵二千下，

wán rú wú tóng zǐ dà xiān shí yǐn fú shí wán rì sān fú

丸如梧桐子大。先食饮服十丸，日三服，

丸如梧桐子大。先食飲服十丸，日三服，

shāo jiā zhì èr shí wán jìn shēng lěng huá wù xiù shí děng
稍加至二十丸。禁生冷、滑物、臭食等。
稍加至二十丸。禁生冷、滑物、臭食等。

shāng hán rè shǎo wēi jué zhǐ tóu hán mò mò bù yù shí fán zào shù rì xiǎo biàn lì sè bái zhě cǐ rè chú yě yù dé shí qí bìng wéi yù
伤寒，热少微厥，指头寒，默默不欲食，烦躁，数日小便利，色白者，此热除也，欲得食，其病为愈。
傷寒，熱少微厥，指頭寒，默默不欲食，煩躁，數日小便利，色白者，此熱除也，欲得食，其病為愈。

ruò jué ér ǒu xiōng xié fán mǎn zhě qí hòu bì biàn xuè
若厥而呕，胸胁烦满者，其后必便血。
若厥而嘔，胸脅煩滿者，其後必便血。

bìng zhě shǒu zú jué lěng yán wǒ bù jié xiōng xiǎo fù mǎn àn zhī tòng zhě cǐ lěng jié zài páng guāng guān yuán yě
病者手足厥冷，言我不结胸，小腹满，按之痛者，此冷结在膀胱关元也。
病者手足厥冷，言我不結胸，小腹滿，按之痛者，此冷結在膀胱關元也。

shāng hán fā rè sì rì jué fǎn sān rì fù rè sì rì jué shǎo rè duō zhě qí bìng dāng yù
伤寒，发热四日，厥反三日，复热四日，厥少热多者，其病当愈。
傷寒，發熱四日，厥反三日，復熱四日，厥少熱多者，其病當愈。

sì rì zhì qī rì rè bù chú zhě bì biàn nóng xuè
四日至七日，热不除者，必便脓血。
四日至七日，熱不除者，必便膿血。

shāng hán jué sì rì rè fǎn sān rì fù jué wǔ rì qí bìng
伤寒，厥四日，热反三日，复厥五日，其病
傷寒，厥四日，熱反三日，復厥五日，其病

wéi jìn hán duō rè shǎo yáng qì tuì gù wéi jìn yě
为进。寒多热少，阳气退，故为进也。
為進。寒多熱少，陽氣退，故為進也。

shāng hán liù qī rì mài wēi shǒu zú jué lěng fán zào
伤寒六七日，脉微，手足厥冷，烦躁，
傷寒六七日，脉微，手足厥冷，煩躁，

jiǔ jué yīn jué bù huán zhě sǐ
灸厥阴。厥不还者，死。
灸厥陰。厥不還者，死。

shāng hán fā rè xià lì jué nì zào bù dé wò zhě sǐ
伤寒发热下利，厥逆，躁不得卧者，死。
傷寒發熱下利，厥逆，躁不得卧者，死。

shāng hán fā rè xià lì zhì shèn jué bù zhǐ zhě sǐ
伤寒发热下利至甚，厥不止者，死。
傷寒發熱下利至甚，厥不止者，死。

shāng hán liù qī rì bù lì biàn fā rè ér lì qí rén
伤寒六七日，不利，便发热而利，其人
傷寒六七日，不利，便發熱而利，其人

hàn chū bù zhǐ zhě sǐ yǒu yīn wú yáng gù yě
汗出不止者，死。有阴无阳故也。
汗出不止者，死。有陰無陽故也。

shāng hán wǔ liù rì bù jié xiōng fù rú mài xū fù
伤寒五六日，不结胸，腹濡，脉虚，复
傷寒五六日，不結胸，腹濡，脉虚，復

jué zhě bù kě xià cǐ wáng xuè xià zhī sǐ
厥者，不可下，此亡血，下之死。
厥者，不可下，此亡血，下之死。

fā rè ér jué qī rì xià lì zhě wéi nán zhì
发热而厥，七日下利者，为难治。
發熱而厥，七日下利者，為難治。

shāng hán mài cù shǒu zú jué nì kě jiǔ zhī
伤寒脉促，手足厥逆，可灸之。
傷寒脉促，手足厥逆，可灸之。

shāng hán mài huá ér jué zhě lǐ yǒu rè bái hǔ tāng zhǔ zhī
伤寒，脉滑而厥者，里有热，白虎汤主之。
傷寒，脉滑而厥者，裏有熱，白虎湯主之。

zhī mǔ liù liǎng shí gāo yī jīn suì mián guǒ gān cǎo èr liǎng zhì jīng mǐ liù gě
知母六两 石膏一斤，碎，绵裹 甘草二两，炙 粳米六合
知母六兩 石膏一斤，碎，綿裹 甘草二兩，炙 粳米六合

shàng sì wèi yǐ shuǐ yī dǒu zhǔ mǐ shóu tāng chéng qù zǐ wēn fú yí shēng rì sān fú
上四味，以水一斗，煮米熟汤成，去滓。温服一升，日三服。
上四味，以水一斗，煮米熟湯成，去滓。溫服一升，日三服。

shǒu zú jué hán mài xì yù jué zhě dāng guī sì nì tāng zhǔ zhī
手足厥寒，脉细欲绝者，当归四逆汤主之。
手足厥寒，脉細欲絕者，當歸四逆湯主之。

dāng guī sān liǎng guì zhī sān liǎng，qù pí sháo yào sān 当归三两　桂枝三两，去皮　芍药三 當歸三兩　桂枝三兩，去皮　芍藥三
liǎng xì xīn sān liǎng gān cǎo èr liǎng，zhì tōng cǎo èr liǎng 两　细辛三两　甘草二两，炙　通草二两 兩　細辛三兩　甘草二兩，炙　通草二兩
dà zǎo èr shí wǔ méi，bāi 大枣二十五枚，擘 大棗二十五枚，擘
shàng qī wèi，yǐ shuǐ bā shēng，zhǔ qǔ sān shēng，qù zǐ。 上七味，以水八升，煮取三升，去滓。 上七味，以水八升，煑取三升，去滓。
wēn fú yī shēng，rì sān fú。 温服一升，日三服。 溫服一升，日三服。
ruò qí rén nèi yǒu jiǔ hán zhě，yí dāng guī sì nì jiā wú zhū 若其人内有久寒者，宜当归四逆加吴茱 若其人内有久寒者，宜當歸四逆加吳茱
yú shēng jiāng tāng zhǔ zhī。 萸生姜汤主之。 萸生薑湯主之。
dāng guī sān liǎng sháo yào sān liǎng gān cǎo èr liǎng，zhì 当归三两　芍药三两　甘草二两，炙 當歸三兩　芍藥三兩　甘草二兩，炙
tōng cǎo èr liǎng guì zhī sān liǎng，qù pí xì xīn sān 通草二两　桂枝三两，去皮　细辛三 通草二兩　桂枝三兩，去皮　細辛三
liǎng shēng jiāng bàn jīn，qiē wú zhū yú èr shēng dà zǎo èr 两　生姜半斤，切　吴茱萸二升　大枣二 兩　生薑半斤，切　吳茱萸二升　大棗二

shí wǔ méi bāi
十五枚，擘
十五枚，擘

shàng jiǔ wèi yǐ shuǐ liù shēng qīng jiǔ liù shēng hé zhǔ
上九味，以水六升，清酒六升和，煮
上九味，以水六升，清酒六升和，煑

qǔ wǔ shēng qù zǐ fēn wēn wǔ fú
取五升，去滓。分温五服。
取五升，去滓。分溫五服。

dà hàn chū rè bù qù nèi jū jí sì zhī téng yòu xià
大汗出，热不去，内拘急，四肢疼，又下
大汗出，熱不去，内拘急，四肢疼，又下

lì jué nì ér wù hán zhě sì nì tāng zhǔ zhī
利、厥逆而恶寒者，四逆汤主之。
利、厥逆而惡寒者，四逆湯主之。

gān cǎo èr liǎng zhì gān jiāng yī liǎng bàn fù zǐ yī
甘草二两，炙　干姜一两半　附子一
甘草二兩，炙　乾薑一兩半　附子一

méi shēng yòng qù pí pò bā piàn
枚，生用，去皮，破八片。
枚，生用，去皮，破八片

shàng sān wèi yǐ shuǐ sān shēng zhǔ qǔ yī shēng èr gě
上三味，以水三升，煮取一升二合，
上三味，以水三升，煑取一升二合，

qù zǐ fēn wēn zài fú ruò qiáng rén kě yòng dà fù zǐ yī
去滓。分温再服。若强人，可用大附子一
去滓。分溫再服。若強人，可用大附子一

méi gān jiāng sān liǎng
枚、干姜三两。
枚、乾薑三兩。

dà hàn ruò dà xià lì ér jué lěng zhě sì nì tāng zhǔ
大汗，若大下，利而厥冷者，四逆汤主
大汗，若大下，利而厥冷者，四逆湯主

zhī
之。
之。

bìng rén shǒu zú jué lěng mài zhà jǐn zhě xié jié zài xiōng
病人手足厥冷，脉乍紧者，邪结在胸
病人手足厥冷，脈乍緊者，邪結在胸

zhōng xīn xià mǎn ér fán jī bù néng shí zhě bìng zài xiōng
中，心下满而烦，饥不能食者，病在胸
中，心下滿而煩，飢不能食者，病在胸

zhōng dāng xū tù zhī yí guā dì sǎn
中，当须吐之，宜瓜蒂散。
中，當須吐之，宜瓜蔕散。

guā dì chì xiǎo dòu
瓜蒂 赤小豆
瓜蔕 赤小豆

shàng èr wèi gè děng fèn yì dǎo shāi hé nà jiù zhōng
上二味，各等分，异捣筛，合纳臼中，
上二味，各等分，異擣篩，合納臼中，

gèng zhì zhī bié yǐ xiāng chǐ yī gě yòng rè tāng qī gě zhǔ
更治之。别以香豉一合，用热汤七合，煮
更治之。別以香豉一合，用熱湯七合，煑

zuò xī mí qù zǐ qǔ zhī hé sǎn yī qián bǐ wēn dùn fú
作稀糜，去滓，取汁。和散一钱匕，温顿服
作稀糜，去滓，取汁。和散一錢匕，溫頓服

zhī bù tù zhě shǎo shǎo jiā dé kuài tù nǎi zhǐ zhū wáng
之。不吐者，少少加，得快吐乃止。诸亡
之。不吐者，少少加，得快吐乃止。諸亡

xuè xū jiā bù kě yǔ guā dì sǎn
血虚家，不可与瓜蒂散。
血虛家，不可與瓜蒂散。

shāng hán jué ér xīn xià jì yí xiān zhì shuǐ dāng fú fú
伤寒，厥而心下悸，宜先治水，当服茯
傷寒，厥而心下悸，宜先治水，當服茯

líng gān cǎo tāng què zhì qí jué bù ěr shuǐ zì rù wèi bì
苓甘草汤，却治其厥。不尔，水渍入胃，必
苓甘草湯，却治其厥。不爾，水漬入胃，必

zuò lì yě fú líng gān cǎo tāng
作利也。茯苓甘草汤。
作利也。茯苓甘草湯。

fú líng èr liǎng gān cǎo yī liǎng zhì shēng jiāng sān
茯苓二两　甘草一两，炙　生姜三
茯苓二兩　甘草一兩，炙　生薑三

liǎng qiē guì zhī èr liǎng qù pí
两，切　桂枝二两，去皮
兩，切　桂枝二兩，去皮

shàng sì wèi yǐ shuǐ sì shēng zhǔ qǔ èr shēng qù zǐ
上四味，以水四升，煮取二升，去滓。
上四味，以水四升，煑取二升，去滓。

fēn wēn sān fú
分温三服。
分溫三服。

shāng hán liù qī rì dà xià hòu cùn mài chén ér chí shǒu
伤寒六七日，大下后，寸脉沉而迟，手
傷寒六七日，大下後，寸脉沉而遲，手

zú jué nì xià bù mài bù zhì hóu yān bù lì tuò nóng xuè
足厥逆，下部脉不至，喉咽不利，唾脓血，
足厥逆，下部脉不至，喉咽不利，唾膿血，

xiè lì bù zhǐ zhě wéi nán zhì má huáng shēng má tāng zhǔ zhī
泄利不止者，为难治，麻黄升麻汤主之。
泄利不止者，為難治，麻黄升麻湯主之。

má huáng èr liǎng bàn qù jié shēng má yī liǎng yī fēn
麻黄二两半，去节 升麻一两一分
麻黄二兩半，去節 升麻一兩一分

dāng guī yī liǎng yī fēn zhī mǔ shí bā zhū huáng qín shí bā
当归一两一分 知母十八铢 黄芩十八
當歸一兩一分 知母十八銖 黄芩十八

zhū wēi ruí shí bā zhū sháo yào liù zhū tiān mén dōng liù
铢 葳蕤十八铢 芍药六铢 天门冬六
銖 萎蕤十八銖 芍藥六銖 天門冬六

zhū qù xīn guì zhī liù zhū qù pí fú líng liù zhū gān
铢，去心 桂枝六铢，去皮 茯苓六铢 甘
銖，去心 桂枝六銖，去皮 茯苓六銖 甘

cǎo liù zhū zhì shí gāo liù zhū suì mián guǒ bái zhú liù
草六铢，炙 石膏六铢，碎，绵裹 白术六
草六銖，炙 石膏六銖，碎，綿裹 白术六

zhū gān jiāng liù zhū
铢 干姜六铢
銖 乾薑六銖

shàng shí sì wèi yǐ shuǐ yí dǒu xiān zhǔ má huáng yí liǎng
上十四味，以水一斗，先煮麻黄一两
上十四味，以水一斗，先煑麻黄一兩

fèi qù shàng mò nà zhū yào zhǔ qǔ sān shēng qù zǐ fēn
沸，去上沫，纳诸药，煮取三升，去滓。分
沸，去上沫，納諸藥，煑取三升，去滓。分

wēn sān fú xiāng qù rú yìn sān dǒu mǐ qǐng lìng jìn hàn chū yù
温三服，相去如炊三斗米顷，令尽，汗出愈。
溫三服，相去如炊三斗米頃，令盡，汗出愈。

shāng hán sì wǔ rì，fù zhōng tòng，ruò zhuǎn qì xià qū shào

伤寒四五日，腹中痛，若转气下趋少

傷寒四五日，腹中痛，若轉氣下趨少

fù zhě，cǐ yù zì lì yě。

腹者，此欲自利也。

腹者，此欲自利也。

shāng hán běn zì hán xià，yī fù tù xià zhī，hán gé，gèng

伤寒本自寒下，医复吐下之，寒格，更

傷寒本自寒下，醫復吐下之，寒格，更

nì tù xià，ruò shí rù kǒu jí tù，gān jiāng huáng qín huáng lián rén

逆吐下，若食入口即吐，干姜黄芩黄连人

逆吐下，若食入口即吐，乾薑黄芩黄連人

shēn tāng zhǔ zhī。

参汤主之。

參湯主之。

gān jiāng　huáng qín　huáng lián　rén shēn　gè sān liǎng

干姜　黄芩　黄连　人参　各三两

乾薑　黄芩　黄連　人參　各三兩

shàng sì wèi，yǐ shuǐ liù shēng，zhǔ qǔ èr shēng，qù zǐ。

上四味，以水六升，煮取二升，去滓。

上四味，以水六升，煮取二升，去滓。

fēn wēn zài fú。

分温再服。

分溫再服。

xià lì，yǒu wēi rè ér kě，mài ruò zhě，jīn zì yù。

下利，有微热而渴，脉弱者，今自愈。

下利，有微熱而渴，脉弱者，今自愈。

xià lì，mài shuò，yǒu wēi rè hàn chū，jīn zì yù。shè fù

下利，脉数，有微热汗出，今自愈。设复

下利，脉數，有微熱汗出，今自愈。設復

jǐn wéi wèi jiě
紧，为未解。
緊，為未解。

xià lì shǒu zú jué lěng wú mài zhě jiǔ zhī bù wēn ruò
下利，手足厥冷，无脉者，灸之不温，若
下利，手足厥冷，無脉者，灸之不溫，若

mài bù huán fǎn wēi chuǎn zhě sǐ shào yīn fù fū yáng zhě
脉不还，反微喘者，死。少阴负趺阳者，
脉不還，反微喘者，死。少陰負趺陽者，

wéi shùn yě
为顺也。
為順也。

xià lì cùn mài fǎn fú shuò chǐ zhōng zì sè zhě bì qīng
下利，寸脉反浮数，尺中自涩者，必清
下利，寸脉反浮數，尺中自澀者，必清

nóng xuè
脓血。
膿血。

xià lì qīng gǔ bù kě gōng biǎo hàn chū bì zhàng mǎn
下利清谷，不可攻表，汗出必胀满。
下利清穀，不可攻表，汗出必脹滿。

xià lì mài chén xián zhě xià zhòng yě mài dà zhě wéi
下利，脉沉弦者，下重也；脉大者，为
下利，脉沉弦者，下重也；脉大者，為

wèi zhǐ mài wēi ruò shuò zhě wéi yù zì zhǐ suī fā rè bù
未止；脉微弱数者，为欲自止，虽发热，不
未止；脉微弱數者，為欲自止，雖發熱，不

sǐ
死。
死。

xià lì mài chén ér chí qí rén miàn shǎo chì shēn yǒu wēi
下利，脉沉而迟，其人面少赤，身有微
下利，脉沉而遲，其人面少赤，身有微

rè xià lì qīng gǔ zhě bì yù mào hàn chū ér jiě bìng rén bì wēi
热，下利清谷者，必郁冒汗出而解，病人必微
熱，下利清穀者，必鬱冒汗出而解，病人必微

jué suǒ yǐ rán zhě qí miàn dài yáng xià xū gù yě
厥。所以然者，其面戴阳，下虚故也。
厥。所以然者，其面戴陽，下虛故也。

xià lì mài shuò ér kě zhě jīn zì yù shè bù chài bì
下利，脉数而渴者，今自愈；设不瘥，必
下利，脉數而渴者，今自愈；設不瘥，必

qīng nóng xuè yǐ yǒu rè gù yě
清脓血，以有热故也。
清膿血，以有熱故也。

xià lì hòu mài jué shǒu zú jué lěng zuì shí mài huán
下利后，脉绝，手足厥冷，晬时脉还，
下利後，脉絕，手足厥冷，晬時脉還，

shǒu zú wēn zhě shēng mài bù huán zhě sǐ
手足温者生，脉不还者死。
手足溫者生，脉不還者死。

shāng hán xià lì rì shí yú xíng mài fǎn shí zhě
伤寒，下利日十余行，脉反实者，
傷寒，下利日十餘行，脉反實者，

sǐ
死。
死。

xià lì qīng gǔ lǐ hán wài rè hàn chū ér jué zhě tōng
下利清谷，里寒外热，汗出而厥者，通
下利清穀，裏寒外熱，汗出而厥者，通

mài sì nì tāng zhǔ zhī
脉四逆汤主之。
脉四逆湯主之。

gān cǎo èr liǎng zhì fù zǐ dà zhě yī méi shēng yòng
甘草二两，炙 附子大者一枚，生用，
甘草二兩，炙 附子大者一枚，生用，

qù pí pò bā piàn gān jiāng sān liǎng qiáng rén kě sì liǎng
去皮，破八片 干姜三两，强人可四两
去皮，破八片 乾薑三兩，強人可四兩

shàng sān wèi yǐ shuǐ sān shēng zhǔ qǔ yī shēng èr gě
上三味，以水三升，煮取一升二合，
上三味，以水三升，煑取一升二合，

qù zǐ fēn wēn zài fú qí mài jí chū zhě yù
去滓。分温再服，其脉即出者愈。
去滓。分溫再服，其脉即出者愈。

rè lì xià zhòng zhě bái tóu wēng tāng zhǔ zhī
热利下重者，白头翁汤主之。
熱利下重者，白頭翁湯主之。

bái tóu wēng èr liǎng huáng bò sān liǎng huáng lián sān liǎng
白头翁二两 黄柏三两 黄连三两
白頭翁二兩 黃柏三兩 黃連三兩

qín pí sān liǎng
秦皮三两
秦皮三兩

shàng sì wèi yǐ shuǐ qī shēng zhǔ qǔ èr shēng qù zǐ
上四味，以水七升，煮取二升，去滓。
上四味，以水七升，煑取二升，去滓。

wēn fú yī shēng bù yù gèng fú yī shēng
温服一升，不愈，更服一升。
溫服一升，不愈，更服一升。

xià lì fù zhàng mǎn shēn tǐ téng tòng zhě xiān wēn qí
下利，腹胀满，身体疼痛者，先温其
下利，腹脹滿，身體疼痛者，先溫其

lǐ nǎi gōng qí biǎo wēn lǐ yí sì nì tāng gōng biǎo yí guì
里，乃攻其表。温里宜四逆汤，攻表宜桂
裏，乃攻其表。溫裏宜四逆湯，攻表宜桂

zhī tāng
枝汤。
枝湯。

guì zhī tāng fāng
桂枝汤方
桂枝湯方

guì zhī sān liǎng qù pí sháo yào sān liǎng gān cǎo èr
桂枝三两，去皮　芍药三两　甘草二
桂枝三兩，去皮　芍藥三兩　甘草二

liǎng zhì shēng jiāng sān liǎng qiē dà zǎo shí èr méi bāi
两，炙　生姜三两，切　大枣十二枚，擘
兩，炙　生薑三兩，切　大棗十二枚，擘

shàng wǔ wèi yǐ shuǐ qī shēng zhǔ qǔ sān shēng qù zǐ
上五味，以水七升，煮取三升，去滓。
上五味，以水七升，煑取三升，去滓。

wēn fú yī shēng xū yú chuò rè xī zhōu yī shēng yǐ zhù yào
温服一升，须臾，啜热稀粥一升，以助药
溫服一升，須臾，啜熱稀粥一升，以助藥

lì
力。
力。

xià lì yù yǐn shuǐ zhě yǐ yǒu rè gù yě bái tóu wēng
下利，欲饮水者，以有热故也，白头翁
下利，欲飲水者，以有熱故也，白頭翁

tāng zhǔ zhī 汤主之。 湯主之。
xià lì zhān yǔ zhě yǒu zào shǐ yě yí xiǎo chéng qì 下利，谵语者，有燥屎也，宜小承气 下利，譫語者，有燥屎也，宜小承氣
tāng 汤。 湯。
dà huáng sì liǎng jiǔ xǐ zhǐ shí sān méi zhì hòu pò 大黄四两，酒洗　枳实三枚，炙　厚朴 大黃四兩，酒洗　枳實三枚，炙　厚朴
èr liǎng qù pí zhì 二两，去皮，炙 二兩，去皮，炙
shàng sān wèi yǐ shuǐ sì shēng zhǔ qǔ yī shēng èr gě 上三味，以水四升，煮取一升二合， 上三味，以水四升，煮取一升二合，
qù zǐ fēn èr fú chū yī fú zhān yǔ zhǐ ruò gēng yī 去滓。分二服，初一服，谵语止，若更衣 去滓。分二服，初一服，譫語止，若更衣
zhě tíng hòu fú bù ěr jìn fú zhī 者，停后服，不尔，尽服之。 者，停後服，不爾，盡服之。
xià lì hòu gèng fán àn zhī xīn xià rú zhě wéi xū fán 下利后更烦，按之心下濡者，为虚烦 下利後更煩，按之心下濡者，為虛煩
yě yí zhī zǐ chǐ tāng 也，宜栀子豉汤。 也，宜梔子豉湯。

féi zhī zǐ shí sì gè bāi xiāng chǐ sì gě mián guǒ 肥栀子十四个，擘 香豉四合，绵裹 肥梔子十四個，擘 香豉四合，綿裹
shàng èr wèi yǐ shuǐ sì shēng xiān zhǔ zhī zǐ qǔ èr 上二味，以水四升，先煮栀子，取二 上二味，以水四升，先煮梔子，取二
shēng bàn nà chǐ gèng zhǔ qǔ yī shēng bàn qù zǐ fēn zài 升半，纳豉，更煮取一升半，去滓。分再 升半，納豉，更煮取一升半，去滓。分再
fú yī fú dé tù zhǐ hòu fú 服，一服得吐，止后服。 服，一服得吐，止後服。
ǒu jiā yǒu yōng nóng zhě bù kě zhì ǒu nóng jìn zì yù 呕家有痈脓者，不可治呕，脓尽自愈。 嘔家有癰膿者，不可治嘔，膿儘自愈。
ǒu ér mài ruò xiǎo biàn fù lì shēn yǒu wēi rè jiàn jué 呕而脉弱，小便复利，身有微热，见厥 嘔而脉弱，小便復利，身有微熱，見厥
zhě nán zhì sì nì tāng zhǔ zhī 者，难治，四逆汤主之。 者，難治，四逆湯主之。
gān ǒu tǔ xián mò tóu tòng zhě wú zhū yú tāng zhǔ zhī 干呕，吐涎沫，头痛者，吴茱萸汤主之。 乾嘔，吐涎沫，頭痛者，吳茱萸湯主之。
wú zhū yú yī shēng tāng xǐ qī biàn rén shēn sān liǎng 吴茱萸一升，汤洗七遍 人参三两 吳茱萸一升，湯洗七遍 人參三兩
dà zǎo shí èr méi bāi shēng jiāng liù liǎng qiē 大枣十二枚，擘 生姜六两，切 大棗十二枚，擘 生薑六兩，切

shàng sì wèi yǐ shuǐ qī shēng zhǔ èr shēng qù zǐ
上四味，以水七升，煮二升，去滓。
上四味，以水七升，煑二升，去滓。

wēn fú qī gě rì sān fú
温服七合，日三服。
溫服七合，日三服。

ǒu ér fā rè zhě xiǎo chái hú tāng zhǔ zhī
呕而发热者，小柴胡汤主之。
嘔而發熱者，小柴胡湯主之。

chái hú bā liǎng huáng qín sān liǎng rén shēn sān liǎng gān
柴胡八两 黄芩三两 人参三两 甘
柴胡八兩 黄芩三兩 人參三兩 甘

cǎo sān liǎng zhì shēng jiāng sān liǎng qiē bàn xià bàn shēng
草三两，炙 生姜三两，切 半夏半升，
草三兩，炙 生薑三兩，切 半夏半升，

xǐ dà zǎo shí èr méi bāi
洗 大枣十二枚，擘
洗 大棗十二枚，擘

shàng qī wèi yǐ shuǐ yī dǒu èr shēng zhǔ qǔ liù shēng
上七味，以水一斗二升，煮取六升，
上七味，以水一斗二升，煑取六升，

qù zǐ gèng jiān qǔ sān shēng wēn fú yī shēng rì sān fú
去滓，更煎取三升。温服一升，日三服。
去滓，更煎取三升。溫服一升，日三服。

shāng hán dà tù dà xià zhī jí xū fù jí hàn zhě
伤寒，大吐大下之，极虚。复极汗者，
傷寒，大吐大下之，極虛。復極汗者，

qí rén wài qì fú yù fù yǔ zhī shuǐ yǐ fā qí hàn yīn dé
其人外气怫郁，复与之水，以发其汗，因得
其人外氣怫鬱，復與之水，以發其汗，因得

yuě suǒ yǐ rán zhě wèi zhōng hán lěng gù yě
哕。所以然者，胃中寒冷故也。
噦。所以然者，胃中寒冷故也。

shāng hán yuě ér fù mǎn shì qí qián hòu zhī hé bù bù
伤寒，哕而腹满，视其前后，知何部不
傷寒，噦而腹滿，視其前後，知何部不

lì lì zhī jí yù
利，利之即愈。
利，利之即愈。

biàn huò luàn bìng mài zhèng bìng zhì dì shí sān
辨霍乱病脉证并治第十三
辨霍亂病脉證并治第十三

wèn yuē bìng yǒu huò luàn zhě hé dá yuē ǒu tù ér
问曰：病有霍乱者何？答曰：呕吐而
問曰：病有霍亂者何？答曰：嘔吐而

lì cǐ míng huò luàn
利，此名霍乱。
利，此名霍亂。

wèn yuē bìng fā rè tóu tòng shēn téng wù hán tù lì
问曰：病发热头痛，身疼恶寒，吐利
問曰：病發熱頭痛，身疼惡寒，吐利

zhě cǐ shǔ hé bìng dá yuē cǐ míng huò luàn huò luàn zì
者，此属何病？答曰：此名霍乱。霍乱自
者，此屬何病？答曰：此名霍亂。霍亂自

tù xià yòu lì zhǐ fù gēng fā rè yě
吐下，又利止，复更发热也。
吐下，又利止，復更發熱也。

shāng hán qí mài wēi sè zhě běn shì huò luàn jīn shì shāng
伤寒，其脉微涩者，本是霍乱，今是伤
傷寒，其脉微澀者，本是霍亂，今是傷

hán què sì wǔ rì zhì yīn jīng shàng zhuǎn rù yīn bì lì
寒。却四五日，至阴经上，转入阴必利，
寒。却四五日，至陰經上，轉入陰必利，

běn ǒu xià lì zhě bù kě zhì yě yù sì dà biàn ér fǎn shī
本呕下利者，不可治也。欲似大便，而反失
本嘔下利者，不可治也。欲似大便，而反失

qì réng bù lì zhě cǐ shǔ yáng míng yě biàn bì yìng shí sān
气，仍不利者，此属阳明也，便必硬，十三
氣，仍不利者，此屬陽明也，便必硬，十三

rì yù suǒ yǐ rán zhě jīng jìn gù yě xià lì hòu dāng biàn
日愈，所以然者，经尽故也。下利后，当便
日愈，所以然者，經盡故也。下利後，當便

yìng yìng zé néng shí zhě yù jīn fǎn bù néng shí dào hòu jīng
硬，硬则能食者愈，今反不能食，到后经
硬，硬則能食者愈，今反不能食，到後經

zhōng pō néng shí fù guò yī jīng néng shí guò zhī yī rì dāng
中，颇能食，复过一经能食，过之一日当
中，頗能食，復過一經能食，過之一日當

yù bù yù zhě bù shǔ yáng míng yě
愈。不愈者，不属阳明也。
愈。不愈者，不屬陽明也。

wù hán mài wēi ér fù lì lì zhǐ wáng xuè yě sì nì
恶寒，脉微而复利，利止，亡血也，四逆
惡寒，脉微而復利，利止，亡血也，四逆

jiā rén shēn tāng zhǔ zhī
加人参汤主之。
加人參湯主之。

gān cǎo èr liǎng zhì fù zǐ yī méi shēng qù pí pò
甘草二两，炙　附子一枚，生，去皮，破
甘草二兩，炙　附子一枚，生，去皮，破

bā piàn gān jiāng yí liǎng bàn rén shēn yī liǎng
八片　干姜一两半　人参一两
八片　乾薑一兩半　人參一兩

shàng sì wèi yǐ shuǐ sān shēng zhǔ qǔ yī shēng èr gě
上四味，以水三升，煮取一升二合，
上四味，以水三升，煑取一升二合，

qù zǐ fēn wēn zài fú
去滓。分温再服。
去滓。分溫再服。

huò luàn，tóu tòng fā rè，shēn téng tòng，rè duō yù yǐn shuǐ 霍乱，头痛发热，身疼痛，热多欲饮水 霍亂，頭痛發熱，身疼痛，熱多欲飲水
zhě，wǔ líng sǎn zhǔ zhī；hán duō bù yòng shuǐ zhě，lǐ zhōng wán 者，五苓散主之；寒多不用水者，理中丸 者，五苓散主之；寒多不用水者，理中丸
zhǔ zhī。 主之。 主之。
wǔ líng sǎn fāng **五苓散方** **五苓散方**
zhū líng qù pí　bái zhú　fú líng　gè shí bā zhū　guì 猪苓去皮　白术　茯苓　各十八铢　桂 豬苓去皮　白术　茯苓　各十八銖　桂
zhī bàn liǎng，qù pí　zé xiè yī liǎng liù zhū 枝半两，去皮　泽泻一两六铢 枝半兩，去皮　澤瀉一兩六銖
shàng wǔ wèi，wéi sǎn，gèng zhì zhī。bái yǐn hé fú fāng cùn 上五味，为散，更治之。白饮和服方寸 上五味，為散，更治之。白飲和服方寸
bǐ，rì sān fú。duō yǐn nuǎn shuǐ，hàn chū yù。 匕，日三服。多饮暖水，汗出愈。 匕，日三服。多飲暖水，汗出愈。
lǐ zhōng wán fāng **理中丸方** **理中丸方**
rén shēn　gān jiāng　gān cǎo zhì　bái zhú　gè sān liǎng 人参　干姜　甘草炙　白术　各三两 人參　乾薑　甘草炙　白术　各三兩

shàng sì wèi dǎo shāi mì hé wéi wán rú jī zǐ huáng xǔ
上四味，捣筛，蜜和为丸，如鸡子黄许
上四味，搗篩，蜜和為丸，如雞子黃許

dà yǐ fèi tāng shù gě hé yī wán yán suì wēn fú zhī
大。以沸汤数合，和一丸，研碎，温服之，
大。以沸湯數合，和一丸，研碎，溫服之，

rì sān sì yè èr fú fù zhōng wèi rè yì zhì sān sì wán
日三四，夜二服；腹中未热，益至三四丸。
日三四，夜二服；腹中未熱，益至三四丸。

rán bù jí tāng tāng fǎ yǐ sì wù yī liǎng shù qiē yòng shuǐ
然不及汤，汤法以四物，依两数切，用水
然不及湯，湯法以四物，依兩數切，用水

bā shēng zhǔ qǔ sān shēng qù zǐ wēn fú yī shēng rì sān
八升，煮取三升，去滓，温服一升，日三
八升，煑取三升，去滓，溫服一升，日三

fú ruò qí shàng zhù zhě shèn qì dòng yě qù zhú jiā guì sì
服。若脐上筑者，肾气动也，去术加桂四
服。若臍上築者，腎氣動也，去术加桂四

liǎng tù duō zhě qù zhú jiā shēng jiāng sān liǎng xià duō zhě
两；吐多者，去术，加生姜三两；下多者，
兩；吐多者，去术，加生薑三兩；下多者，

hái yòng zhú jì zhě jiā fú líng èr liǎng kě yù dé shuǐ zhě
还用术；悸者，加茯苓二两；渴欲得水者，
還用术；悸者，加茯苓二兩；渴欲得水者，

jiā zhú zú qián chéng sì liǎng bàn fù zhōng tòng zhě jiā rén
加术，足前成四两半；腹中痛者，加人
加术，足前成四兩半；腹中痛者，加人

shēn zú qián chéng sì liǎng bàn hán zhě jiā gān jiāng zú qián
参，足前成四两半；寒者，加干姜，足前
參，足前成四兩半；寒者，加乾薑，足前

chéng sì liǎng bàn fù mǎn zhě qù zhú jiā fù zǐ yī méi
成四两半；腹满者，去术，加附子一枚。
成四兩半；腹滿者，去术，加附子一枚。

fú tāng hòu rú shí qǐng yǐn rè zhōu yī shēng xǔ wēi zì wēn
服汤后，如食顷，饮热粥一升许，微自温，
服湯後，如食頃，飲熱粥一升許，微自溫，

wù fā jiē yī bèi
勿发揭衣被。
勿發揭衣被。

tù lì zhǐ ér shēn tòng bù xiū zhě dāng xiāo xī hé jiě qí
吐利止而身痛不休者，当消息和解其
吐利止而身痛不休者，當消息和解其

wài yí guì zhī tāng xiǎo hé zhī
外，宜桂枝汤小和之。
外，宜桂枝湯小和之。

guì zhī sān liǎng qù pí sháo yào sān liǎng shēng jiāng sān
桂枝三两，去皮　芍药三两　生姜三
桂枝三兩，去皮　芍藥三兩　生薑三

liǎng gān cǎo èr liǎng zhì dà zǎo shí èr méi bāi
两　甘草二两，炙　大枣十二枚，擘
兩　甘草二兩，炙　大棗十二枚，擘

shàng wǔ wèi yǐ shuǐ qī shēng zhǔ qǔ sān shēng qù zǐ
上五味，以水七升，煮取三升，去滓，
上五味，以水七升，煮取三升，去滓，

wēn fú yī shēng
温服一升。
溫服一升。

tù lì hàn chū fā rè wù hán sì zhī jū jí shǒu zú
吐利汗出，发热恶寒，四肢拘急，手足
吐利汗出，發熱惡寒，四肢拘急，手足

jué lěng zhě sì nì tāng zhǔ zhī
厥冷者，四逆汤主之。
厥冷者，四逆湯主之。

gān cǎo èr liǎng zhì gān jiāng yī liǎng bàn fù zǐ yī
甘草二两，炙 干姜一两半 附子一
甘草二兩，炙 乾薑一兩半 附子一

méi shēng qù pí pò bā piàn
枚，生，去皮，破八片
枚，生，去皮，破八片

shàng sān wèi yǐ shuǐ sān shēng zhǔ qǔ yī shēng èr gě qù
上三味，以水三升，煮取一升二合，去
上三味，以水三升，煑取一升二合，去

zǐ fēn wēn zài fú qiáng rén kě dà fù zǐ yī méi gān jiāng sān
滓，分温再服。强人可大附子一枚、干姜三
滓，分溫再服。強人可大附子一枚、乾薑三

liǎng
两。
兩。

jì tù qiě lì xiǎo biàn fù lì ér dà hàn chū xià lì
既吐且利，小便复利，而大汗出，下利
既吐且利，小便復利，而大汗出，下利

qīng gǔ nèi hán wài rè mài wēi yù jué zhě sì nì tāng zhǔ
清谷，内寒外热，脉微欲绝者，四逆汤主
清穀，内寒外熱，脉微欲絕者，四逆湯主

zhī
之。
之。

tù yǐ xià duàn hàn chū ér jué sì zhī jū jí bù jiě
吐已下断，汗出而厥，四肢拘急不解，
吐已下斷，汗出而厥，四肢拘急不解，

mài wēi yù jué zhě, tōng mài sì nì jiā zhū dǎn tāng zhǔ zhī.
脉微欲绝者，通脉四逆加猪胆汤主之。
脉微欲絕者，通脉四逆加豬膽湯主之。

gān cǎo èr liǎng, zhì　gān jiāng sān liǎng, qiáng rén kě sì
甘草二两，炙　干姜三两，强人可四
甘草二兩，炙　乾薑三兩，強人可四

liǎng　fù zǐ dà zhě yī méi, shēng, qù pí, pò bā piàn　zhū
两　附子大者一枚，生，去皮，破八片　猪
兩　附子大者一枚，生，去皮，破八片　豬

dǎn zhī bàn gě
胆汁半合
膽汁半合

shàng sì wèi, yǐ shuǐ sān shēng, zhǔ qǔ yī shēng èr gě,
上四味，以水三升，煮取一升二合，
上四味，以水三升，煮取一升二合，

qù zǐ, nà zhū dǎn zhī. fēn wēn zài fú, qí mài jí lái. wú
去滓，纳猪胆汁。分温再服，其脉即来。无
去滓，納豬膽汁。分溫再服，其脉即來。無

zhū dǎn, yǐ yáng dǎn dài zhī.
猪胆，以羊胆代之。
豬膽，以羊膽代之。

tù lì fā hàn, mài píng, xiǎo fán zhě, yǐ xīn xū bù shèng
吐利发汗，脉平，小烦者，以新虚不胜
吐利發汗，脉平，小煩者，以新虛不勝

gǔ qì gù yě.
谷气故也。
穀氣故也。

biàn yīn yáng yì chài hòu láo fù bìng mài zhèng bìng zhì dì shí sì
辨阴阳易瘥后劳复病脉证并治第十四
辨陰陽易瘥後勞復病脈證并治第十四

shāng hán yīn yì zhī wéi bìng qí rén shēn tǐ zhòng shǎo
伤寒，阴易之为病，其人身体重，少
傷寒，陰易之為病，其人身體重，少

qì shào fù lǐ jí huò yǐn yīn zhōng jū luán rè shàng chōng
气，少腹里急，或引阴中拘挛，热上冲
氣，少腹裏急，或引陰中拘攣，熱上衝

xiōng tóu zhòng bù yù jǔ yǎn zhōng shēng huā xī jìng jū jí
胸，头重不欲举，眼中生花。膝胫拘急
胸，頭重不欲舉，眼中生花。膝脛拘急

zhě shāo kūn sǎn zhǔ zhī
者，烧裈散主之。
者，燒褌散主之。

fù rén zhōng kūn jìn yǐn chù qǔ shāo zuò huī
妇人中裈，近隐处，取烧作灰。
婦人中褌，近隱處，取燒作灰。

shàng yī wèi shuǐ fú fāng cùn bǐ rì sān fú xiǎo biàn jí
上一味，水服方寸匕，日三服，小便即
上一味，水服方寸匕，日三服，小便即

lì yīn tóu wēi zhǒng cǐ wéi yù yǐ fù rén bìng qǔ nán zǐ
利，阴头微肿，此为愈矣。妇人病取男子
利，陰頭微腫，此為愈矣。婦人病取男子

kūn shāo fú dà bìng chài hòu láo fù zhě zhǐ shí zhī zǐ tāng
裈烧服。大病瘥后，劳复者，枳实栀子汤
褌燒服。大病瘥後，勞復者，枳實梔子湯

zhǔ zhī
主之。
主之。

zhǐ shí sān méi zhì zhī zǐ shí sì gè bāi chǐ yī
枳实三枚，炙 栀子十四个，擘 豉一
枳實三枚，炙 梔子十四個，擘 豉一

shēng mián guǒ
升，绵裹
升，綿裹

shàng sān wèi yǐ qīng jiāng shuǐ qī shēng kōng zhǔ qǔ sì shēng
上三味，以清浆水七升，空煮取四升，
上三味，以清漿水七升，空煮取四升，

nà zhǐ shí zhī zǐ zhǔ qǔ èr shēng xià chǐ gèng zhǔ wǔ liù
纳枳实、栀子，煮取二升，下豉，更煮五六
納枳實、梔子，煮取二升，下豉，更煮五六

fèi qù zǐ wēn fēn zài fú fù lìng wēi sì hàn ruò yǒu xiǔ
沸，去滓。温分再服，覆令微似汗。若有宿
沸，去滓。溫分再服，覆令微似汗。若有宿

shí zhě nà dà huáng rú bó qí zǐ wǔ liù méi fú zhī yù
食者，纳大黄如博棋子五六枚，服之愈。
食者，納大黄如博棋子五六枚，服之愈。

shāng hán chài yǐ hòu gèng fā rè xiǎo chái hú tāng zhǔ zhī
伤寒瘥以后，更发热，小柴胡汤主之。
傷寒瘥以後，更發熱，小柴胡湯主之。

mài fú zhě yǐ hàn jiě zhī mài chén shí zhě yǐ xià jiě zhī
脉浮者，以汗解之；脉沉实者，以下解之。
脉浮者，以汗解之；脉沉實者，以下解之。

chái hú bā liǎng rén shēn èr liǎng huáng qín èr liǎng gān
柴胡八两 人参二两 黄芩二两 甘
柴胡八兩 人參二兩 黄芩二兩 甘

cǎo èr liǎng zhì shēng jiāng èr liǎng bàn xià bàn shēng xǐ
草二两，炙 生姜二两 半夏半升，洗
草二兩，炙 生薑二兩 半夏半升，洗

dà zǎo shí èr méi bāi
大枣十二枚，擘
大棗十二枚，擘

shàng qī wèi yǐ shuǐ yī dǒu èr shēng zhǔ qǔ liù shēng
上七味，以水一斗二升，煮取六升，
上七味，以水一斗二升，煑取六升，

qù zǐ zài jiān qǔ sān shēng wēn fú yī shēng rì sān fú
去滓，再煎取三升。温服一升，日三服。
去滓，再煎取三升。溫服一升，日三服。

dà bìng chài hòu cóng yāo yǐ xià yǒu shuǐ qì zhě mǔ lì zé
大病瘥后，从腰以下有水气者，牡蛎泽
大病瘥後，從腰以下有水氣者，牡蠣澤

xiè sǎn zhǔ zhī
泻散主之。
瀉散主之。

mǔ lì áo zé xiè shǔ qī nuǎn shuǐ xǐ qù xīng tíng
牡蛎熬 泽泻 蜀漆暖水洗，去腥 葶
牡蠣熬 澤瀉 蜀漆暖水洗，去腥 葶

lì zǐ áo shāng lù gēn áo hǎi zǎo xǐ qù xián guā lóu
苈子熬 商陆根熬 海藻洗，去咸 栝楼
藶子熬 商陸根熬 海藻洗，去鹹 栝樓

gēn gè děng fèn
根 各等分
根 各等分

shàng qī wèi yì dǎo xià shāi wéi sǎn gèng yú jiù zhōng zhì
上七味，异捣，下筛为散，更于臼中治
上七味，異搗，下篩為散，更於臼中治

zhī bái yǐn hé fú fāng cùn bǐ rì sān fú xiǎo biàn lì zhǐ
之。白饮和服方寸匕，日三服。小便利，止
之。白飲和服方寸匕，日三服。小便利，止

hòu fú
后服。
後服。

dà bìng chài hòu xǐ tuò jiǔ bù liǎo liǎo xiōng shàng yǒu hán
大病瘥后，喜唾，久不了了，胸上有寒，
大病瘥後，喜唾，久不了了，胸上有寒，

dāng yǐ wán yào wēn zhī yí lǐ zhōng wán
当以丸药温之，宜理中丸。
當以丸藥溫之，宜理中丸。

rén shēn bái zhú gān cǎo zhì gān jiāng gè sān liǎng
人参 白术 甘草炙 干姜 各三两
人參 白朮 甘草炙 乾薑 各三兩

shàng sì wèi dǎo shāi mì hé wéi wán rú jī zǐ huáng xǔ
上四味，捣筛，蜜和为丸，如鸡子黄许
上四味，搗篩，蜜和為丸，如雞子黃許

dà yǐ fèi tāng shù gě hé yī wán yán suì wēn fú zhī
大。以沸汤数合，和一丸，研碎，温服之，
大。以沸湯數合，和一丸，研碎，溫服之，

rì sān fú
日三服。
日三服。

shāng hán jiě hòu xū léi shǎo qì qì nì yù tù zhú yè
伤寒解后，虚羸少气，气逆欲吐，竹叶
傷寒解後，虛羸少氣，氣逆欲吐，竹葉

shí gāo tāng zhǔ zhī
石膏汤主之。
石膏湯主之。

zhú yè èr bǎ shí gāo yī jīn bàn xià bàn shēng xǐ
竹叶二把 石膏一斤 半夏半升，洗
竹葉二把 石膏一斤 半夏半升，洗

mài mén dōng yī shēng, qù xīn rén shēn èr liǎng gān cǎo èr
麦门冬一升，去心 人参二两 甘草二
麥門冬一升，去心 人參二兩 甘草二

liǎng, zhì jīng mǐ bàn shēng
两，炙 粳米半升
兩，炙 粳米半升

shàng qī wèi, yǐ shuǐ yī dǒu, zhǔ qǔ liù shēng, qù zǐ,
上七味，以水一斗，煮取六升，去滓，
上七味，以水一斗，煑取六升，去滓，

nà jīng mǐ, zhǔ mǐ shóu tāng chéng, qù mǐ。wēn fú yī shēng,
纳粳米，煮米熟汤成，去米。温服一升，
納粳米，煑米熟湯成，去米。溫服一升，

rì sān fú。
日三服。
日三服。

bìng rén mài yǐ jiě, ér rì mù wēi fán, yǐ bìng xīn chài,
病人脉已解，而日暮微烦，以病新瘥，
病人脉已解，而日暮微煩，以病新瘥，

rén qiáng yǔ gǔ, pí wèi qì shàng ruò, bù néng xiāo gǔ, gù lìng
人强与谷，脾胃气尚弱，不能消谷，故令
人強與穀，脾胃氣尚弱，不能消穀，故令

wēi fán, sǔn gǔ zé yù。
微烦，损谷则愈。
微煩，損穀則愈。

biàn bù kě fā hàn bìng mài zhèng bìng zhì dì shí wǔ
辨不可发汗病脉证并治第十五
辨不可發汗病脉證并治第十五

fū yǐ wéi jí bìng zhì jí, cāng cù xún àn, yào zhě nán dé, gù chóng jí zhū zhě kě yǔ bù kě fāng zhì, bǐ zhī sān yīn sān yáng piān zhōng, cǐ yì jiàn yě。yòu shí yǒu bù zhǐ shì sān yáng sān yīn, chū zài zhū kě yǔ bù kě zhōng yě。

夫以为疾病至急，仓猝寻按，要者难得，故重集诸者可与不可方治，比之三阴三阳篇中，此易见也。又时有不止是三阳三阴，出在诸可与不可中也。

夫以為疾病至急，倉猝尋按，要者難得，故重集諸者可與不可方治，比之三陰三陽篇中，此易見也。又時有不止是三陽三陰，出在諸可與不可中也。

shào yīn bìng, mài xì chén shuò, bìng wéi zài lǐ, bù kě fā hàn。

少阴病，脉细沉数，病为在里，不可发汗。

少陰病，脉細沉數，病為在裏，不可發汗。

mài fú jǐn zhě, fǎ dāng shēn téng tòng, yí yǐ hàn jiě zhī。jiǎ lìng chǐ zhōng chí zhě, bù kě fā hàn。hé yǐ zhī rán, yǐ róng qì bù zú, xuè shǎo gù yě。

脉浮紧者，法当身疼痛，宜以汗解之。假令尺中迟者，不可发汗。何以知然，以荣气不足，血少故也。

脉浮緊者，法當身疼痛，宜以汗解之。假令尺中遲者，不可發汗。何以知然，以榮氣不足，血少故也。

shào yīn bìng mài wēi bù kě fā hàn wáng yáng gù yě 少阴病脉微，不可发汗，亡阳故也。 少陰病脉微，不可發汗，亡陽故也。
dòng qì zài yòu bù kě fā hàn fā hàn zé nǜ ér kě 动气在右，不可发汗。发汗则衄而渴， 動氣在右，不可發汗。發汗則衄而渴，
xīn kǔ fán yǐn jí tǔ shuǐ 心苦烦，饮即吐水。 心苦煩，飲即吐水。
dòng qì zài zuǒ bù kě fā hàn fā hàn zé tóu xuàn hàn 动气在左，不可发汗。发汗则头眩，汗 動氣在左，不可發汗。發汗則頭眩，汗
bù zhǐ jīn tì ròu shùn 不止，筋惕肉瞤。 不止，筋惕肉瞤。
dòng qì zài shàng bù kě fā hàn fā hàn zé qì shàng 动气在上，不可发汗。发汗则气上 動氣在上，不可發汗。發汗則氣上
chōng zhèng zài xīn duān 冲，正在心端。 衝，正在心端。
dòng qì zài xià bù kě fā hàn fā hàn zé wú hàn xīn 动气在下，不可发汗。发汗则无汗，心 動氣在下，不可發汗。發汗則無汗，心
zhōng dà fán gú jié kǔ téng mù yùn wù hán shí zé fǎn tù 中大烦，骨节苦疼，目运恶寒，食则反吐， 中大煩，骨節苦疼，目運惡寒，食則反吐，
gǔ bù dé qián 谷不得前。 穀不得前。

yān zhōng bì sè bù kě fā hàn fā hàn zé tù xuè qì
咽中闭塞，不可发汗。发汗则吐血，气
咽中閉塞，不可發汗。發汗則吐血，氣

wēi jué shǒu zú jué lěng yù dé quán wò bù néng zì wēn
微绝，手足厥冷，欲得蜷卧，不能自温。
微絕，手足厥冷，欲得蜷臥，不能自溫。

zhū mài dé shuò dòng wēi ruò zhě bù kě fā hàn fā hàn zé
诸脉得数动微弱者，不可发汗。发汗则
諸脉得數動微弱者，不可發汗。發汗則

dà biàn nán fù zhōng gān wèi zào ér fán qí xíng xiāng xiàng
大便难，腹中干，胃躁而烦。其形相像，
大便難，腹中乾，胃躁而煩。其形相像，

gēn běn yì yuán
根本异源。
根本異源。

mài rú ér ruò ruò fǎn zài guān rú fǎn zài diān xián fǎn
脉濡而弱，弱反在关，濡反在巅；弦反
脉濡而弱，弱反在關，濡反在巔；弦反

zài shàng wēi fǎn zài xià xián wéi yáng yùn wēi wéi yīn hán
在上，微反在下。弦为阳运，微为阴寒，
在上，微反在下。弦為陽運，微為陰寒，

shàng shí xià xū yì yù dé wēn wēi xián wéi xū bù kě fā
上实下虚，意欲得温。微弦为虚，不可发
上實下虚，意欲得溫。微弦為虚，不可發

hàn fā hàn zé hán lì bù néng zì huán
汗，发汗则寒栗，不能自还。
汗，發汗則寒慄，不能自還。

ké zhě zé jù shù tǔ xián mò yān zhōng bì gān xiǎo biàn
咳者则剧，数吐涎沫，咽中必干，小便
咳者則劇，數吐涎沫，咽中必乾，小便

bù lì xīn zhōng jī fán zuì shí ér fā qí xíng sì nüè yǒu
不利，心中饥烦，晬时而发，其形似疟，有
不利，心中飢煩，晬時而發，其形似瘧，有

hán wú rè xū ér hán lì ké ér fā hàn quán ér kǔ mǎn
寒无热，虚而寒栗。咳而发汗，蜷而苦满，
寒無熱，虛而寒慄。咳而發汗，蜷而苦滿，

fù zhōng fù jiān
腹中复坚。
腹中復堅。

jué mài jǐn bù kě fā hàn fā hàn zé shēng luàn yān
厥，脉紧，不可发汗。发汗则声乱，咽
厥，脈緊，不可發汗。發汗則聲亂，咽

sī shé wěi shēng bù dé qián
嘶，舌萎，声不得前。
嘶，舌萎，聲不得前。

zhū nì fā hàn bìng wēi zhě nán chài jù zhě yán luàn mù
诸逆发汗，病微者难瘥，剧者言乱，目
諸逆發汗，病微者難瘥，劇者言亂，目

xuàn zhě sǐ mìng jiāng nán quán
眩者死。命将难全。
眩者死。命將難全。

tài yáng bìng dé zhī bā jiǔ rì rú nüè zhuàng fā rè
太阳病，得之八九日，如疟状，发热，
太陽病，得之八九日，如瘧狀，發熱，

wù hán rè duō hán shǎo qí rén bù ǒu qīng biàn xù zì kě
恶寒，热多寒少，其人不呕，清便续自可，
惡寒，熱多寒少，其人不嘔，清便續自可，

yī rì èr sān dù fā mài wēi ér wù hán zhě cǐ yīn yáng jù
一日二三度发，脉微而恶寒者，此阴阳俱
一日二三度發，脈微而惡寒者，此陰陽俱

xū bù kě gèng fā hàn yě 虚，不可更发汗也。 虚，不可更發汗也。
tài yáng bìng fā rè wù hán rè duō hán shǎo mài wēi ruò 太阳病，发热恶寒，热多寒少，脉微弱 太陽病，發熱惡寒，熱多寒少，脉微弱
zhě wú yáng yě bù kě fā hàn 者，无阳也，不可发汗。 者，無陽也，不可發汗。
yān hóu gān zào zhě bù kě fā hàn 咽喉干燥者，不可发汗。 咽喉乾燥者，不可發汗。
wáng xuè bù kě fā hàn fā hàn zé hán lì ér zhèn 亡血不可发汗，发汗则寒栗而振。 亡血不可發汗，發汗則寒慄而振。
nǜ jiā bù kě fā hàn hàn chū bì é shàng xiàn mài jí 衄家不可发汗，汗出必额上陷，脉急 衄家不可發汗，汗出必額上陷，脉急
jǐn zhí shì bù néng shùn bù dé mián 紧，直视不能眴，不得眠。 緊，直視不能眴，不得眠。
hàn jiā bù kě fā hàn fā hàn bì huǎng hū xīn luàn xiǎo biàn 汗家不可发汗，发汗必恍惚心乱，小便 汗家不可發汗，發汗必恍惚心亂，小便
yǐ yīn téng yí yǔ yú liáng wán 已，阴疼，宜禹余粮丸。 已，陰疼，宜禹餘糧丸。
lín jiā bù kě fā hàn fā hàn bì biàn xiě 淋家不可发汗，发汗必便血。 淋家不可發汗，發汗必便血。

chuāng jiā suī shēn téng tòng bù kě fā hàn hàn chū zé jìng
疮家虽身疼痛，不可发汗，汗出则痉。
瘡家雖身疼痛，不可發汗，汗出則痙。

xià lì bù kě fā hàn hàn chū bì zhàng mǎn
下利不可发汗，汗出必胀满。
下利不可發汗，汗出必脹滿。

ké ér xiǎo biàn lì ruò shī xiǎo biàn zhě bù kě fā hàn
咳而小便利，若失小便者，不可发汗。
咳而小便利，若失小便者，不可發汗。

hàn chū zé sì zhī jué nì lěng
汗出则四肢厥逆冷。
汗出則四肢厥逆冷。

shāng hán yī èr rì zhì sì wǔ rì jué zhě bì fā rè
伤寒一二日至四五日，厥者必发热。
傷寒一二日至四五日，厥者必發熱。

qián jué zhě hòu bì rè jué shēn zhě rè yì shēn jué wēi zhě rè
前厥者后必热，厥深者热亦深，厥微者热
前厥者後必熱，厥深者熱亦深，厥微者熱

yì wēi jué yīng xià zhī ér fǎn fā hàn zhě bì kǒu shāng làn
亦微。厥应下之，而反发汗者，必口伤烂
亦微。厥應下之，而反發汗者，必口傷爛

chì
赤。
赤。

shāng hán mài xián xì tóu tòng fā rè zhě shǔ shào yáng
伤寒脉弦细，头痛发热者，属少阳。
傷寒脈弦細，頭痛發熱者，屬少陽。

shào yáng bù kě fā hàn
少阳不可发汗。
少陽不可發汗。

shāng hán tóu tòng，xī xī fā rè，xíng xiàng zhòng fēng，cháng
伤寒头痛，翕翕发热，形像中风，常
傷寒頭痛，翕翕發熱，形像中風，常

wēi hàn chū，zì ǒu zhě，xià zhī yì fán，xīn ào náo rú jī；
微汗出，自呕者，下之益烦，心懊侬如饥；
微汗出，自嘔者，下之益煩，心懊憹如飢；

fā hàn zé zhì jìng，shēn jiàng nán yǐ shēn qū；xūn zhī zé fā
发汗则致痉，身强难以伸屈；熏之则发
發汗則致痙，身強難以伸屈；熏之則發

huáng，bù dé xiǎo biàn，jiǔ zé fā ké tuò。
黄，不得小便，久则发咳唾。
黃，不得小便，久則發咳唾。

tài yáng yǔ shào yáng bìng bìng，tóu xiàng jiàng tòng，huò xuàn
太阳与少阳并病，头项强痛，或眩
太陽與少陽并病，頭項強痛，或眩

mào，shí rú jié xiōng，xīn xià pǐ yìng zhě，bù kě fā hàn。
冒，时如结胸，心下痞硬者，不可发汗。
冒，時如結胸，心下痞硬者，不可發汗。

tài yáng bìng，fā hàn，yīn zhì jìng。
太阳病，发汗，因致痉。
太陽病，發汗，因致痙。

shào yīn bìng，ké ér xià lì，zhān yǔ zhě，cǐ bèi huǒ qì
少阴病，咳而下利，谵语者，此被火气
少陰病，咳而下利，譫語者，此被火氣

jié gù yě。xiǎo biàn bì nán，yǐ qiáng zé shào yīn hàn yě。
劫故也。小便必难，以强责少阴汗也。
劫故也。小便必難，以強責少陰汗也。

shào yīn bìng，dàn jué wú hàn，ér qiáng fā zhī，bì dòng qí
少阴病，但厥无汗，而强发之，必动其
少陰病，但厥無汗，而強發之，必動其

xuè wèi zhī cóng hé dào chū huò cóng kǒu bí huò cóng mù chū
血，未知从何道出，或从口鼻，或从目出
血，未知從何道出，或從口鼻，或從目出

zhě shì míng xià jué shàng jié wéi nán zhì
者，是名下厥上竭，为难治。
者，是名下厥上竭，為難治。

biàn kě fā hàn bìng mài zhèng bìng zhì dì shí liù

辨可发汗病脉证并治第十六

辨可發汗病脉證并治第十六

dà fǎ chūn xià yí fā hàn

大法，春夏宜发汗。

大法，春夏宜發汗。

fán fā hàn yù lìng shǒu zú jù zhōu shí chū sì zhí zhí

凡发汗，欲令手足俱周，时出似漐漐

凡發汗，欲令手足俱周，時出似漐漐

rán yī shí jiān xǔ yì jiā bù kě lìng rú shuǐ liú lí ruò

然，一时间许益佳。不可令如水流离。若

然，一時間許益佳。不可令如水流離。若

bìng bù jiě dāng zhòng fā hàn hàn duō zhě bì wáng yáng yáng

病不解，当重发汗。汗多者必亡阳，阳

病不解，當重發汗。汗多者必亡陽，陽

xū bù dé zhòng fā hàn yě

虚不得重发汗也。

虛不得重發汗也。

fán fú tāng fā hàn zhòng bìng biàn zhǐ bù bì jìn jì yě

凡服汤发汗，中病便止，不必尽剂也。

凡服湯發汗，中病便止，不必盡劑也。

fán yún kě fā hàn wú tāng zhě wán sǎn yì kě yòng yào

凡云可发汗，无汤者，丸散亦可用，要

凡云可發汗，無湯者，丸散亦可用，要

yǐ hàn chū wéi jiě rán bù rú tāng suí zhèng liáng yàn tài yáng

以汗出为解。然不如汤随证良验。太阳

以汗出為解。然不如湯隨證良驗。太陽

bìng wài zhèng wèi jiě mài fú ruò zhě dāng yǐ hàn jiě yí guì

病，外证未解，脉浮弱者，当以汗解，宜桂

病，外證未解，脉浮弱者，當以汗解，宜桂

zhī tāng 枝汤。 枝湯。
guì zhī èr liǎng qù pí sháo yào sān liǎng gān cǎo èr 桂枝二两，去皮 芍药三两 甘草二 桂枝二兩，去皮 芍藥三兩 甘草二
liǎng zhì shēng jiāng sān liǎng qiē dà zǎo shí èr méi bāi 两，炙 生姜三两，切 大枣十二枚，擘 兩，炙 生薑三兩，切 大棗十二枚，擘
shàng wǔ wèi yǐ shuǐ qī shēng zhǔ qǔ sān shēng qù zǐ 上五味，以水七升，煮取三升，去滓。 上五味，以水七升，煮取三升，去滓。
wēn fú yī shēng chuò zhōu jiāng xī rú chū fǎ 温服一升。啜粥，将息如初法。 溫服一升。啜粥，將息如初法。
mài fú ér shuò zhě kě fā hàn shǔ guì zhī tāng zhèng 脉浮而数者，可发汗，属桂枝汤证。 脉浮而數者，可發汗，屬桂枝湯證。
yáng míng bìng mài chí hàn chū duō wēi wù hán zhě biǎo wèi 阳明病，脉迟，汗出多，微恶寒者，表未 陽明病，脉遲，汗出多，微惡寒者，表未
jiě yě kě fā hàn shǔ guì zhī tāng zhèng 解也，可发汗，属桂枝汤证。 解也，可發汗，屬桂枝湯證。
fū bìng mài fú dà wèn bìng zhě yán dàn biàn yìng ěr shè 夫病脉浮大，问病者，言但便硬耳。设 夫病脉浮大，問病者，言但便硬耳。設
lì zhě wéi dà nì yìng wéi shí hàn chū ér jiě hé yǐ 利者，为大逆。硬为实，汗出而解。何以 利者，為大逆。硬為實，汗出而解。何以

gù mài fú dāng yǐ hàn jiě
故？脉浮，当以汗解。
故？脉浮，當以汗解。

shāng hán qí mài bù xián jǐn ér ruò ruò zhě bì kě bèi
伤寒，其脉不弦紧而弱，弱者必渴，被
傷寒，其脉不弦緊而弱，弱者必渴，被

huǒ bì zhān yǔ ruò zhě fā rè mài fú jiě zhī dāng hàn chū
火必谵语。弱者发热脉浮，解之当汗出
火必譫語。弱者發熱脉浮，解之當汗出

yù
愈。
愈。

bìng rén fán rè hàn chū jí jiě yòu rú nüè zhuàng rì bū
病人烦热，汗出即解，又如疟状，日晡
病人煩熱，汗出即解，又如瘧狀，日晡

suǒ fā rè zhě shǔ yáng míng yě mài fú xū zhě dāng fā
所发热者，属阳明也。脉浮虚者，当发
所發熱者，屬陽明也。脉浮虛者，當發

hàn shǔ guì zhī tāng zhèng
汗，属桂枝汤证。
汗，屬桂枝湯證。

bìng cháng zì hàn chū zhě cǐ wéi róng qì hé róng qì hé
病常自汗出者，此为荣气和。荣气和
病常自汗出者，此為榮氣和。榮氣和

zhě wài bù xié yǐ wèi qì bù gòng róng qì xié hé gù ěr
者，外不谐，以卫气不共荣气谐和故尔。
者，外不諧，以衛氣不共榮氣諧和故爾。

yǐ róng xíng mài zhōng wèi xíng mài wài fù fā qí hàn róng wèi
以荣行脉中，卫行脉外，复发其汗，荣卫
以榮行脉中，衛行脉外，復發其汗，榮衛

hé zé yù shǔ guì zhī tāng zhèng
和则愈，属桂枝汤证。
和則愈，屬桂枝湯證。

bìng rén zāng wú tā bìng shí fā rè zì hàn chū ér bù yù
病人脏无他病，时发热自汗出而不愈
病人臟無他病，時發熱自汗出而不愈

zhě cǐ wèi qì bù hé yě xiān qí shí fā hàn zé yù shǔ guì
者，此卫气不和也。先其时发汗则愈，属桂
者，此衛氣不和也。先其時發汗則愈，屬桂

zhī tāng zhèng
枝汤证。
枝湯證。

mài fú ér jǐn fú zé wéi fēng jǐn zé wéi hán fēng zé
脉浮而紧，浮则为风，紧则为寒，风则
脉浮而緊，浮則為風，緊則為寒，風則

shāng wèi hán zé shāng róng róng wèi jù bìng gú jié fán téng
伤卫，寒则伤荣，荣卫俱病，骨节烦疼，
傷衛，寒則傷榮，榮衛俱病，骨節煩疼，

kě fā qí hàn yí má huáng tāng
可发其汗，宜麻黄汤。
可發其汗，宜麻黄湯。

má huáng sān liǎng qù pí guì zhī èr liǎng gān cǎo yī
麻黄三两，去皮 桂枝二两 甘草一
麻黄三兩，去皮 桂枝二兩 甘草一

liǎng zhì xìng rén qī shí gè qù pí jiān
两，炙 杏仁七十个，去皮、尖
兩，炙 杏仁七十個，去皮、尖

shàng sì wèi yǐ shuǐ bā shēng xiān zhǔ má huáng jiǎn èr
上四味，以水八升，先煮麻黄，减二
上四味，以水八升，先煑麻黄，减二

shēng qù shàng mò nà zhū yào zhǔ qǔ èr shēng bàn qù zǐ
升，去上沫，纳诸药，煮取二升半，去滓。
升，去上沫，納諸藥，煑取二升半，去滓。

wēn fú bā gě wēn fù qǔ wēi sì hàn bù xū chuò zhōu yú
温服八合。温覆取微似汗，不须啜粥，余
溫服八合。溫覆取微似汗，不須啜粥，餘

rú guì zhī jiāng xī
如桂枝将息。
如桂枝將息。

tài yáng bìng bù jiě rè jié páng guāng qí rén rú kuáng
太阳病不解，热结膀胱，其人如狂，
太陽病不解，熱結膀胱，其人如狂，

xuè zì xià xià zhě yù qí wài wèi jiě zhě shàng wèi kě
血自下，下者愈。其外未解者，尚未可
血自下，下者愈。其外未解者，尚未可

gōng dāng xiān jiě qí wài shǔ guì zhī tāng zhèng
攻，当先解其外，属桂枝汤证。
攻，當先解其外，屬桂枝湯證。

tài yáng bìng xià zhī wēi chuǎn zhě biǎo wèi jiě yě yí guì
太阳病，下之微喘者，表未解也，宜桂
太陽病，下之微喘者，表未解也，宜桂

zhī jiā hòu pò xìng zǐ tāng
枝加厚朴杏子汤。
枝加厚朴杏子湯。

guì zhī sān liǎng qù pí sháo yào sān liǎng shēng jiāng sān
桂枝三两，去皮 芍药三两 生姜三
桂枝三兩，去皮 芍藥三兩 生薑三

liǎng qiē gān cǎo èr liǎng zhì hòu pò sān liǎng zhì qù
两，切 甘草二两，炙 厚朴三两，炙，去
兩，切 甘草二兩，炙 厚朴三兩，炙，去

pí xìng rén wǔ shí gè qù pí jiān dà zǎo shí èr méi
皮 杏仁五十个，去皮、尖 大枣十二枚，
皮 杏仁五十個，去皮、尖 大棗十二枚，

bāi
擘
擘

shàng qī wèi yǐ shuǐ qī shēng zhǔ qǔ sān shēng qù zǐ
上七味，以水七升，煮取三升，去滓，
上七味，以水七升，煑取三升，去滓，

wēn fú yī shēng
温服一升。
溫服一升。

shāng hán mài fú jǐn bù fā hàn yīn zhì nǜ zhě shǔ má
伤寒脉浮紧，不发汗，因致衄者，属麻
傷寒脉浮緊，不發汗，因致衄者，屬麻

huáng tāng zhèng
黄汤证。
黄湯證。

yáng míng bìng mài fú wú hàn ér chuǎn zhě fā hàn zé yù
阳明病，脉浮无汗而喘者，发汗则愈，
陽明病，脉浮無汗而喘者，發汗則愈，

shǔ má huáng tāng zhèng
属麻黄汤证。
屬麻黄湯證。

tài yáng bìng mài fú jǐn wú hàn fā rè shēn téng tòng bá
太阳病，脉浮紧，无汗发热身疼痛，八
太陽病，脉浮緊，無汗發熱身疼痛，八

jiǔ rì bù jiě biǎo zhèng réng zài dāng fù fā hàn fú tāng yǐ
九日不解，表证仍在，当复发汗。服汤已
九日不解，表證仍在，當復發汗。服湯已

wēi chú, qí rén fā fán、mù míng, jù zhě bì nǜ, nǜ nǎi jiě。
微除，其人发烦、目瞑，剧者必衄，衄乃解。
微除，其人發煩、目瞑，劇者必衄，衄乃解。

suǒ yǐ rán zhě, yáng qì zhòng gù yě。shǔ má huáng tāng zhèng。
所以然者，阳气重故也。属麻黄汤证。
所以然者，陽氣重故也。屬麻黃湯證。

mài fú zhě, bìng zài biǎo, kě fā hàn, shǔ má huáng tāng zhèng。
脉浮者，病在表，可发汗，属麻黄汤证。
脉浮者，病在表，可發汗，屈麻黃湯證。

shāng hán bù dà biàn liù qī rì, tóu tòng yǒu rè zhě, yǔ chéng qì tāng, qí xiǎo biàn qīng zhě。zhī bù zài lǐ, xù zài biǎo yě, dāng xū fā hàn。ruò tóu tòng zhě, bì nǜ, shǔ guì zhī tāng zhèng。
伤寒不大便六七日，头痛有热者，与承气汤，其小便清者。知不在里，续在表也，当须发汗。若头痛者，必衄，属桂枝汤证。
傷寒不大便六七日，頭痛有熱者，與承氣湯，其小便清者。知不在裏，續在表也，當須發汗。若頭痛者，必衄，屬桂枝湯證。

xià lì fù zhàng mǎn, shēn tǐ téng tòng zhě, xiān wēn qí lǐ, nǎi gōng qí biǎo, wēn lǐ yí sì nì tāng, gōng biǎo yí guì zhī tāng。
下利腹胀满，身体疼痛者，先温其里，乃攻其表，温里宜四逆汤，攻表宜桂枝汤。
下利腹脹滿，身體疼痛者，先溫其裏，乃攻其表，溫裏宜四逆湯，攻表宜桂枝湯。

sì nì tāng fāng
四逆汤方
四逆湯方

gān cǎo èr liǎng zhì gān jiāng yī liǎng bàn fù zǐ yī
甘草二两，炙 干姜一两半 附子一
甘草二兩，炙 乾薑一兩半 附子一

méi shēng qù pí pò bā piàn
枚，生，去皮，破八片
枚，生，去皮，破八片

shàng sān wèi yǐ shuǐ sān shēng zhǔ qǔ yī shēng èr gě
上三味，以水三升，煮取一升二合，
上三味，以水三升，煑取一升二合，

qù zǐ fēn wēn zài fú qiáng rén kě dà fù zǐ yī méi gān
去滓。分温再服。强人可大附子一枚，干
去滓。分溫再服。強人可大附子一枚，乾

jiāng sān liǎng
姜三两。
薑三兩。

xià lì hòu shēn téng tòng qīng biàn zì tiáo zhě jí dāng jiù
下利后，身疼痛，清便自调者，急当救
下利後，身疼痛，清便自調者，急當救

biǎo yí guì zhī tāng fā hàn
表，宜桂枝汤发汗。
表，宜桂枝湯發汗。

tài yáng bìng tóu tòng fā rè hàn chū wù fēng hán zhě shǔ
太阳病，头痛，发热，汗出恶风寒者，属
太陽病，頭痛，發熱，汗出惡風寒者，屬

guì zhī tāng zhèng
桂枝汤证。
桂枝湯證。

tài yáng zhòng fēng，yáng fú ér yīn ruò，yáng fú zhě rè zì
太阳中风，阳浮而阴弱，阳浮者热自
太陽中風，陽浮而陰弱，陽浮者熱自

fā，yīn ruò zhě hàn zì chū，sè sè wù hán，xī xī wù fēng，
发，阴弱者汗自出，啬啬恶寒，淅淅恶风，
發，陰弱者汗自出，嗇嗇惡寒，淅淅惡風，

xī xī fā rè，bí míng gān ǒu zhě，shǔ guì zhī tāng zhèng。
翕翕发热，鼻鸣干呕者，属桂枝汤证。
翕翕發熱，鼻鳴乾嘔者，屬桂枝湯證。

tài yáng bìng，fā rè hàn chū zhě，cǐ wéi róng ruò wèi qiáng，
太阳病，发热汗出者，此为荣弱卫强，
太陽病，發熱汗出者，此為榮弱衛強，

gù shǐ hàn chū，yù jiù xié fēng，shǔ guì zhī tāng zhèng。
故使汗出，欲救邪风，属桂枝汤证。
故使汗出，欲救邪風，屬桂枝湯證。

tài yáng bìng，xià zhī hòu，qí qì shàng chōng zhě，shǔ guì zhī
太阳病，下之后，其气上冲者，属桂枝
太陽病，下之後，其氣上衝者，屬桂枝

tāng zhèng。
汤证。
湯證。

tài yáng bìng，chū fú guì zhī tāng，fǎn fán bù jiě zhě，xiān
太阳病，初服桂枝汤，反烦不解者，先
太陽病，初服桂枝湯，反煩不解者，先

cì fēng chí、fēng fǔ，què yǔ guì zhī tāng zé yù。
刺风池、风府，却与桂枝汤则愈。
刺風池、風府，却與桂枝湯則愈。

shāo zhēn lìng qí hàn，zhēn chù bèi hán，hé qǐ ér chì zhě，
烧针令其汗，针处被寒，核起而赤者，
燒針令其汗，針處被寒，核起而赤者，

bì fā bēn tún qì cóng shào fù shàng zhuàng xīn zhě jiǔ qí hé
必发奔豚，气从少腹上撞心者，灸其核
必發奔豚，氣從少腹上撞心者，灸其核

shàng gè yī zhuàng yǔ guì zhī jiā guì tāng
上各一壮，与桂枝加桂汤。
上各一壯，與桂枝加桂湯。

guì zhī wǔ liǎng qù pí gān cǎo èr liǎng zhì dà zǎo
桂枝五两，去皮 甘草二两，炙 大枣
桂枝五兩，去皮 甘草二兩，炙 大棗

shí èr méi bāi sháo yào sān liǎng shēng jiāng sān liǎng qiē
十二枚，擘 芍药三两 生姜三两，切。
十二枚，擘 芍藥三兩 生薑三兩，切。

shàng wǔ wèi yǐ shuǐ qī shēng zhǔ qǔ sān shēng qù zǐ
上五味，以水七升，煮取三升，去滓。
上五味，以水七升，煑取三升，去滓。

wēn fú yī shēng běn yún guì zhī tāng jīn jiā guì mǎn wǔ
温服一升。本云，桂枝汤，今加桂满五
溫服一升。本云，桂枝湯，今加桂滿五

liǎng suǒ yǐ jiā guì zhě yǐ néng xiè bēn tún qì yě
两。所以加桂者，以能泄奔豚气也。
兩。所以加桂者，以能泄奔豚氣也。

tài yáng bìng xiàng bēi jiàng jǐn jǐn fǎn hàn chū wù fēng zhě
太阳病，项背强几几，反汗出恶风者，
太陽病，項背強幾幾，反汗出惡風者，

yí guì zhī jiā gé gēn tāng
宜桂枝加葛根汤。
宜桂枝加葛根湯。

gé gēn sì liǎng má huáng sān liǎng qù jié gān cǎo èr
葛根四两 麻黄三两，去节 甘草二
葛根四兩 麻黃三兩，去節 甘草二

liǎng zhì sháo yào sān liǎng guì zhī èr liǎng shēng jiāng sān
两，炙 芍药三两 桂枝二两 生姜三
兩，炙 芍藥三兩 桂枝二兩 生薑三

liǎng dà zǎo shí sān méi bāi
两 大枣十三枚，擘
兩 大棗十三枚，擘

shàng qī wèi yǐ shuǐ yī dǒu zhǔ má huáng gé gēn jiǎn èr
上七味，以水一斗，煮麻黄、葛根减二
上七味，以水一斗，煑麻黄、葛根減二

shēng qù shàng mò nà zhū yào zhǔ qǔ sān shēng qù zǐ
升，去上沫，纳诸药，煮取三升，去滓。
升，去上沫，納諸藥，煑取三升，去滓。

wēn fú yī shēng fù qǔ wēi sì hàn bù xū chuò zhōu zhù yào
温服一升，覆取微似汗，不须啜粥助药
溫服一升，覆取微似汗，不須啜粥助藥

lì yú jiāng xī yī guì zhī fǎ
力，余将息依桂枝法。
力，餘將息依桂枝法。

tài yáng bìng xiàng bèi jiàng jǐ jǐ wú hàn wù fēng zhě shǔ
太阳病，项背强几几，无汗恶风者，属
太陽病，項背強幾幾，無汗惡風者，屬

gé gēn tāng zhèng
葛根汤证。
葛根湯證。

tài yáng yǔ yáng míng hé bìng bì zì xià lì bù ǒu zhě
太阳与阳明合病，必自下利，不呕者，
太陽與陽明合病，必自下利，不嘔者，

shǔ gé gēn tāng zhèng
属葛根汤证。
屬葛根湯證。

tài yáng yù yáng míng hé bìng bù xià lì dàn ǒu zhě yí gé
太阳与阳明合病，不下利但呕者，宜葛
太陽與陽明合病，不下利但嘔者，宜葛

gēn jiā bàn xià tāng
根加半夏汤。
根加半夏湯。

gé gēn sì liǎng bàn xià bàn shēng xǐ dà zǎo shí èr
葛根四两　半夏半升，洗　大枣十二
葛根四兩　半夏半升，洗　大棗十二

méi bāi guì zhī qù pí èr liǎng sháo yào èr liǎng gān
枚，擘　桂枝去皮，二两　芍药二两　甘
枚，擘　桂枝去皮，二兩　芍藥二兩　甘

cǎo èr liǎng zhì má huáng sān liǎng qù jiē shēng jiāng sān
草二两，炙　麻黄三两，去节　生姜三
草二兩，炙　麻黃三兩，去節　生薑三

liǎng
两
兩

shàng bā wèi yǐ shuǐ yī dǒu xiān zhǔ gé gēn má huáng
上八味，以水一斗，先煮葛根、麻黄，
上八味，以水一斗，先煑葛根、麻黃，

jiǎn èr shēng qù shàng mò nà zhū yào zhǔ qǔ sān shēng qù
减二升，去上沫，纳诸药，煮取三升，去
減二升，去上沫，納諸藥，煑取三升，去

zǐ wēn fú yī shēng fù qǔ wēi sì hàn
滓。温服一升，覆取微似汗。
滓。溫服一升，覆取微似汗。

tài yáng bìng guì zhī zhèng yī fǎn xià zhī lì suí bù
太阳病，桂枝证，医反下之，利遂不
太陽病，桂枝證，醫反下之，利遂不

zhǐ mài cù zhě biǎo wèi jiě yě chuǎn ér hàn chū zhě yí gé 止，脉促者，表未解也。喘而汗出者，宜葛 止，脈促者，表未解也。喘而汗出者，宜葛
gēn huáng qín huáng lián tāng 根黄芩黄连汤。 根黃芩黃連湯。
gé gēn bā liǎng huáng lián sān liǎng huáng qín sān liǎng 葛根八两　黄连三两　黄芩三两 葛根八兩　黃連三兩　黃芩三兩
gān cǎo èr liǎng zhì 甘草二两，炙 甘草二兩，炙
shàng sì wèi yǐ shuǐ bā shēng xiān zhǔ gé gēn jiǎn èr 上四味，以水八升，先煮葛根，减二 上四味，以水八升，先煮葛根，減二
shēng nà zhū yào zhǔ qǔ èr shēng qù zǐ fēn wēn zài fú 升，纳诸药，煮取二升，去滓。分温再服。 升，納諸藥，煮取二升，去滓。分溫再服。
tài yáng bìng tóu tòng fā rè shēn tòng yāo tòng gú jié 太阳病，头痛，发热，身痛，腰痛，骨节 太陽病，頭痛，發熱，身痛，腰痛，骨節
téng tòng wù fēng wú hàn ér chuǎn zhě shǔ má huáng tāng zhèng 疼痛，恶风无汗而喘者，属麻黄汤证。 疼痛，惡風無汗而喘者，屬麻黃湯證。
tài yáng yǔ yáng míng hé bìng chuǎn ér xiōng mǎn zhě bù kě 太阳与阳明合病，喘而胸满者，不可 太陽與陽明合病，喘而胸滿者，不可
xià shǔ má huáng tāng zhèng tài yáng zhòng fēng mài fú jǐn 下，属麻黄汤证。太阳中风，脉浮紧， 下，屬麻黃湯證。太陽中風，脈浮緊，

fā rè wù hán shēn téng tòng bù hàn chū ér fán zào zhě dà qīng
发热恶寒，身疼痛，不汗出而烦躁者，大青
發熱惡寒，身疼痛，不汗出而煩躁者，大青

lóng tāng zhǔ zhī ruò mài wēi ruò hàn chū wù fēng zhě bù kě
龙汤主之。若脉微弱，汗出恶风者，不可
龍湯主之。若脉微弱，汗出惡風者，不可

fú zhī fú zhī zé jué nì jīn tì ròu shùn cǐ wéi nì yě
服之；服之则厥逆，筋惕肉瞤，此为逆也。
服之；服之則厥逆，筋惕肉瞤，此為逆也。

dà qīng lóng tāng fāng
大青龙汤方
大青龍湯方

má huáng liù liǎng qù jié guì zhī èr liǎng qù pí xìng
麻黄六两，去节　桂枝二两，去皮　杏
麻黃六兩，去節　桂枝二兩，去皮　杏

rén sì shí méi qù pí jiān gān cǎo sān liǎng zhì shí gāo
仁四十枚，去皮、尖　甘草三两，炙　石膏
仁四十枚，去皮、尖　甘草三兩，炙　石膏

rú jī zǐ dà suì shēng jiāng sān liǎng qiē dà zǎo shí èr
如鸡子大，碎　生姜三两，切　大枣十二
如雞子大，碎　生薑三兩，切　大棗十二

méi bāi
枚，擘
枚，擘

shàng qī wèi yǐ shuǐ jiǔ shēng xiān zhǔ má huáng jiǎn èr
上七味，以水九升，先煮麻黄减二
上七味，以水九升，先煑麻黃減二

shēng qù shàng mò nà zhū yào zhǔ qǔ sān shēng wēn fú yī
升，去上沫，纳诸药，煮取三升。温服一
升，去上沫，納諸藥，煑取三升。溫服一

shēng fù qǔ wēi sì hàn hàn chū duō zhě wēn fěn fěn zhī
升，覆取微似汗。汗出多者，温粉粉之。
升，覆取微似汗。汗出多者，溫粉粉之。

yī fú hàn zhě wù gèng fú ruò fù fú hàn chū duō zhě wáng
一服汗者，勿更服。若复服，汗出多者亡
一服汗者，勿更服。若復服，汗出多者亡

yáng suì xū wù fēng fán zào bù dé mián yě
阳，遂虚，恶风，烦躁不得眠也。
陽，遂虛，惡風，煩躁不得眠也。

yáng míng zhòng fēng mài xián fú dà ér duǎn qì fù dū
阳明中风，脉弦浮大而短气，腹都
陽明中風，脉弦浮大而短氣，腹都

mǎn xié xià jí xīn tòng jiǔ àn zhī qì bù tōng bí gān bù
满，胁下及心痛，久按之气不通，鼻干，不
滿，脅下及心痛，久按之氣不通，鼻乾，不

dé hàn shì wò yī shēn jí mù xī huáng xiǎo biàn nán yǒu cháo
得汗，嗜卧，一身及目悉黄，小便难，有潮
得汗，嗜臥，一身及目悉黃，小便難，有潮

rè shí shí yuě ěr qián hòu zhǒng cì zhī xiǎo chài wài bù
热，时时哕，耳前后肿。刺之小瘥，外不
熱，時時噦，耳前後腫。刺之小瘥，外不

jiě guò shí rì mài xù fú zhě yù xiǎo chái hú tāng mài dàn
解。过十日脉续浮者，与小柴胡汤；脉但
解。過十日脉續浮者，與小柴胡湯；脉但

fú wú yú zhèng zhě yù má huáng tāng bù nì fù mǎn jiā
浮，无余证者，与麻黄汤；不溺，腹满加
浮，無餘證者，與麻黃湯；不溺，腹滿加

yuě zhě bù zhì
哕者不治。
噦者不治。

xiǎo chái hú tāng fāng
小柴胡汤方
小柴胡湯方

chái hú bā liǎng huáng qín sān liǎng rén shēn sān liǎng gān
柴胡八两　黄芩三两　人参三两　甘
柴胡八兩　黄芩三兩　人參三兩　甘

cǎo sān liǎng zhì shēng jiāng sān liǎng qiē bàn xià bàn shēng
草三两，炙　生姜三两，切　半夏半升，
草三兩，炙　生薑三兩，切　半夏半升，

xǐ dà zǎo shí èr méi bāi
洗　大枣十二枚，擘
洗　大棗十二枚，擘

shàng qī wèi yǐ shuǐ yī dǒu èr shēng zhǔ qǔ liù shēng
上七味，以水一斗二升，煮取六升，
上七味，以水一斗二升，煑取六升，

qù zǐ zài jiān qǔ sān shēng wēn fú yī shēng rì sān fú
去滓，再煎取三升。温服一升，日三服。
去滓，再煎取三升。溫服一升，日三服。

tài yáng bìng shí rì yǐ qù mài fú ér xì shì wò zhě
太阳病，十日已去，脉浮而细，嗜卧者，
太陽病，十日已去，脉浮而細，嗜臥者，

wài yǐ jiě yě shè xiōng mǎn xié tòng zhě yǔ xiǎo chái hú tāng
外已解也。设胸满胁痛者，与小柴胡汤；
外已解也。設胸滿脅痛者，與小柴胡湯；

mài dàn fú zhě yǔ má huáng tāng
脉但浮者，与麻黄汤。
脉但浮者，與麻黄湯。

shāng hán mài fú huǎn shēn bù téng dàn zhòng zhà yǒu qīng
伤寒脉浮缓，身不疼，但重，乍有轻
傷寒脉浮緩，身不疼，但重，乍有輕

shí wú shào yīn zhèng zhě kě yǔ dà qīng lóng tāng fā zhī 时，无少阴证者，可与大青龙汤发之。 時，無少陰證者，可與大青龍湯發之。
shāng hán biǎo bù jiě xīn xià yǒu shuǐ qì gān ǒu fā rè ér 伤寒表不解，心下有水气，干呕发热而 傷寒表不解，心下有水氣，乾嘔發熱而
ké huò kě huò lì huò yē huò xiǎo biàn bù lì shào fù 咳，或渴，或利，或噎，或小便不利，少腹 咳，或渴，或利，或噎，或小便不利，少腹
mǎn huò chuǎn zhě yí xiǎo qīng lóng tāng 满，或喘者，宜小青龙汤。 滿，或喘者，宜小青龍湯。
má huáng èr liǎng qù jié sháo yào èr liǎng guì zhī èr 麻黄二两，去节 芍药二两 桂枝二 麻黃二兩，去節 芍藥二兩 桂枝二
liǎng qù pí gān jiāng sān liǎng gān cǎo èr liǎng zhì xì 两，去皮 干姜三两 甘草二两，炙 细 兩，去皮 乾薑三兩 甘草二兩，炙 細
xīn èr liǎng wǔ wèi zǐ bàn shēng bàn xià bàn shēng xǐ 辛二两 五味子半升 半夏半升，洗 辛二兩 五味子半升 半夏半升，洗
shàng bā wèi yǐ shuǐ yī dǒu xiān zhǔ má huáng jiǎn èr 上八味，以水一斗，先煮麻黄减二 上八味，以水一斗，先煮麻黃減二
shēng qù shàng mò nà zhū yào zhǔ qǔ sān shēng qù zǐ 升，去上沫，纳诸药，煮取三升，去滓。 升，去上沫，納諸藥，煮取三升，去滓。
wēn fú yī shēng ruò kě qù bàn xià jiā guā lóu gēn sān 温服一升。若渴，去半夏，加栝楼根三 溫服一升。若渴，去半夏，加栝樓根三

liǎng ruò wēi lì qù má huáng jiā ráo huā rú yī jī zǐ áo
两；若微利，去麻黄，加荛花如一鸡子，熬
兩；若微利，去麻黄，加蕘花如一雞子，熬

lìng chì sè ruò yē qù má huáng jiā fù zǐ yī méi páo
令赤色；若噎，去麻黄，加附子一枚，炮，
令赤色；若噎，去麻黄，加附子一枚，炮，

ruò xiǎo biàn bù lì shào fù mǎn qù má huáng jiā fú líng sì
若小便不利、少腹满，去麻黄，加茯苓四
若小便不利、少腹滿，去麻黄，加茯苓四

liǎng ruò chuǎn qù má huáng jiā xìng rén bàn shēng qù pí
两；若喘，去麻黄，加杏仁半升，去皮、
兩；若喘，去麻黄，加杏仁半升，去皮、

jiān
尖。
尖。

shāng hán xīn xià yǒu shuǐ qì ké ér wēi chuǎn fā rè bù
伤寒，心下有水气，咳而微喘，发热不
傷寒，心下有水氣，咳而微喘，發熱不

kě fú tāng yǐ kě zhě cǐ hán qù yù jiě yě shǔ xiǎo qīng lóng
渴服汤已渴者，此寒去欲解也，属小青龙
渴服湯已渴者，此寒去欲解也，屬小青龍

tāng zhèng
汤证。
湯證。

zhòng fēng wǎng lái hán rè shāng hán wǔ liù rì yǐ hòu
中风，往来寒热，伤寒五六日以后，
中風，往來寒熱，傷寒五六日以後，

xiōng xié kǔ mǎn mò mò bù yù yǐn shí xīn fán xǐ ǒu huò
胸胁苦满，默默不欲饮食，心烦喜呕，或
胸脅苦滿，默默不欲飲食，心煩喜嘔，或

xiōng zhōng fán ér bù ǒu huò kě huò fù zhōng tòng huò xié xià
胸中烦而不呕，或渴，或腹中痛，或胁下
胸中煩而不嘔，或渴，或腹中痛，或脅下

pǐ yìng huò xīn xià jì xiǎo biàn bù lì huò bù kě shēn yǒu wēi
痞硬，或心下悸、小便不利，或不渴身有微
痞硬，或心下悸、小便不利，或不渴身有微

rè huò ké zhě shǔ xiǎo chái hú tāng zhèng
热，或咳者，属小柴胡汤证。
熱，或咳者，屬小柴胡湯證。

shāng hán sì wǔ rì shēn rè wù fēng jǐng xiàng jiàng xié xià
伤寒四五日，身热恶风，颈项强，胁下
傷寒四五日，身熱惡風，頸項強，脅下

mǎn shǒu zú wēn ér kě zhě shǔ xiǎo chái hú tāng zhèng
满，手足温而渴者，属小柴胡汤证。
滿，手足溫而渴者，屬小柴胡湯證。

shāng hán liù qī rì fā rè wēi wù hán zhī jié fán téng
伤寒六七日，发热微恶寒，支节烦疼，
傷寒六七日，發熱微惡寒，支節煩疼，

wēi ǒu xīn xià zhī jié wài zhèng wèi qù zhě chái hú guì zhī
微呕，心下支结，外证未去者，柴胡桂枝
微嘔，心下支結，外證未去者，柴胡桂枝

tāng zhǔ zhī
汤主之。
湯主之。

chái hú sì liǎng huáng qín yī liǎng bàn rén shēn yī liǎng
柴胡四两 黄芩一两半 人参一两
柴胡四兩 黃芩一兩半 人參一兩

bàn qù pí guì zhī yī liǎng bàn qù pí shēng jiāng yī liǎng
半，去皮 桂枝一两半，去皮 生姜一两
半，去皮 桂枝一兩半，去皮 生薑一兩

bàn qiē bàn xià èr gě bàn xǐ sháo yào yī liǎng bàn
半，切 半夏二合半，洗 芍药一两半
半，切 半夏二合半，洗 芍藥一兩半

dà zǎo liù méi bāi gān cǎo yī liǎng zhì
大枣六枚，擘 甘草一两，炙
大棗六枚，擘 甘草一兩，炙

shàng jiǔ wèi yǐ shuǐ liù shēng zhǔ qǔ sān shēng qù zǐ
上九味，以水六升，煮取三升，去滓。
上九味，以水六升，煑取三升，去滓。

wēn fú yī shēng rì sān fú
温服一升，日三服。
溫服一升，日三服。

shào yīn bìng dé zhī èr sān rì má huáng fù zǐ gān cǎo
少阴病，得之二三日，麻黄附子甘草
少陰病，得之二三日，麻黃附子甘草

tāng wēi fā hàn yǐ èr sān rì wú lǐ zhèng gù wēi fā hàn yě
汤微发汗，以二三日无里证，故微发汗也。
湯微發汗，以二三日無裏證，故微發汗也。

má huáng èr liǎng qù gēn jié gān cǎo èr liǎng zhì fù
麻黄二两，去根节 甘草二两 炙附
麻黃二兩，去根節 甘草二兩 炙附

zǐ yī méi páo qù pí pò bā piàn
子一枚，炮，去皮，破八片
子一枚，炮，去皮，破八片

shàng sān wèi yǐ shuǐ qī shēng xiān zhǔ má huáng yī èr
上三味，以水七升，先煮麻黄一二
上三味，以水七升，先煑麻黃一二

fèi qù shàng mò nà zhū yào zhǔ qǔ èr shēng bàn qù zǐ
沸，去上沫，纳诸药，煮取二升半，去滓。
沸，去上沫，納諸藥，煑取二升半，去滓。

wēn fú bā gě rì sān fú
温服八合，日三服。
溫服八合，日三服。

mài fú xiǎo biàn bù lì wēi rè xiāo kě zhě yǔ wǔ líng
脉浮，小便不利，微热消渴者，与五苓
脈浮，小便不利，微熱消渴者，與五苓

sǎn lì xiǎo biàn fā hàn
散利小便发汗。
散利小便發汗。

zhū líng shí bā zhū qù pí fú líng shí bā zhū bái shù
猪苓十八铢，去皮 茯苓十八铢 白术
豬苓十八銖，去皮 茯苓十八銖 白朮

shí bā zhū
十八铢
十八銖

shàng wǔ wèi dǎo wéi sǎn yǐ bái yǐn hé fāng cùn bǐ rì
上五味，捣为散，以白饮和方寸匕，日
上五味，擣為散，以白飲和方寸匕，日

sān fú duō yǐn nuǎn shuǐ hàn chū yù
三服，多饮暖水，汗出愈。
三服，多飲暖水，汗出愈。

biàn fā hàn hòu bìng mài zhèng bìng zhì dì shí qī
辨发汗后病脉证并治第十七
辨發汗後病脉證并治第十七

èr yáng bìng bìng tài yáng chū dé bìng shí fā qí hàn hàn
二阳并病，太阳初得病时，发其汗，汗
二陽并病，太陽初得病時，發其汗，汗

xiān chū bù chè yīn zhuǎn shǔ yáng míng xù zì wēi hàn chū bù
先出不彻，因转属阳明。续自微汗出，不
先出不徹，因轉屬陽明。續自微汗出，不

wù hán ruò tài yáng bìng zhèng bù bà zhě bù kě xià xià zhī
恶寒。若太阳病证不罢者，不可下，下之
惡寒。若太陽病證不罷者，不可下，下之

wéi nì rú cǐ kě xiǎo fā hàn shè miàn sè yuán yuán zhèng chì
为逆，如此可小发汗。设面色缘缘正赤
為逆，如此可小發汗。設面色緣緣正赤

zhě yáng qì fú yù zài biǎo dāng jiě zhī xūn zhī ruò fā hàn
者，阳气怫郁在表，当解之熏之。若发汗
者，陽氣怫鬱在表，當解之熏之。若發汗

bù chè bù zú yán yáng qì fú yù bù dé yuè dāng hàn bù
不彻，不足言。阳气怫郁不得越，当汗不
不徹，不足言。陽氣怫鬱不得越，當汗不

hàn qí rén fán zào bù zhī tòng chù zhà zài fù zhōng zhà zài
汗，其人烦躁，不知痛处，乍在腹中，乍在
汗，其人煩躁，不知痛處，乍在腹中，乍在

sì zhī àn zhī bù kě dé qí rén duǎn qì dàn zuò yǐ hàn
四肢，按之不可得，其人短气，但坐，以汗
四肢，按之不可得，其人短氣，但坐，以汗

chū bù chè gù yě gèng fā hàn zé yù hé yǐ zhī hàn chū bù
出不彻故也，更发汗则愈。何以知汗出不
出不徹故也，更發汗則愈。何以知汗出不

chè yǐ mài sè gù zhī yě

彻？以脉涩故知也。

徹？以脉澀故知也。

wèi chí mài shí bìng rén chā shǒu zì mào xīn shī yīn jiāo shì

未持脉时，病人叉手自冒心，师因教试

未持脉時，病人叉手自冒心，師因教試

lìng ké ér bù jí ké zhě cǐ bì liǎng ěr lóng wú wén yě suǒ

令咳而不即咳者，此必两耳聋无闻也。所

令咳而不即咳者，此必兩耳聾無聞也。所

yǐ rán zhě yǐ chóng fā hàn xū gù rú cǐ

以然者，以重发汗，虚，故如此。

以然者，以重發汗，虛，故如此。

fā hàn hòu yǐn shuǐ duō bì chuǎn yǐ shuǐ guàn zhī yì chuǎn

发汗后，饮水多必喘，以水灌之亦喘。

發汗後，飲水多必喘，以水灌之亦喘。

fā hàn hòu shuǐ yào bù dé rù kǒu wéi nì ruò gèng fā

发汗后，水药不得入口为逆。若更发

發汗後，水藥不得入口為逆。若更發

hàn bì tù xià bù zhǐ

汗，必吐下不止。

汗，必吐下不止。

yáng míng bìng běn zì hàn chū yī gèng chóng fā hàn bìng yǐ

阳明病，本自汗出，医更重发汗，病已

陽明病，本自汗出，醫更重發汗，病已

chài shàng wēi fán bù liǎo liǎo zhě bì dà biàn yìng gù yě yǐ

瘥，尚微烦不了了者，必大便硬故也。以

瘥，尚微煩不了了者，必大便硬故也。以

wáng jīn yè wèi zhōng gān zào gù lìng dà biàn yìng dāng wèn xiǎo

亡津液，胃中干燥，故令大便硬。当问小

亡津液，胃中乾燥，故令大便硬。當問小

biàn rì jǐ xíng ruò běn xiǎo biàn rì sān sì xíng jīn rì zài xíng 便日几行，若本小便日三四行，今日再行， 便日幾行，若本小便日三四行，今日再行，
gù zhī dà biàn bù jiǔ chū jīn wéi xiǎo biàn shù shǎo yǐ jīn yè 故知大便不久出。今为小便数少，以津液 故知大便不久出。今為小便數少，以津液
dāng huán rù wèi zhōng gù zhī bù jiǔ bì dà biàn yě 当还入胃中，故知不久必大便也。 當還入胃中，故知不久必大便也。
fā hàn duō ruò chóng fā hàn zhě wáng qí yáng zhān yǔ 发汗多，若重发汗者，亡其阳，谵语， 發汗多，若重發汗者，亡其陽，譫語，
mài duǎn zhě sǐ mài zì hé zhě bù sǐ 脉短者死，脉自和者不死。 脉短者死，脉自和者不死。
shāng hán fā hàn yǐ shēn mù wéi huáng suǒ yǐ rán zhě yǐ 伤寒发汗已，身目为黄，所以然者，以 傷寒發汗已，身目為黄，所以然者，以
hán shī zài lǐ bù jiě gù yě yǐ wéi bù kě xià yě yú hán 寒湿在里不解故也。以为不可下也，于寒 寒濕在裏不解故也。以為不可下也，於寒
shī zhōng qiú zhī 湿中求之。 濕中求之。
bìng rén yǒu hán fù fā hàn wèi zhōng lěng bì tù huí 病人有寒，复发汗，胃中冷，必吐蛔。 病人有寒，復發汗，胃中冷，必吐蛔。
tài yáng bìng fā hàn suì lòu bù zhǐ qí rén wù fēng xiǎo 太阳病发汗，遂漏不止，其人恶风，小 太陽病發汗，遂漏不止，其人惡風，小

biàn nán sì zhī wēi jí nán yǐ qū shēn zhě shǔ guì zhī jiā fù

便难，四肢微急，难以屈伸者，属桂枝加附

便難，四肢微急，難以屈伸者，屬桂枝加附

zǐ tāng

子汤。

子湯。

guì zhī sān liǎng qù pí sháo yào sān liǎng gān cǎo èr

桂枝三两，去皮 芍药三两 甘草二

桂枝三兩，去皮 芍藥三兩 甘草二

liǎng zhì shēng jiāng sān liǎng qiē dà zǎo shí èr méi

两，炙 生姜三两，切 大枣十二枚，

兩，炙 生薑三兩，切 大棗十二枚，

bāi fù zǐ yī méi páo

擘 附子一枚，炮

擘 附子一枚，炮

shàng liù wèi yǐ shuǐ qī shēng zhǔ qǔ sān shēng qù zǐ

上六味，以水七升，煮取三升，去滓，

上六味，以水七升，煑取三升，去滓，

wēn fú yī shēng

温服一升。

溫服一升。

tài yáng bìng chū fú guì zhī tāng fǎn fán bù jiě zhě xiān

太阳病，初服桂枝汤，反烦不解者，先

太陽病，初服桂枝湯，反煩不解者，先

cì fēng chí fēng fǔ què yǔ guì zhī tāng zé yù

刺风池、风府，却与桂枝汤则愈。

刺風池、風府，却與桂枝湯則愈。

guì zhī sān liǎng qù pí sháo yào sān liǎng shēng jiāng sān

桂枝三两，去皮 芍药三两 生姜三

桂枝三兩，去皮 芍藥三兩 生薑三

liǎng qiē gān cǎo èr liǎng zhì dà zǎo shí èr méi bāi
两，切 甘草二两，炙 大枣十二枚，擘
兩，切 甘草二兩，炙 大棗十二枚，擘

shàng wǔ wèi yǐ shuǐ qī shēng zhǔ qǔ sān shēng qù zǐ
上五味，以水七升，煮取三升，去滓。
上五味，以水七升，煮取三升，去滓。

wēn fú yī shēng xū yú chuò rè xī zhōu yī shēng yǐ zhù yào
温服一升。须臾啜热稀粥一升，以助药
溫服一升。須臾啜熱稀粥一升，以助藥

lì
力。
力。

fú guì zhī tāng dà hàn chū mài hóng dà zhě yǔ guì zhī
服桂枝汤，大汗出，脉洪大者，与桂枝
服桂枝湯，大汗出，脉洪大者，與桂枝

tāng rú qián fǎ ruò xíng sì nüè yī rì zài fā zhě hàn chū
汤如前法。若形似疟，一日再发者，汗出
湯如前法。若形似瘧，一日再發者，汗出

bì jiě shǔ guì zhī èr má huáng yī tāng
必解，属桂枝二麻黄一汤。
必解，屬桂枝二麻黄一湯。

guì zhī yī liǎng shí qī zhū sháo yào yī liǎng liù zhū má
桂枝一两十七铢 芍药一两六铢 麻
桂枝一兩十七銖 芍藥一兩六銖 麻

huáng yī shí liù zhū qù jié shēng jiāng yī liǎng liù zhū xìng
黄一十六铢，去节 生姜一两六铢 杏
黄一十六銖，去節 生薑一兩六銖 杏

rén shí liù gè qù pí jiān gān cǎo yī liǎng èr zhū zhì
仁十六个，去皮、尖 甘草一两二铢，炙
仁十六個，去皮、尖 甘草一兩二銖，炙

dà zǎo wǔ méi bāi
大枣五枚，擘
大棗五枚，擘

shàng qī wèi yǐ shuǐ wǔ shēng xiān zhǔ má huáng yī èr
上七味，以水五升，先煮麻黄一二
上七味，以水五升，先煑麻黄一二

fèi qù shàng mò nà zhū yào zhǔ qǔ èr shēng qù zǐ wēn
沸，去上沫，纳诸药，煮取二升，去滓。温
沸，去上沫，納諸藥，煑取二升，去滓。溫

fú yī shēng rì zài fú
服一升，日再服。
服一升，日再服。

fú guì zhī tāng dà hàn chū hòu dà fán kě bù jiě mài
服桂枝汤，大汗出后，大烦渴不解，脉
服桂枝湯，大汗出後，大煩渴不解，脉

hóng dà zhě shǔ bái hǔ jiā rén shēn tāng
洪大者，属白虎加人参汤。
洪大者，屬白虎加人參湯。

zhī mǔ liù liǎng shí gāo yī jīn suì mián guǒ gān cǎo
知母六两 石膏一斤，碎，绵裹 甘草
知母六兩 石膏一斤，碎，綿裹 甘草

èr liǎng zhì jīng mǐ liù gě rén shēn èr liǎng
二两，炙 粳米六合 人参二两
二兩，炙 粳米六合 人參二兩

shàng wǔ wèi yǐ shuǐ yī dǒu zhǔ mǐ shóu tāng chéng qù
上五味，以水一斗，煮米熟、汤成，去
上五味，以水一斗，煑米熟、湯成，去

zǐ wēn fú yī shēng rì sān fú
滓，温服一升。日三服。
滓，溫服一升。日三服。

shāng hán mài fú zì hàn chū xiǎo biàn shù xīn fán wēi wù
伤寒脉浮，自汗出，小便数，心烦，微恶
傷寒脉浮，自汗出，小便數，心煩，微惡

hán jiǎo luán jí fǎn yǔ guì zhī yù gōng qí biǎo cǐ wù yě
寒，脚挛急，反与桂枝欲攻其表，此误也。
寒，腳攣急，反與桂枝欲攻其表，此誤也。

dé zhī biàn jué yān zhōng gān fán zào tù nì zhě zuò gān cǎo gān
得之便厥，咽中干，烦躁吐逆者，作甘草干
得之便厥，咽中乾，煩躁吐逆者，作甘草乾

jiāng tāng yǔ zhī yǐ fù qí yáng ruò jué yù zú wēn zhě gēng
姜汤与之，以复其阳；若厥愈足温者，更
薑湯與之，以復其陽；若厥愈足溫者，更

zuò sháo yào gān cǎo tāng yǔ zhī qí jiǎo jí shēn ruò wèi qì bù
作芍药甘草汤与之，其脚即伸；若胃气不
作芍藥甘草湯與之，其腳即伸；若胃氣不

hé zhān yǔ zhě shǎo yǔ tiáo wèi chéng qì tāng ruò chóng fā
和，谵语者，少与调胃承气汤；若重发
和，譫語者，少與調胃承氣湯；若重發

hàn fù jiā shāo zhēn zhě yǔ sì nì tāng
汗，复加烧针者，与四逆汤。
汗，復加燒針者，與四逆湯。

gān cǎo gān jiāng tāng fāng
甘草干姜汤方
甘草乾薑湯方

gān cǎo sì liǎng zhì gān jiāng èr liǎng
甘草四两，炙　干姜二两
甘草四兩，炙　乾薑二兩

shàng èr wèi yǐ shuǐ sān shēng zhǔ qǔ yī shēng wǔ gě
上二味，以水三升，煮取一升五合，
上二味，以水三升，煑取一升五合，

qù zǐ fēn wēn zài fú
去滓，分温再服。
去滓，分溫再服。

sháo yào gān cǎo tāng fāng
芍药甘草汤方
芍藥甘草湯方

bái sháo yào sì liǎng gān cǎo sì liǎng zhì
白芍药四两 甘草四两，炙
白芍藥四兩 甘草四兩，炙

shàng èr wèi yǐ shuǐ sān shēng zhǔ qǔ yī shēng wǔ gě
上二味，以水三升，煮取一升五合，
上二味，以水三升，煑取一升五合，

qù zǐ fēn wēn zài fú
去滓。分温再服。
去滓。分溫再服。

tiáo wèi chéng qì tāng fāng
调胃承气汤方
調胃承氣湯方

dà huáng sì liǎng qù pí qīng jiǔ xǐ gān cǎo èr liǎng
大黄四两，去皮，清酒洗 甘草二两，
大黃四兩，去皮，清酒洗 甘草二兩，

zhì máng xiāo bàn shēng
炙 芒硝半升
炙 芒硝半升

shàng sān wèi yǐ shuǐ sān shēng zhǔ qǔ yī shēng qù zǐ
上三味，以水三升，煮取一升，去滓，
上三味，以水三升，煑取一升，去滓，

nà máng xiāo gēng shàng wēi huǒ zhǔ lìng fèi shǎo shǎo wēn fú
纳芒硝，更上微火煮令沸。少少温服
納芒硝，更上微火煑令沸。少少溫服

zhī
之。
之。

sì nì tāng fāng
四逆汤方
四逆湯方

gān cǎo èr liǎng zhì gān jiāng yī liǎng bàn fù zǐ yī
甘草二两，炙　干姜一两半　附子一
甘草二兩，炙　乾薑一兩半　附子一

méi shēng yòng qù pí pò bā piàn
枚，生用，去皮，破八片
枚，生用，去皮，破八片

shàng sān wèi yǐ shuǐ sān shēng zhǔ qǔ yī shēng èr gě
上三味，以水三升，煮取一升二合，
上三味，以水三升，煑取一升二合，

qù zǐ fēn wēn zài fú qiáng rén kě dà fù zǐ yī méi gān
去滓。分温再服。强人可大附子一枚、干
去滓。分溫再服。強人可大附子一枚、乾

jiāng sān liǎng
姜三两。
薑三兩。

tài yáng bìng mài fú jǐn wú hàn fā rè shēn téng tòng
太阳病，脉浮紧，无汗发热，身疼痛，
太陽病，脉浮緊，無汗發熱，身疼痛，

bā jiǔ rì bù jiě biǎo zhèng réng zài cǐ dāng fù fā hàn fú
八九日不解，表证仍在，此当复发汗。服
八九日不解，表證仍在，此當復發汗。服

tāng yǐ wēi chú qí rén fā fán mù míng jù zhě bì nǜ nǜ
汤已微除，其人发烦，目瞑，剧者必衄，衄
湯已微除，其人發煩，目瞑，劇者必衄，衄

nǎi jiě suǒ yǐ rán zhě yáng qì zhòng gù yě yí má huáng
乃解。所以然者，阳气重故也，宜麻黄
乃解。所以然者，陽氣重故也，宜麻黃

tāng
汤。
湯。

má huáng sān liǎng qù jié guì zhī èr liǎng qù pí gān
麻黄三两，去节　桂枝二两，去皮　甘
麻黃三兩，去節　桂枝二兩，去皮　甘

cǎo yī liǎng zhì xìng rén qī shí gè qù pí jiān
草一两，炙　杏仁七十个，去皮、尖
草一兩，炙　杏仁七十個，去皮、尖

shàng sì wèi yǐ shuǐ jiǔ shēng xiān zhǔ má huáng jiǎn èr
上四味，以水九升，先煮麻黄减二
上四味，以水九升，先煑麻黃減二

shēng qù shàng mò nà zhū yào zhǔ qǔ èr shēng bàn qù zǐ
升，去上沫，纳诸药，煮取二升半，去滓。
升，去上沫，納諸藥，煑取二升半，去滓。

wēn fú bā gě fù qǔ wēi sì hàn bù xū chuò zhōu
温服八合，覆取微似汗，不须啜粥。
溫服八合，覆取微似汗，不須啜粥。

shāng hán fā hàn yǐ jiě bàn rì xǔ fù fán mài fú shuò
伤寒发汗已解，半日许复烦，脉浮数
傷寒發汗已解，半日許復煩，脉浮數

zhě kě gèng fā hàn shǔ guì zhī tāng zhèng
者，可更发汗，属桂枝汤证。
者，可更發汗，屬桂枝湯證。

fā hàn hòu shēn téng tòng mài chén chí zhě shǔ guì zhī jiā
发汗后身疼痛，脉沉迟者，属桂枝加
發汗後身疼痛，脉沉遲者，屬桂枝加

sháo yào shēng jiāng gè yī liǎng rén shēn sān liǎng xīn jiā tāng
芍药生姜各一两人参三两新加汤。
芍藥生薑各一兩人參三兩新加湯。

guì zhī sān liǎng qù pí sháo yào sì liǎng shēng jiāng sì
桂枝三两，去皮 芍药四两 生姜四
桂枝三兩，去皮 芍藥四兩 生薑四

liǎng gān cǎo èr liǎng zhì rén shēn sān liǎng dà zǎo shí èr
两 甘草二两，炙 人参三两 大枣十二
兩 甘草二兩，炙 人參三兩 大棗十二

méi bāi
枚，擘
枚，擘

shàng liù wèi yǐ shuǐ yī dǒu èr shēng zhǔ qǔ sān shēng
上六味，以水一斗二升，煮取三升，
上六味，以水一斗二升，煑取三升，

qù zǐ wēn fú yī shēng
去滓。温服一升。
去滓。溫服一升。

fā hàn hòu bù kě gēng xíng guì zhī tāng hàn chū ér chuǎn
发汗后，不可更行桂枝汤，汗出而喘，
發汗後，不可更行桂枝湯，汗出而喘，

wú dà rè zhě kě yǔ má huáng xìng zǐ gān cǎo shí gāo tāng
无大热者，可与麻黄杏子甘草石膏汤。
無大熱者，可與麻黃杏子甘草石膏湯。

má huáng sì liǎng qù jié xìng rén wǔ shí gè qù pí
麻黄四两，去节 杏仁五十个，去皮、
麻黃四兩，去節 杏仁五十個，去皮、

jiān gān cǎo èr liǎng zhì shí gāo bàn jīn suì
尖 甘草二两，炙 石膏半斤，碎
尖 甘草二兩，炙 石膏半斤，碎

shàng sì wèi，yǐ shuǐ qī shēng，xiān zhǔ má huáng jiǎn èr
上四味，以水七升，先煮麻黄减二
上四味，以水七升，先煑麻黃減二

shēng，qù shàng mò，nà zhū yào，zhǔ qǔ èr shēng，qù zǐ。
升，去上沫，纳诸药，煮取二升，去滓。
升，去上沫，納諸藥，煑取二升，去滓。

wēn fú yī shēng。
温服一升。
溫服一升。

fā hàn guò duō，qí rén chā shǒu zì mào xīn，xīn xià jì，
发汗过多，其人叉手自冒心，心下悸，
發汗過多，其人叉手自冒心，心下悸，

yù dé àn zhě，shǔ guì zhī gān cǎo tāng。
欲得按者，属桂枝甘草汤。
欲得按者，屬桂枝甘草湯。

guì zhī èr liǎng，qù pí　gān cǎo èr liǎng，zhì
桂枝二两，去皮　甘草二两，炙
桂枝二兩，去皮　甘草二兩，炙

shàng èr wèi，yǐ shuǐ sān shēng，zhǔ qǔ yī shēng，qù zǐ，
上二味，以水三升，煮取一升，去滓，
上二味，以水三升，煑取一升，去滓，

dùn fú。
顿服。
頓服。

fā hàn hòu，qí rén qí xià jì zhě，yù zuò bēn tún，shǔ fú
发汗后，其人脐下悸者，欲作奔豚，属茯
發汗後，其人臍下悸者，欲作奔豚，屬茯

líng guì zhī gān cǎo dà zǎo tāng。
苓桂枝甘草大枣汤。
苓桂枝甘草大棗湯。

fú líng bàn jīn guì zhī sì liǎng qù pí gān cǎo yī
茯苓半斤 桂枝四两，去皮 甘草一
茯苓半斤 桂枝四兩，去皮 甘草一

liǎng zhì dà zǎo shí wǔ méi bāi
两，炙 大枣十五枚，擘
兩，炙 大棗十五枚，擘

shàng sì wèi yǐ gān lán shuǐ yī dǒu xiān zhǔ fú líng jiǎn èr
上四味，以甘澜水一斗，先煮茯苓减二
上四味，以甘瀾水一斗，先煑茯苓減二

shēng nà zhū yào zhǔ qǔ sān shēng qù zǐ wēn fú yī
升，纳诸药，煮取三升，去滓。温服一
升，納諸藥，煑取三升，去滓。溫服一

shēng rì sān fú
升，日三服。
升，日三服。

zuò gān lán shuǐ fǎ qǔ shuǐ èr dǒu zhì dà pén nèi yǐ
作甘澜水法：取水二斗，置大盆内，以
作甘瀾水法：取水二斗，置大盆內，以

sháo yáng zhī shuǐ shàng yǒu zhū zǐ wǔ liù qiān kē xiāng zhú qǔ
勺扬之，水上有珠子五六千颗相逐，取
勺揚之，水上有珠子五六千顆相逐，取

yòng zhī
用之。
用之。

fā hàn hòu fù zhàng mǎn zhě shǔ hòu pò shēng jiāng bàn xià
发汗后，腹账满者，属厚朴生姜半夏
發汗後，腹脹滿者，屬厚朴生薑半夏

gān cǎo rén shēn tāng
甘草人参汤。
甘草人參湯。

hòu pò bàn jīn zhì shēng jiāng bàn jīn bàn xià bàn
厚朴半斤，炙 生姜半斤 半夏半
厚朴半斤，炙 生薑半斤 半夏半

shēng xǐ gān cǎo èr liǎng zhì rén shēn yī liǎng
升，洗 甘草二两，炙 人参一两
升，洗 甘草二兩，炙 人參一兩

shàng wǔ wèi yǐ shuǐ yī dǒu zhǔ qǔ sān shēng qù zǐ
上五味，以水一斗，煮取三升，去滓。
上五味，以水一斗，煑取三升，去滓。

wēn fú yī shēng rì sān fú
温服一升，日三服。
溫服一升，日三服。

fā hàn bìng bù jiě fǎn wù hán zhě xū gù yě shǔ sháo
发汗病不解，反恶寒者，虚故也，属芍
發汗病不解，反惡寒者，虛故也，屬芍

yào gān cǎo fù zǐ tāng
药甘草附子汤。
藥甘草附子湯。

sháo yào sān liǎng gān cǎo sān liǎng fù zǐ yī méi páo
芍药三两 甘草三两 附子一枚，炮，
芍藥三兩 甘草三兩 附子一枚，炮，

qù pí pò liù piàn
去皮，破六片
去皮，破六片

shàng sān wèi yǐ shuǐ sān shēng zhǔ qǔ yī shēng èr gě
上三味，以水三升，煮取一升二合，
上三味，以水三升，煑取一升二合，

qù zǐ fēn wēn sān fú
去滓。分温三服。
去滓。分溫三服。

fā hàn hòu wù hán zhě xū gù yě bù wù hán dàn rè
发汗后恶寒者，虚故也。不恶寒但热
發汗後惡寒者，虛故也。不惡寒但熱

zhě shí yě dāng hé wèi qì shǔ tiáo wèi chéng qì tāng zhèng
者，实也，当和胃气，属调胃承气汤证。
者，實也，當和胃氣，屬調胃承氣湯證。

tài yáng bìng fā hàn hòu dà hàn chū wèi zhōng gān fán
太阳病，发汗后，大汗出，胃中干，烦
太陽病，發汗後，大汗出，胃中乾，煩

zào bù dé mián yù dé yǐn shuǐ zhě shǎo shǎo yǔ yǐn zhī lìng
躁不得眠，欲得饮水者，少少与饮之，令
躁不得眠，欲得飲水者，少少與飲之，令

wèi qì hé zé yù ruò mài fú xiǎo biàn bù lì wēi rè xiāo
胃气和则愈。若脉浮，小便不利，微热，消
胃氣和則愈。若脉浮，小便不利，微熱，消

kě zhě shǔ wǔ líng sǎn
渴者，属五苓散。
渴者，屬五苓散。

zhū líng shí bā zhū qù pí zé xiè yī liǎng liù zhū bái
猪苓十八铢，去皮　泽泻一两六铢　白
豬苓十八銖，去皮　澤瀉一兩六銖　白

zhú shí bā zhū fú líng shí bā zhū guì zhī bàn liǎng qù pí
术十八铢　茯苓十八铢　桂枝半两，去皮
术十八銖　茯苓十八銖　桂枝半兩，去皮

shàng wǔ wèi dǎo wéi sǎn yǐ bái yǐn hé fú fāng cùn bǐ
上五味，捣为散，以白饮和服方寸匕，
上五味，搗為散，以白飲和服方寸匕，

rì sān fú duō yǐn nuǎn shuǐ hàn chū yù
日三服。多饮暖水，汗出愈。
日三服。多飲暖水，汗出愈。

fā hàn yǐ , mài fú shuò , fán kě zhě , shǔ wǔ líng sǎn 发汗已，脉浮数，烦渴者，属五苓散 發汗已，脉浮數，煩渴者，屬五苓散
zhèng 证。 證。
shāng hán , hàn chū ér kě zhě , yí wǔ líng sǎn ; bù kě zhě , 伤寒，汗出而渴者，宜五苓散；不渴者， 傷寒，汗出而渴者，宜五苓散；不渴者，
shǔ fú líng gān cǎo tāng 属茯苓甘草汤。 屬茯苓甘草湯。
fú líng èr liǎng guì zhī èr liǎng gān cǎo yī liǎng , zhì 茯苓二两　桂枝二两　甘草一两，炙 茯苓二兩　桂枝二兩　甘草一兩，炙
shēng jiāng yī liǎng 生姜一两 生薑一兩
shàng sì wèi , yǐ shuǐ sì shēng , zhǔ qǔ èr shēng , qù zǐ 上四味，以水四升，煮取二升，去滓。 上四味，以水四升，煑取二升，去滓。
fēn wēn sān fú 分温三服。 分溫三服。
tài yáng bìng fā hàn , hàn chū bù jiě . qí rén réng fā rè , 太阳病发汗，汗出不解。其人仍发热， 太陽病發汗，汗出不解。其人仍發熱，
xīn xià jì , tóu xuàn , shēn shùn dòng , zhèn zhèn yù pǐ . dì 心下悸，头眩，身眴动，振振欲擗。地 心下悸，頭眩，身瞤動，振振欲擗。地

zhě shǔ zhēn wǔ tāng 者，属真武汤。 者，屬真武湯。
fú líng sān liǎng sháo yào sān liǎng shēng jiāng sān liǎng qiē 茯苓三两 芍药三两 生姜三两，切 茯苓三兩 芍藥三兩 生薑三兩，切
fù zǐ yī méi páo qù pí pò bā piàn bái zhú èr liǎng 附子一枚，炮，去皮，破八片 白术二两 附子一枚，炮，去皮，破八片 白术二兩
shàng wǔ wèi yǐ shuǐ bā shēng zhǔ qǔ sān shēng qù zǐ 上五味，以水八升，煮取三升，去滓。 上五味，以水八升，煑取三升，去滓。
wēn fú qī gě rì sān fú 温服七合，日三服。 溫服七合，日三服。
shāng hán hàn chū jiě zhī hòu wèi zhōng bù hé xīn xià pǐ 伤寒汗出解之后，胃中不和，心下痞 傷寒汗出解之後，胃中不和，心下痞
yìng gān yī shí xiù xié xià yǒu shuǐ qì fù zhōng léi míng xià 硬，干噫食臭，胁下有水气，腹中雷鸣，下 硬，乾噫食臭，脅下有水氣，腹中雷鳴，下
lì zhě shǔ shēng jiāng xiè xīn tāng 利者，属生姜泻心汤。 利者，屬生薑瀉心湯。
shēng jiāng sì liǎng gān cǎo sān liǎng zhì rén shēn sān liǎng 生姜四两 甘草三两，炙 人参三两 生薑四兩 甘草三兩，炙 人參三兩
gān jiāng yī liǎng huáng qín sān liǎng bàn xià bàn shēng xǐ 干姜一两 黄芩三两 半夏半升，洗 乾薑一兩 黄芩三兩 半夏半升，洗

huáng lián yī liǎng dà zǎo shí èr méi bāi
黄连一两 大枣十二枚，擘
黃連一兩 大棗十二枚，擘

shàng bā wèi yǐ shuǐ yī dǒu zhǔ qǔ liù shēng qù zǐ
上八味，以水一斗，煮取六升，去滓，
上八味，以水一斗，煑取六升，去滓，

zài jiān qǔ sān shēng wēn fú yī shēng rì sān fú
再煎取三升。温服一升，日三服。
再煎取三升。溫服一升，日三服。

shāng hán fā rè hàn chū bù jiě xīn zhōng pǐ yìng ǒu tù
伤寒发热，汗出不解，心中痞硬，呕吐
傷寒發熱，汗出不解，心中痞硬，嘔吐

ér xià lì zhě shǔ dà chái hú tāng
而下利者，属大柴胡汤。
而下利者，屬大柴胡湯。

chái hú bàn jīn zhǐ shí sì méi zhì shēng jiāng wǔ
柴胡半斤 枳实四枚，炙 生姜五
柴胡半斤 枳實四枚，炙 生薑五

liǎng huáng qín sān liǎng sháo yào sān liǎng bàn xià bàn shēng
两 黄芩三两，芍药三两 半夏半升，
兩 黃芩三兩，芍藥三兩 半夏半升，

xǐ dà zǎo shí èr méi bāi
洗 大枣十二枚，擘
洗 大棗十二枚，擘

shàng qī wèi yǐ shuǐ yī dǒu èr shēng zhǔ qǔ liù shēng
上七味，以水一斗二升，煮取六升，
上七味，以水一斗二升，煑取六升，

qù zǐ zài jiān qǔ sān shēng wēn fú yī shēng rì sān fú
去滓，再煎取三升。温服一升，日三服。
去滓，再煎取三升。溫服一升，日三服。

yáng míng bìng zì hàn chū ruò fā hàn xiǎo biàn zì lì
阳明病，自汗出，若发汗，小便自利
陽明病，自汗出，若發汗，小便自利

zhě cǐ wéi jīn yè nèi jié suī yìng bù kě gōng zhī xū zì
者，此为津液内竭，虽硬不可攻之。须自
者，此為津液內竭，雖硬不可攻之。須自

yù dà biàn yí mì jiān dǎo ér tōng zhī ruò tǔ guā gēn jí dà
欲大便，宜蜜煎导而通之。若土瓜根及大
欲大便，宜蜜煎導而通之。若土瓜根及大

zhū dǎn zhī jiē kě wéi dǎo
猪胆汁，皆可为导。
豬膽汁，皆可為導。

mì jiān fāng
蜜煎方
蜜煎方

shí mì qī gě
食蜜七合
食蜜七合

shàng yī wèi yú tóng qì nèi wēi huǒ jiān dāng xū níng rú
上一味，于铜器内微火煎，当须凝如
上一味，於銅器內微火煎，當須凝如

yí zhuàng jiǎo zhī wù lìng jiāo zhù yù kě wán bìng shǒu niǎn zuò
饴状，搅之勿令焦著，欲可丸，并手捻作
飴狀，攪之勿令焦著，欲可丸，并手捻作

tǐng lìng tóu ruì dà rú zhǐ xǔ cháng èr cùn dāng rè shí
挺，令头锐，大如指许，长二寸。当热时
挺，令頭銳，大如指許，長二寸。當熱時

jí zuò lěng zé yìng yǐ nà gǔ dào zhōng yǐ shǒu jí bào
急作，冷则硬。以纳谷道中，以手急抱。
急作，冷則硬。以納穀道中，以手急抱。

yù dà biàn shí nǎi qù zhī
欲大便时乃去之。
欲大便時乃去之。

yòu dà zhū dǎn yī méi，xiè zhī，hé shǎo xǔ fǎ cù，yǐ
又大猪胆一枚，泻汁，和少许法醋，以
又大豬膽一枚，瀉汁，和少許法醋，以

guàn gǔ dào nèi，rú yī shí qǐng，dāng dà biàn chū sù shí è
灌谷道内，如一食顷，当大便出宿食恶
灌穀道内，如一食頃，當大便出宿食惡

wù，shèn xiào
物，甚效。
物，甚效。

tài yáng bìng sān rì，fā hàn bù jiě，zhēng zhēng fā rè zhě，
太阳病三日，发汗不解，蒸蒸发热者，
太陽病三日，發汗不解，蒸蒸發熱者，

shǔ wèi yě，shǔ tiáo wèi chéng qì tāng zhèng
属胃也，属调胃承气汤证。
屬胃也，屬調胃承氣湯證。

dà hàn chū rè bù qù，nèi jū jí，sì zhī téng，yòu xià lì
大汗出热不去，内拘急，四肢疼，又下利
大汗出熱不去，内拘急，四肢疼，又下利

jué nì ér wù hán zhě，shǔ sì nì tāng zhèng
厥逆而恶寒者，属四逆汤证。
厥逆而惡寒者，屬四逆湯證。

fā hàn hòu bù jiě，fù mǎn tòng zhě，jí xià zhī，yí dà
发汗后不解，腹满痛者，急下之，宜大
發汗後不解，腹滿痛者，急下之，宜大

chéng qì tāng
承气汤。
承氣湯。

dà huáng sì liǎng ，jiǔ xǐ hòu pò bàn jīn ，zhì zhǐ shí
大黄四两，酒洗　厚朴半斤，炙　枳实
大黄四兩，酒洗　厚朴半斤，炙　枳實

wǔ méi ，zhì máng xiāo sān gě
五枚，炙　芒硝三合
五枚，炙　芒硝三合

shàng sì wèi ，yǐ shuǐ yī dǒu ，xiān zhǔ èr wù ，qǔ wǔ
上四味，以水一斗，先煮二物，取五
上四味，以水一斗，先煑二物，取五

shēng ，nà dà huáng ，gèng zhǔ qǔ èr shēng ，qù zǐ ，nà máng
升，纳大黄，更煮取二升，去滓，纳芒
升，納大黃，更煑取二升，去滓，納芒

xiāo ，gèng yī èr fèi 。fēn zài fú 。dé lì zhě ，zhǐ hòu fú 。
硝，更一二沸。分再服。得利者，止后服。
硝，更一二沸。分再服。得利者，止後服。

fā hàn duō ，wáng yáng ，zhān yǔ zhě ，bù kě xià 。yǔ chái
发汗多，亡阳，谵语者，不可下。与柴
發汗多，亡陽，譫語者，不可下。與柴

hú guì zhī tāng hé qí róng wèi ，yǐ tōng jīn yè ，hòu zì yù 。
胡桂枝汤和其荣卫，以通津液，后自愈。
胡桂枝湯和其榮衛，以通津液，後自愈。

chái hú sì liǎng guì zhī yī liǎng bàn ，qù pí huáng qín
柴胡四两　桂枝一两半，去皮　黄芩
柴胡四兩　桂枝一兩半，去皮　黃芩

yī liǎng bàn sháo yào yī liǎng bàn shēng jiāng yī liǎng bàn dà
一两半　芍药一两半　生姜一两半　大
一兩半　芍藥一兩半　生薑一兩半　大

zǎo liù méi ，bāi rén shēn yī liǎng bàn bàn xià èr gě bàn ，
枣六枚，擘　人参一两半　半夏二合半，
棗六枚，擘　人參一兩半　半夏二合半，

xǐ gān cǎo yī liǎng zhì
洗甘草一两，炙
洗甘草一兩，炙

shàng jiǔ wèi yǐ shuǐ liù shēng zhǔ qǔ sān shēng qù zǐ
上九味，以水六升，煮取三升，去滓。
上九味，以水六升，煑取三升，去滓。

wēn fú yī shēng rì sān fú
温服一升，日三服。
溫服一升，日三服。

biàn bù kě tù dì shí bā

辨不可吐第十八

辨不可吐第十八

tài yáng bìng dāng wù hán fā rè jīn zì hàn chū fǎn bù
太阳病，当恶寒发热，今自汗出，反不
太陽病，當惡寒發熱，今自汗出，反不

wù hán fā rè guān shàng mài xì shuò zhě yǐ yī tù zhī guò
恶寒发热，关上脉细数者，以医吐之过
惡寒發熱，關上脉細數者，以醫吐之過

yě ruò dài bìng yī èr rì tù zhī zhě fù zhōng jī kǒu bù
也。若待病一二日吐之者，腹中饥，口不
也。若待病一二日吐之者，腹中飢，口不

néng shí sān sì rì tù zhī zhě bù xǐ mí zhōu yù shí lěng
能食。三四日吐之者，不喜糜粥，欲食冷
能食。三四日吐之者，不喜糜粥，欲食冷

shí zhāo shí mù tù yǐ yī tù zhī suǒ zhì yě cǐ wéi xiǎo nì
食，朝食暮吐，以医吐之所致也，此为小逆。
食，朝食暮吐，以醫吐之所致也，此為小逆。

tài yáng bìng tù zhī dàn tài yáng bìng dāng wù hán jīn fǎn
太阳病，吐之，但太阳病当恶寒，今反
太陽病，吐之，但太陽病當惡寒，今反

bù wù hán bù yù jìn yī zhě cǐ wéi tù zhī nèi fán yě
不恶寒，不欲近衣者，此为吐之内烦也。
不惡寒，不欲近衣者，此為吐之内煩也。

shào yīn bìng yǐn shí rù kǒu zé tù xīn zhōng wēn wēn yù
少阴病，饮食入口则吐，心中温温，欲
少陰病，飲食入口則吐，心中溫溫，欲

tǔ fù bù néng tù shǐ dé zhī shǒu zú hán mài xián chí zhě
吐复不能吐。始得之，手足寒，脉弦迟者，
吐復不能吐。始得之，手足寒，脉弦遲者，

cǐ xiōng zhōng shí，bù kě xià yě。ruò gé shàng yǒu hán yǐn，gān
此胸中实，不可下也。若膈上有寒饮，干
此胸中實，不可下也。若膈上有寒飲，乾

ǒu zhě，bù kě tù yě，dāng wēn zhī。
呕者，不可吐也，当温之。
嘔者，不可吐也，當溫之。

zhū sì nì jué zhě，bù kě tù zhī，xū jiā yì rán。
诸四逆厥者，不可吐之，虚家亦然。
諸四逆厥者，不可吐之，虛家亦然。

biàn kě tù dì shí jiǔ
辨可吐第十九
辨可吐第十九

dà fǎ chūn yí tù
大法，春宜吐。
大法，春宜吐。

fán yòng tù tāng zhòng bìng biàn zhǐ bù bì jìn jì yě
凡用吐汤，中病便止，不必尽剂也。
凡用吐湯，中病便止，不必盡劑也。

bìng rú guì zhī zhèng tóu bù tòng xiàng bù jiàng cùn mài wēi fú xiōng zhōng pǐ yìng qì shàng zhuàng yān hóu bù dé xī zhě cǐ wéi yǒu hán dāng tù zhī
病如桂枝证，头不痛，项不强，寸脉微浮，胸中痞硬，气上撞咽喉不得息者，此为有寒，当吐之。
病如桂枝證，頭不痛，項不強，寸脉微浮，胸中痞硬，氣上撞咽喉不得息者，此為有寒，當吐之。

bìng xiōng shàng zhū shí xiōng zhōng yù yù ér tòng bù néng shí yù shǐ rén àn zhī ér fǎn yǒu xián tuò xià lì rì shí yú xíng qí mài fǎn chí cùn kǒu mài wēi huá cǐ kě tù zhī tù zhī zé lì zhǐ
病胸上诸实，胸中郁郁而痛，不能食，欲使人按之，而反有涎唾，下利日十余行，其脉反迟，寸口脉微滑，此可吐之，吐之则利止。
病胸上諸實，胸中鬱鬱而痛，不能食，欲使人按之，而反有涎唾，下利日十餘行，其脉反遲，寸口脉微滑，此可吐之，吐之則利止。

shào yīn bìng yǐn shí rù kǒu zé tù xīn zhōng wēn wēn yù
少阴病，饮食入口则吐，心中温温，欲
少陰病，飲食入口則吐，心中溫溫，欲

tù fù bù néng tù zhě yí tù zhī
吐复不能吐者，宜吐之。
吐復不能吐者，宜吐之。

sù shí zài shàng guǎn zhě dāng tù zhī
宿食在上管者，当吐之。
宿食在上管者，當吐之。

bìng shǒu zú nì lěng mài zhà jié yǐ kè qì zài xiōng zhōng
病手足逆冷，脉乍结，以客气在胸中，
病手足逆冷，脉乍結，以客氣在胸中，

xīn xià mǎn ér fán yù shí bù néng shí zhě bìng zài xiōng zhōng
心下满而烦，欲食不能食者，病在胸中，
心下滿而煩，欲食不能食者，病在胸中，

dāng tù zhī
当吐之。
當吐之。

biàn bù kě xià bìng mài zhèng bìng zhì dì èr shí
辨不可下病脉证并治第二十
辨不可下病脉證并治第二十

mài rú ér ruò ruò fǎn zài guān rú fǎn zài diān wēi fǎn
脉濡而弱，弱反在关，濡反在巅，微反
脉濡而弱，弱反在關，濡反在巔，微反

zài shàng sè fǎn zài xià wēi zé yáng qì bù zú sè zé wú
在上，涩反在下。微则阳气不足，涩则无
在上，澀反在下。微則陽氣不足，澀則無

xuè yáng qì fǎn wēi zhòng fēng hàn chū ér fǎn zào fán sè
血。阳气反微，中风汗出，而反躁烦，涩
血。陽氣反微，中風汗出，而反躁煩，澀

zé wú xuè jué ér qiě hán yáng wēi zé bù kě xià xià zhī
则无血，厥而且寒。阳微则不可下，下之
則無血，厥而且寒。陽微則不可下，下之

zé xīn xià pǐ yìng
则心下痞硬。
則心下痞硬。

dòng qì zài yòu bù kě xià xià zhī zé jīn yè nèi jié
动气在右，不可下，下之则津液内竭，
動氣在右，不可下，下之則津液内竭，

yān zào bí gān tóu xuàn xīn jì yě
咽燥鼻干，头眩心悸也。
咽燥鼻乾，頭眩心悸也。

dòng qì zài zuǒ bù kě xià xià zhī zé fù nèi jū jí
动气在左，不可下，下之则腹内拘急，
動氣在左，不可下，下之則腹内拘急，

shí bù xià dòng qì gèng jù suī yǒu shēn rè wò zé yù quán
食不下，动气更剧，虽有身热，卧则欲蜷。
食不下，動氣更劇，雖有身熱，臥則欲蜷。

dòng qì zài shàng，bù kě xià。xià zhī zé zhǎng wò rè
动气在上，不可下。下之则掌握热
動氣在上，不可下。下之則掌握熱

fán，shēn shàng fú lěng，rè hàn zì xiè，yù dé shuǐ zì guàn。
烦，身上浮冷，热汗自泄，欲得水自灌。
煩，身上浮冷，熱汗自泄，欲得水自灌。

dòng qì zài xià，bù kě xià，xià zhī zé fù zhàng mǎn，cù
动气在下，不可下，下之则腹胀满，猝
動氣在下，不可下，下之則腹脹滿，猝

tóu xuàn，shí zé xià qīng gǔ，xīn xià pǐ yě。
头眩，食则下清谷，心下痞也。
頭眩，食則下清穀，心下痞也。

yān zhōng bì sè，bù kě xià。xià zhī zé shàng qīng xià
咽中闭塞，不可下。下之则上轻下
咽中閉塞，不可下。下之則上輕下

zhòng，shuǐ jiāng bù xià，wò zé yù quán，shēn jí tòng，xià lì
重，水浆不下，卧则欲蜷，身急痛，下利
重，水漿不下，臥則欲蜷，身急痛，下利

rì shù shí xíng。
日数十行。
日數十行。

zhū wài shí zhě，bù kě xià。xià zhī zé fā wēi rè，wáng
诸外实者，不可下。下之则发微热，亡
諸外實者，不可下。下之則發微熱，亡

mài jué zhě，dāng qí wò rè。
脉厥者，当脐握热。
脉厥者，當臍握熱。

zhū xū zhě，bù kě xià。xià zhī zé dà kě，qiú shuǐ zhě
诸虚者，不可下。下之则大渴，求水者
諸虚者，不可下。下之則大渴，求水者

yì yù wù shuǐ zhě jù
易愈，恶水者剧。
易愈，惡水者劇。

mài rú ér ruò ruò fǎn zài guān rú fǎn zài diān xián fǎn
脉濡而弱，弱反在关，濡反在巅，弦反
脉濡而弱，弱反在關，濡反在巔，弦反

zài shàng wēi fǎn zài xià xián wéi yáng yùn wēi wéi yīn hán
在上，微反在下。弦为阳运，微为阴寒，
在上，微反在下。弦為陽運，微為陰寒，

shàng shí xià xū yì yù dé wēn wēi xián wéi xū xū zhě bù
上实下虚，意欲得温。微弦为虚，虚者不
上實下虛，意欲得溫。微弦為虛，虛者不

kě xià yě wēi zé wéi ké ké zé tǔ xián xià zhī zé ké
可下也。微则为咳，咳则吐涎。下之则咳
可下也。微則為咳，咳則吐涎。下之則咳

zhǐ ér lì yīn bù xiū lì bù xiū zé xiōng zhōng rú chóng
止，而利因不休。利不休，则胸中如虫
止，而利因不休。利不休，則胸中如蟲

niè zhōu rù zé chū xiǎo biàn bù lì liǎng xié jū jí chuǎn xī
啮，粥入则出，小便不利，两胁拘急，喘息
齧，粥入則出，小便不利，兩脅拘急，喘息

wéi nán jǐng bèi xiāng yǐn bì zé bù rén jí hán fǎn hàn chū
为难，颈背相引，臂则不仁，极寒反汗出，
為難，頸背相引，臂則不仁，極寒反汗出，

shēn lěng ruò bīng yǎn jīng bù huì yǔ yán bù xiū ér gǔ qì duō
身冷若冰，眼睛不慧，语言不休，而谷气多
身冷若冰，眼睛不慧，語言不休，而穀氣多

rù cǐ wéi chú zhōng kǒu suī yù yán shé bù dé qián
入，此为除中。口虽欲言，舌不得前。
入，此為除中。口雖欲言，舌不得前。

mài rú ér ruò ruò fǎn zài guān rú fǎn zài diān fú fǎn
脉濡而弱，弱反在关，濡反在巅，浮反
脉濡而弱，弱反在關，濡反在巔，浮反

zài shàng shuò fǎn zài xià fú wéi yáng xū shuò wéi wú xuè
在上，数反在下。浮为阳虚，数为无血。
在上，數反在下。浮為陽虛，數為無血。

fú wéi xū shuò shēng rè fú wéi xū zì hàn chū ér wù
浮为虚，数生热。浮为虚，自汗出而恶
浮為虛，數生熱。浮為虛，自汗出而惡

hán shuò wéi tòng zhèn ér hán lì wēi ruò zài guān xiōng xià
寒；数为痛，振而寒栗。微弱在关，胸下
寒；數為痛，振而寒慄。微弱在關，胸下

wéi jí chuǎn hàn ér bù dé hū xī hū xī zhī zhōng tòng zài
为急，喘汗而不得呼吸，呼吸之中，痛在
為急，喘汗而不得呼吸，呼吸之中，痛在

yú xié zhèn hán xiāng bó xíng rú nüè zhuàng yī fǎn xià zhī
于胁，振寒相搏，形如疟状。医反下之，
於脅，振寒相搏，形如瘧狀。醫反下之，

gù lìng mài shuò fā rè kuáng zǒu jiàn guǐ xīn xià wéi pǐ xiǎo
故令脉数发热，狂走见鬼，心下为痞，小
故令脈數發熱，狂走見鬼，心下為痞，小

biàn lín lí shào fù shèn yìng xiǎo biàn zé niào xuè yě
便淋漓，少腹甚硬，小便则尿血也。
便淋漓，少腹甚硬，小便則尿血也。

mài rú ér jǐn rú zé wèi qì wēi jǐn zé róng zhòng hán
脉濡而紧，濡则卫气微，紧则荣中寒。
脈濡而緊，濡則衛氣微，緊則榮中寒。

yáng wēi wèi zhòng fēng fā rè ér wù hán róng jǐn wèi qì lěng
阳微卫中风，发热而恶寒，荣紧胃气冷，
陽微衛中風，發熱而惡寒，榮緊胃氣冷，

wēi ǒu xīn nèi fán yī wèi yǒu dà rè jiě jī ér fā hàn
微呕心内烦。医谓有大热，解肌而发汗，
微嘔心内煩。醫謂有大熱，解肌而發汗，

wáng yáng xū fán zào xīn xià kǔ pǐ jiān biǎo lǐ jù xū jié
亡阳虚烦躁，心下苦痞坚，表里俱虚竭，
亡陽虚煩躁，心下苦痞堅，表裏俱虚竭，

cù qǐ ér tóu xuàn kè rè zài pí fū chàng yàng bù dé mián
猝起而头眩，客热在皮肤，怅怏不得眠。
猝起而頭眩，客熱在皮膚，悵怏不得眠。

bù zhī wèi qì lěng jǐn hán zài guān yuán jì qiǎo wú suǒ shī
不知胃气冷，紧寒在关元，技巧无所施，
不知胃氣冷，緊寒在關元，技巧無所施，

jí shuǐ guàn qí shēn kè rè yīng shí bà lì lì ér zhèn hán
汲水灌其身。客热应时罢，栗栗而振寒，
汲水灌其身。客熱應時罷，慄慄而振寒，

chóng bèi ér fù zhī hàn chū ér mào diān tǐ tì ér yòu zhèn
重被而覆之，汗出而冒巅，体惕而又振，
重被而覆之，汗出而冒巔，體惕而又振，

xiǎo biàn wéi wēi nán hán qì yīn shuǐ fā qīng gǔ bù róng jiān ǒu
小便为微难，寒气因水发，清谷不容间，呕
小便為微難，寒氣因水發，清穀不容間，嘔

biàn fǎn cháng chū diān dǎo bù dé ān shǒu zú wéi wēi nì shēn
变反肠出，颠倒不得安，手足为微逆，身
變反腸出，顛倒不得安，手足為微逆，身

lěng ér nèi fán chí yù cóng hòu jiù ān kě fù zhuī huán
冷而内烦，迟欲从后救，安可复追还。
冷而内煩，遲欲從後救，安可復追還。

mài fú ér dà fú wéi qì shí dà wéi xuè xū xuè xū
脉浮而大，浮为气实，大为血虚。血虚
脉浮而大，浮為氣實，大為血虚。血虚

wéi wú yīn gū yáng dú xià yīn bù zhě xiǎo biàn dāng chì ér nán
为无阴，孤阳独下阴部者，小便当赤而难，
為無陰，孤陽獨下陰部者，小便當赤而難，

bāo zhōng dāng xū jīn fǎn xiǎo biàn lì ér dà hàn chū fǎ yīng wèi
胞中当虚，今反小便利而大汗出，法应卫
胞中當虛，今反小便利而大汗出，法應衛

jiā dāng wēi jīn fǎn gèng shí jīn yè sì shè róng jié xuè jìn
家当微，今反更实，津液四射，荣竭血尽，
家當微，今反更實，津液四射，榮竭血盡，

gān fán ér bù dé mián xuè báo ròu xiāo ér chéng bào yè yī
干烦而不得眠，血薄肉消，而成暴液。医
乾煩而不得眠，血薄肉消，而成暴液。醫

fù yǐ dú yào gōng qí wèi cǐ wéi zhòng xū kè yáng qù yǒu
复以毒药攻其胃，此为重虚，客阳去有
復以毒藥攻其胃，此為重虛，客陽去有

qī bì xià rú wū ní ér sǐ
期，必下如污泥而死。
期，必下如污泥而死。

mài fú ér jǐn fú zé wéi fēng jǐn zé wéi hán fēng zé
脉浮而紧，浮则为风，紧则为寒，风则
脉浮而緊，浮則為風，緊則為寒，風則

shāng wèi hán zé shāng róng róng wèi jù bìng gú jié fán téng
伤卫，寒则伤荣，荣卫俱病，骨节烦疼，
傷衛，寒則傷榮，榮衛俱病，骨節煩疼，

dāng fā qí hàn ér bù kě xià yě
当发其汗而不可下也。
當發其汗而不可下也。

fū yáng mài chí ér huǎn wèi qì rú jīng yě fū yáng mài
趺阳脉迟而缓，胃气如经也。趺阳脉
趺陽脉遲而緩，胃氣如經也。趺陽脉

fú ér shuò fú zé shāng wèi shuò zé dòng pí cǐ fēi běn
浮而数，浮则伤胃，数则动脾，此非本
浮而數，浮則傷胃，數則動脾，此非本

bìng yī tè xià zhī suǒ wéi yě róng wèi nèi xiàn qí shuò xiān
病，医特下之所为也。荣卫内陷，其数先
病，醫特下之所為也。榮衛内陷，其數先

wēi mài fǎn dàn fú qí rén bì dà biàn yìng qì yī ér chú
微，脉反但浮，其人必大便硬，气噫而除。
微，脉反但浮，其人必大便硬，氣噫而除。

hé yǐ yán zhī běn yǐ shuò mài dòng pí qí shuò xiān wēi gù
何以言之，本以数脉动脾，其数先微，故
何以言之，本以數脉動脾，其數先微，故

zhī pí qì bù zhì dà biàn yìng yī ér chú jīn mài fǎn fú
知脾气不治，大便硬，噫而除。今脉反浮，
知脾氣不治，大便硬，噫而除。今脉反浮，

qí shuò gǎi wēi xié qì dú liú xīn zhōng zé jī xié rè bù
其数改微，邪气独留，心中则饥，邪热不
其數改微，邪氣獨留，心中則飢，邪熱不

shā gǔ cháo rè fā kě shuò mài dāng chí huǎn mài yīn qián hòu
杀谷，潮热发渴。数脉当迟缓，脉因前后
殺穀，潮熱發渴。數脉當遲緩，脉因前後

dù shuò rú fǎ bìng zhě zé jī shuò mài bù shí zé shēng è
度数如法，病者则饥。数脉不时，则生恶
度數如法，病者則飢。數脉不時，則生恶

chuāng yě
疮也。
瘡也。

mài shuò zhě jiǔ shuò bù zhǐ zhǐ zé xié jié zhèng qì bù
脉数者，久数不止。止则邪结，正气不
脉數者，久數不止。止則邪結，正氣不

néng fù zhèng qì què jié yú zàng gù xié qì fú zhī yǔ pí
能复，正气却结于脏，故邪气浮之，与皮
能復，正氣却結於臟，故邪氣浮之，與皮

máo xiāng dé mài shuò zhě bù kě xià xià zhī bì fán lì bù
毛相得。脉数者不可下，下之必烦，利不
毛相得。脉數者不可下，下之必煩，利不

zhǐ
止。
止。

shào yīn bìng mài wēi bù kě fā hàn wáng yáng gù yě
少阴病，脉微，不可发汗，亡阳故也。
少陰病，脉微，不可發汗，亡陽故也。

yáng yǐ xū chǐ zhōng ruò sè zhě fù bù kě xià zhī
阳已虚，尺中弱涩者，复不可下之。
陽已虛，尺中弱澀者，復不可下之。

mài fú dà yīng fā hàn yī fǎn xià zhī cǐ wéi dà nì
脉浮大，应发汗，医反下之，此为大逆
脉浮大，應發汗，醫反下之，此為大逆

yě
也。
也。

mài fú ér dà xīn xià fǎn yìng yǒu rè shǔ zàng zhě gōng
脉浮而大，心下反硬。有热属脏者，攻
脉浮而大，心下反硬。有熱屬臟者，攻

zhī bù lìng fā hàn shǔ fǔ zhě bù lìng sōu shù sōu shù zé
之，不令发汗；属腑者，不令溲数，溲数则
之，不令發汗；屬腑者，不令溲數，溲數則

dà biàn yìng hàn duō zé rè yù hàn shǎo zé biàn nán mài chí
大便硬。汗多则热愈，汗少则便难，脉迟
大便硬。汗多則熱愈，汗少則便難，脉遲

shàng wèi kě gōng
尚未可攻。
尚未可攻。

èr yáng bìng bìng tài yáng chū dé bìng shí ér fā qí hàn hàn
二阳并病，太阳初得病时而发其汗，汗
二陽并病，太陽初得病時而發其汗，汗

xiān chū bù chè yīn zhuǎn shǔ yáng míng xù zì wēi hàn chū bù
先出不彻，因转属阳明，续自微汗出，不
先出不徹，因轉屬陽明，續自微汗出，不

wù hán ruò tài yáng zhèng bù bà zhě bù kě xià xià zhī wéi
恶寒。若太阳证不罢者，不可下，下之为
惡寒。若太陽證不罷者，不可下，下之為

nì
逆。
逆。

jié xiōng zhèng mài fú dà zhě bù kě xià xià zhī jí
结胸证，脉浮大者，不可下，下之即
結胸證，脉浮大者，不可下，下之即

sǐ
死。
死。

tài yáng yǔ yáng míng hé bìng chuǎn ér xiōng mǎn zhě bù kě
太阳与阳明合病，喘而胸满者，不可
太陽與陽明合病，喘而胸滿者，不可

xià
下。
下。

tài yáng yǔ shào yáng hé bìng zhě xīn xià yìng jǐng xiàng jiàng
太阳与少阳合病者，心下硬，颈项强
太陽與少陽合病者，心下硬，頸項強

ér xuàn zhě bù kě xià
而眩者，不可下。
而眩者，不可下。

zhū sì nì jué zhě bù kě xià zhī xū jiā yì rán
诸四逆厥者，不可下之，虚家亦然。
諸四逆厥者，不可下之，虛家亦然。

bìng yù tù zhě bù kě xià
病欲吐者，不可下。
病欲吐者，不可下。

tài yáng bìng yǒu wài zhèng wèi jiě bù kě xià xià zhī wéi nì
太阳病，有外证未解，不可下，下之为逆。
太陽病，有外證未解，不可下，下之為逆。

bìng fā yú yáng ér fǎn xià zhī rè rù yīn zuò jié xiōng bìng fā yú yīn ér fǎn xià zhī yīn zuò pǐ
病发于阳而反下之，热入因作结胸；病发于阴而反下之，因作痞。
病發于陽而反下之，熱入因作結胸；病發于陰而反下之，因作痞。

bìng mài fú ér jǐn ér fù xià zhī jǐn fǎn rù lǐ zé zuò pǐ
病脉浮而紧，而复下之，紧反入里，则作痞。
病脉浮而緊，而復下之，緊反入裏，則作痞。

fū bìng yáng duō zhě rè xià zhī zé yìng
夫病阳多者热，下之则硬。
夫病陽多者熱，下之則硬。

bĕn xū gōng qí rè bì yuě
本虚，攻其热必哕。
本虛，攻其熱必噦。

wú yáng yīn qiáng dà biàn yìng zhě xià zhī bì qīng gŭ fù
无阳阴强，大便硬者，下之，必清谷腹
無陽陰強，大便硬者，下之，必清谷腹

mǎn
满。
滿。

tài yīn zhī wéi bìng fù mǎn ér tù shí bù xià zì lì
太阴之为病，腹满而吐，食不下，自利
太陰之為病，腹滿而吐，食不下，自利

yì shèn shí fù zì tòng xià zhī bì xiōng xià jié yìng
益甚，时腹自痛，下之，必胸下结硬。
益甚，時腹自痛，下之，必胸下結硬。

jué yīn zhī wéi bìng xiāo kě qì shàng zhuàng xīn xīn zhōng
厥阴之为病，消渴，气上撞心，心中
厥陰之為病，消渴，氣上撞心，心中

téng rè jī ér bù yù shí shí zé tù huí xià zhī lì bù
疼热，饥而不欲食，食则吐蛔，下之，利不
疼熱，飢而不欲食，食則吐蛔，下之，利不

zhĭ
止。
止。

shào yīn bìng yĭn shí rù kŏu zé tù xīn zhōng wēn wēn yù
少阴病，饮食入口则吐，心中温温，欲
少陰病，飲食入口則吐，心中溫溫，欲

tù fù bù néng tù shĭ dé zhī shŏu zú hán mài xián chí zhě
吐复不能吐，始得之，手足寒，脉弦迟者，
吐復不能吐，始得之，手足寒，脉弦遲者，

cǐ xiōng zhōng shí bù kě xià yě
此胸中实，不可下也。
此胸中實，不可下也。

shāng hán wǔ liù rì bù jié xiōng fù rú mài xū fù
伤寒五六日，不结胸，腹濡，脉虚，复
傷寒五六日，不結胸，腹濡，脉虚，復

jué zhě bù kě xià cǐ wáng xuè xià zhī sǐ
厥者，不可下，此亡血。下之，死。
厥者，不可下，此亡血。下之，死。

shāng hán fā rè tóu tòng wēi hàn chū fā hàn zé bù
伤寒，发热，头痛，微汗出。发汗则不
傷寒，發熱，頭痛，微汗出。發汗則不

shí rén xūn zhī zé chuǎn bù dé xiǎo biàn xīn fù mǎn xià zhī
识人；熏之则喘，不得小便，心腹满；下之
識人；熏之則喘，不得小便，心腹滿；下之

zé duǎn qì xiǎo biàn nán tóu tòng bēi jiàng jiā wēn zhēn zé nǜ
则短气，小便难，头痛背强；加温针则衄。
則短氣，小便難，頭痛背強；加溫針則衄。

shāng hán mài yīn yáng jù jǐn wù hán fā rè zé mài yù
伤寒脉阴阳俱紧，恶寒发热，则脉欲
傷寒脉陰陽俱緊，惡寒發熱，則脉欲

jué jué zhě mài chū lái dà jiàn jiàn xiǎo gèng lái jiàn dà
厥。厥者，脉初来大，渐渐小，更来渐大，
厥。厥者，脉初來大，漸漸小，更來漸大，

shì qí hòu yě rú cǐ zhě wù hán shèn zhě xī xī hàn chū
是其候也。如此者，恶寒甚者翕翕汗出，
是其候也。如此者，惡寒甚者翕翕汗出，

hóu zhōng tòng ruò rè duō zhě mù chì mài duō jīng bù huì yī
喉中痛；若热多者，目赤脉多，睛不慧。医
喉中痛；若熱多者，目赤脉多，睛不慧。醫

fù fā zhī yān zhōng zé shāng ruò fù xià zhī zé liǎng mù
复发之，咽中则伤；若复下之，则两目
復發之，咽中則傷；若復下之，則兩目

bì hán duō biàn qīng gǔ rè duō biàn nóng xuè ruò xūn zhī zé
闭，寒多便清谷，热多便脓血；若熏之，则
閉，寒多便清穀，熱多便膿血；若熏之，則

shēn fā huáng ruò yùn zhī zé yān zào ruò xiǎo biàn lì zhě
身发黄；若熨之，则咽燥。若小便利者，
身發黄；若熨之，則咽燥。若小便利者，

kě jiù zhī ruò xiǎo biàn nán zhě wéi wēi dài
可救之；若小便难者，为危殆。
可救之；若小便難者，為危殆。

shāng hán fā rè kǒu zhōng bó bó qì chū tóu tòng mù
伤寒发热，口中勃勃气出，头痛目
傷寒發熱，口中勃勃氣出，頭痛目

huáng nǜ bù kě zhì tān shuǐ zhě bì ǒu wù shuǐ zhě jué ruò
黄；衄不可制，贪水者必呕，恶水者厥。若
黄；衄不可制，貪水者必嘔，惡水者厥。若

xià zhī yān zhōng shēng chuāng jiǎ lìng shǒu zú wēn zhě bì xià
下之，咽中生疮，假令手足温者，必下
下之，咽中生瘡，假令手足溫者，必下

chóng biàn nóng xuè tóu tòng mù huáng zhě ruò xià zhī zé mù
重便脓血。头痛目黄者，若下之则目
重便膿血。頭痛目黄者，若下之則目

bì tān shuǐ zhě ruò xià zhī qí mài bì jué qí shēng yīng yān
闭。贪水者，若下之其脉必厥，其声嘤，咽
閉。貪水者，若下之其脉必厥，其聲嚶，咽

hóu sè ruò fā hàn zé zhàn lì yīn yáng jù xū wù shuǐ
喉塞；若发汗，则战栗，阴阳俱虚。恶水
喉塞；若發汗，則戰慄，陰陽俱虛。惡水

zhě ruò xià zhī zé lǐ lěng bù shì shí dà biàn wán gǔ chū
者，若下之，则里冷不嗜食，大便完谷出；
者，若下之，則裏冷不嗜食，大便完穀出；

ruò fā hàn zé kǒu zhōng shāng shé shàng bái tái fán zào mài
若发汗则口中伤，舌上白苔。烦躁，脉
若發汗則口中傷，舌上白胎。煩躁，脉

shuò shí bù dà biàn liù qī rì hòu bì biàn xuè ruò fā hàn
数实，不大便六七日，后必便血。若发汗，
數實，不大便六七日，後必便血。若發汗，

zé xiǎo biàn zì lì yě
则小便自利也。
則小便自利也。

dé bìng èr sān rì mài ruò wú tài yáng chái hú zhèng fán
得病二三日，脉弱，无太阳柴胡证，烦
得病二三日，脉弱，無太陽柴胡證，煩

zào xīn xià pǐ zhì sì rì suī néng shí yǐ chéng qì tāng
躁，心下痞。至四日，虽能食，以承气汤
躁，心下痞。至四日，雖能食，以承氣湯

shǎo shǎo yǔ wēi hé zhī lìng xiǎo ān zhì liù rì yǔ chéng qì
少少与微和之，令小安。至六日，与承气
少少與微和之，令小安。至六日，與承氣

tāng yī shēng ruò bù dà biàn liù qī rì xiǎo biàn shǎo suī bù
汤一升。若不大便六七日，小便少，虽不
湯一升。若不大便六七日，小便少，雖不

dà biàn dàn chū tóu yìng hòu bì táng wèi dìng chéng yìng gōng
大便，但出头硬，后必溏，未定成硬，攻
大便，但出頭硬，後必溏，未定成硬，攻

zhī bì táng xū xiǎo biàn lì shǐ dìng yìng nǎi kě gōng zhī
之必溏。须小便利，屎定硬，乃可攻之。
之必溏。須小便利，屎定硬，乃可攻之。

zàng jié wú yáng zhèng bù wǎng lái hán rè qí rén fǎn jìng
脏结无阳证，不往来寒热，其人反静，
臟結無陽證，不往來寒熱，其人反靜，

shé shàng tái huá zhě bù kě gōng yě
舌上苔滑者，不可攻也。
舌上胎滑者，不可攻也。

shāng hán ǒu duō suī yǒu yáng míng zhèng bù kě gōng zhī
伤寒呕多，虽有阳明证，不可攻之。
傷寒嘔多，雖有陽明證，不可攻之。

yáng míng bìng cháo rè dà biàn wēi yìng zhě kě yǔ dà chéng
阳明病，潮热，大便微硬者，可与大承
陽明病，潮熱，大便微硬者，可與大承

qì tāng bù yìng zhě bù kě yǔ zhī ruò bù dà biàn liù qī
气汤，不硬者，不可与之。若不大便六七
氣湯，不硬者，不可與之。若不大便六七

rì kǒng yǒu zào niào yù zhī zhī fǎ shǎo yǔ xiǎo chéng qì
日，恐有燥尿，欲知之法，少与小承气
日，恐有燥尿，欲知之法，少與小承氣

tāng tāng rù fù zhōng zhuǎn shǐ qì zhě cǐ yǒu zào shǐ yě
汤，汤入腹中，转矢气者，此有燥屎也，
湯，湯入腹中，轉矢氣者，此有燥屎也，

nǎi kě gōng zhī ruò bù zhuǎn shǐ qì zhě cǐ dàn chū tóu yìng
乃可攻之。若不转矢气者，此但初头硬，
乃可攻之。若不轉矢氣者，此但初頭硬，

hòu bì táng bù kě gōng zhī gōng zhī bì zhàng mǎn bù néng shí
后必溏，不可攻之，攻之必胀满不能食
後必溏，不可攻之，攻之必脹滿不能食

yě yù yǐn shuǐ zhě yǔ shuǐ zé yuě qí hòu fā rè zhě dà
也；欲饮水者，与水则哕。其后发热者，大
也；欲飲水者，與水則噦。其後發熱者，大

biàn bì fù yìng ér shǎo yě, yí xiǎo chéng qì tāng hé zhī。bù 便必复硬而少也，宜小承气汤和之。不 便必復硬而少也，宜小承氣湯和之。不
zhuǎn shǐ qì zhě, shèn bù kě gōng yě。 转矢气者，慎不可攻也。 轉矢氣者，慎不可攻也。
dà chéng qì tāng fāng **大承气汤方** **大承氣湯方**
dà huáng sì liǎng hòu pò bā liǎng, zhì zhǐ shí wǔ méi, 大黄四两 厚朴八两，炙 枳实五枚， 大黃四兩 厚朴八兩，炙 枳實五枚，
zhì máng xiāo sān gě 炙 芒硝三合 炙 芒硝三合
shàng sì wèi, yǐ shuǐ yī dǒu, xiān zhǔ èr wèi, qǔ wǔ 上四味，以水一斗，先煮二味，取五 上四味，以水一斗，先煮二味，取五
shēng, xià dà huáng, zhǔ qǔ èr shēng, qù zǐ, xià máng xiāo, 升，下大黄，煮取二升，去滓，下芒硝， 升，下大黃，煮取二升，去滓，下芒硝，
zài zhǔ yī èr fèi, fēn èr fú。lì zé zhǐ hòu fú。 再煮一二沸，分二服。利则止后服。 再煮一二沸，分二服。利則止後服。
xiǎo chéng qì tāng fāng **小承气汤方** **小承氣湯方**
dà huáng sì liǎng, jiǔ xǐ hòu pò èr liǎng, zhì, qù pí 大黄四两，酒洗 厚朴二两，炙，去皮 大黃四兩，酒洗 厚朴二兩，炙，去皮

zhǐ shí sān méi zhì
枳实三枚，炙
枳實三枚，炙

shàng sān wèi yǐ shuǐ sì shēng zhǔ qǔ yī shēng èr gě
上三味，以水四升，煮取一升二合，
上三味，以水四升，煑取一升二合，

qù zǐ fēn wēn zài fú
去滓。分温再服。
去滓。分溫再服。

shāng hán zhòng fēng yī fǎn xià zhī qí rén xià lì rì shù shí
伤寒中风，医反下之，其人下利日数十
傷寒中風，醫反下之，其人下利日數十

xíng gǔ bù huà fù zhōng léi míng xīn xià pǐ yìng ér mǎn gān
行，谷不化，腹中雷鸣，心下痞硬而满，干
行，穀不化，腹中雷鳴，心下痞硬而滿，乾

ǒu xīn fán bù dé ān yī jiàn xīn xià pǐ wèi bìng bù jìn
呕、心烦、不得安。医见心下痞，谓病不尽，
嘔、心煩、不得安。醫見心下痞，謂病不盡，

fù xià zhī qí pǐ yì shèn cǐ fēi rè jié dàn yǐ wèi zhōng
复下之，其痞益甚。此非热结，但以胃中
復下之，其痞益甚。此非熱結，但以胃中

xū kè qì shàng nì gù shǐ yìng yě shǔ gān cǎo xiè xīn tāng
虚，客气上逆，故使硬也，属甘草泻心汤。
虛，客氣上逆，故使硬也，屬甘草瀉心湯。

gān cǎo sì liǎng zhì huáng qín sān liǎng gān jiāng sān liǎng
甘草四两，炙 黄芩三两 干姜三两
甘草四兩，炙 黃芩三兩 乾薑三兩

dà zǎo shí èr méi bāi bàn xià bàn shēng xǐ huáng lián
大枣十二枚，擘 半夏半升，洗 黄连
大棗十二枚，擘 半夏半升，洗 黃連

yī liǎng 一两 一兩
shàng liù wèi, yǐ shuǐ yī dǒu, zhǔ qǔ liù shēng, qù zǐ, 上六味，以水一斗，煮取六升，去滓， 上六味，以水一斗，煑取六升，去滓，
zài jiān qǔ sān shēng. wēn fú yī shēng, rì sān fú. 再煎取三升。温服一升，日三服。 再煎取三升。溫服一升，日三服。
xià lì mài dà zhě, xū yě, yǐ qiáng xià zhī gù yě. shè 下利脉大者，虚也，以强下之故也。设 下利脉大者，虛也，以強下之故也。設
mài fú gé, yīn ér cháng míng zhě, shǔ dāng guī sì nì tāng. 脉浮革，因而肠鸣者，属当归四逆汤。 脉浮革，因而腸鳴者，屬當歸四逆湯。
dāng guī sān liǎng guì zhī sān liǎng, qù pí xì xīn sān 当归三两 桂枝三两，去皮 细辛三 當歸三兩 桂枝三兩，去皮 細辛三
liǎng gān cǎo èr liǎng, zhì tōng cǎo èr liǎng sháo yào sān 两 甘草二两，炙 通草二两 芍药三 兩 甘草二兩，炙 通草二兩 芍藥三
liǎng dà zǎo èr shì wǔ méi, bāi 两 大枣二十五枚，擘 兩 大棗二十五枚，擘
shàng qī wèi, yǐ shuǐ bā shēng, zhǔ qǔ sān shēng, qù zǐ. 上七味，以水八升，煮取三升，去滓。 上七味，以水八升，煑取三升，去滓。
wēn fú yī shēng, bàn rì sān fú. 温服一升，半日三服。 溫服一升，半日三服。

yáng míng bìng shēn hé sè chì bù kě gōng zhī bì fā
阳明病，身合色赤，不可攻之。必发
陽明病，身合色赤，不可攻之。必發

rè sè huáng zhě xiǎo biàn bù lì yě
热色黄者，小便不利也。
熱色黃者，小便不利也。

yáng míng bìng xīn xià yìng mǎn zhě bù kě gōng zhī gōng
阳明病，心下硬满者，不可攻之。攻
陽明病，心下硬滿者，不可攻之。攻

zhī lì suì bù zhǐ zhě sǐ lì zhǐ zhě yù
之利遂不止者死，利止者愈。
之利遂不止者死，利止者愈。

yáng míng bìng zì hàn chū ruò fā hàn xiǎo biàn zì lì
阳明病，自汗出，若发汗，小便自利
陽明病，自汗出，若發汗，小便自利

zhě cǐ wéi jīn yè nèi jié suī yìng bù kě gōng zhī xū zì
者，此为津液内竭，虽硬不可攻之。须自
者，此為津液內竭，雖硬不可攻之。須自

yù dà biàn yí mì jiān dǎo ér tōng zhī ruò tǔ guā gēn jí zhū
欲大便，宜蜜煎导而通之。若土瓜根及猪
欲大便，宜蜜煎導而通之。若土瓜根及豬

dǎn zhī jiē kě wéi dǎo
胆汁，皆可为导。
膽汁，皆可為導。

biàn kě xià bìng mài zhèng bìng zhì dì èr shí yī
辨可下病脉证并治第二十一
辨可下病脉證并治第二十一

dà fǎ qiū yí xià
大法，秋宜下。
大法，秋宜下。

fán kě xià zhě yòng tāng shèng wán sǎn zhòng bìng biàn zhǐ bù bì jìn jì yě
凡可下者，用汤胜丸、散。中病便止，不必尽剂也。
凡可下者，用湯勝丸、散。中病便止，不必盡劑也。

yáng míng bìng fā rè hàn duō zhě jí xià zhī yí dà chái hú tāng
阳明病，发热汗多者，急下之，宜大柴胡汤。
陽明病，發熱汗多者，急下之，宜大柴胡湯。

chái hú bā liǎng zhǐ shí sì méi zhì shēng jiāng wǔ liǎng huáng qín sān liǎng sháo yào sān liǎng dà zǎo shí èr méi bāi bàn xià bàn shēng xǐ
柴胡八两　枳实四枚，炙　生姜五两　黄芩三两　芍药三两　大枣十二枚，擘　半夏半升，洗
柴胡八兩　枳實四枚，炙　生薑五兩　黄芩三兩　芍藥三兩　大棗十二枚，擘　半夏半升，洗

shàng qī wèi yǐ shuǐ yī dǒu èr shēng zhǔ qǔ liù shēng
上七味，以水一斗二升，煮取六升，
上七味，以水一斗二升，煑取六升，

qù zǐ gèng jiān qǔ sān shēng wēn fú yī shēng rì sān fú
去滓，更煎取三升，温服一升，日三服。
去滓，更煎取三升，溫服一升，日三服。

shào yīn bìng dé zhī èr sān rì kǒu zào yān gān zhě jí
少阴病，得之二三日，口燥咽干者，急
少陰病，得之二三日，口燥咽乾者，急

xià zhī yí dà chéng qì tāng
下之，宜大承气汤。
下之，宜大承氣湯。

shào yīn bìng liù qī rì fù mǎn bù dà biàn zhě jí xià
少阴病，六七日，腹满不大便者，急下
少陰病，六七日，腹滿不大便者，急下

zhī yí dà chéng qì tāng
之，宜大承气汤。
之，宜大承氣湯。

shào yīn bìng xià lì qīng shuǐ sè chún qīng xīn xià bì
少阴病，下利清水，色纯青，心下必
少陰病，下利清水，色純青，心下必

tòng kǒu gān zào zhě kě xià zhī yí dà chái hú dà chéng qì
痛，口干燥者，可下之，宜大柴胡、大承气
痛，口乾燥者，可下之，宜大柴胡、大承氣

tāng
汤。
湯。

xià lì sān bù mài jiē píng àn zhī xīn xià yìng zhě jí xià
下利，三部脉皆平，按之心下硬者，急下
下利，三部脉皆平，按之心下硬者，急下

zhī yí dà chéng qì tāng
之，宜大承气汤。
之，宜大承氣湯。

xià lì mài chí ér huá zhě nèi shí yě lì mò yù zhǐ
下利，脉迟而滑者，内实也。利末欲止，
下利，脉遲而滑者，内實也。利末欲止，

dāng xià zhī yí dà chéng qì tāng
当下之，宜大承气汤。
當下之，宜大承氣湯。

yáng míng shào yáng hé bìng bì xià lì qí mài bù fù
阳明少阳合病，必下利。其脉不负
陽明少陽合病，必下利。其脉不負

zhě wéi shùn yě fù zhě shī yě hù xiāng kè zéi míng wéi
者，为顺也，负者，失也。互相克贼，名为
者，為順也，負者，失也。互相克賊，名為

fù yě mài huá ér shuò zhě yǒu sù shí dāng xià zhī yí dà
负也。脉滑而数者，有宿食，当下之，宜大
負也。脉滑而數者，有宿食，當下之，宜大

chéng qì tāng
承气汤。
承氣湯。

wèn yuē rén bìng yǒu sù shí hé yǐ bié zhī shī yuē cùn
问曰：人病有宿食，何以别之？师曰：寸
問曰：人病有宿食，何以别之？師曰：寸

kǒu mài fú ér dà àn zhī fǎn sè chǐ zhōng yì wēi ér sè gù
口脉浮而大，按之反涩，尺中亦微而涩，故
口脉浮而大，按之反澀，尺中亦微而澀，故

zhī yǒu sù shí dāng xià zhī yí dà chéng qì tāng
知有宿食，当下之，宜大承气汤。
知有宿食，當下之，宜大承氣湯。

xià lì bù yù shí zhě yǐ yǒu sù shí gù yě dāng xià
下利不欲食者，以有宿食故也。当下
下利不欲食者，以有宿食故也。當下

zhī yí dà chéng qì tāng
之，宜大承气汤。
之，宜大承氣湯。

xià lì chài zhì qí nián yuè rì shí fù fā zhě yǐ bìng bù
下利瘥，至其年月日时复发者，以病不
下利瘥，至其年月日時復發者，以病不

jìn gù yě dāng xià zhī yí dà chéng qì tāng
尽故也，当下之，宜大承气汤。
盡故也，當下之，宜大承氣湯。

bìng fù zhōng mǎn tòng zhě cǐ wéi shí yě dāng xià zhī
病腹中满痛者，此为实也。当下之，
病腹中滿痛者，此為實也。當下之，

yí dà chéng qì dà chái hú tāng
宜大承气、大柴胡汤。
宜大承氣、大柴胡湯。

xià lì mài fǎn huá dāng yǒu suǒ qù xià nǎi yù yí dà
下利，脉反滑，当有所去，下乃愈，宜大
下利，脉反滑，當有所去，下乃愈，宜大

chéng qì tāng
承气汤。
承氣湯。

fù mǎn bù jiǎn jiǎn bù zú yán dāng xià zhī yí dà chái
腹满不减，减不足言，当下之，宜大柴
腹滿不減，減不足言，當下之，宜大柴

hú dà chéng qì tāng
胡、大承气汤。
胡、大承氣湯。

shāng hán hòu mài chén chén zhě nèi shí yě xià zhī jiě
伤寒后脉沉，沉者，内实也，下之解，
傷寒後脉沉，沉者，内實也，下之解，

yí dà chái hú tāng
宜大柴胡汤。
宜大柴胡湯。

shāng hán liù qī rì，mù zhōng bù liǎo liǎo，jīng bù hé，wú
伤寒六七日，目中不了了，睛不和，无
傷寒六七日，目中不了了，睛不和，無

biǎo lǐ zhèng，dà biàn nán，shēn wēi rè zhě，cǐ wéi shí yě
表里证，大便难，身微热者，此为实也。
表裏證，大便難，身微熱者，此為實也。

jí xià zhī，yí dà chéng qì、dà chái hú tāng
急下之，宜大承气、大柴胡汤。
急下之，宜大承氣、大柴胡湯。

tài yáng bìng wèi jiě，mài yīn yáng jù tíng，bì xiān zhèn lì hàn
太阳病未解，脉阴阳俱停，必先振栗汗
太陽病未解，脉陰陽俱停，必先振慄汗

chū ér jiě。dàn yīn mài wēi zhě，xià zhī ér jiě，yí dà chái hú
出而解。但阴脉微者，下之而解，宜大柴胡
出而解。但陰脉微者，下之而解，宜大柴胡

tāng
汤。
湯。

mài shuāng xián ér chí zhě，bì xīn xià yìng；mài dà ér jǐn
脉双弦而迟者，必心下硬；脉大而紧
脉雙弦而遲者，必心下硬；脉大而緊

zhě，yáng zhōng yǒu yīn yě，kě xià zhī，yí dà chéng qì tāng
者，阳中有阴也，可下之，宜大承气汤。
者，陽中有陰也，可下之，宜大承氣湯。

jié xiōng zhě，xiàng yì jiàng，rú róu jìng zhuàng，xià zhī zé
结胸者，项亦强，如柔痓状，下之则
結胸者，項亦強，如柔痓狀，下之則

hé jié xiōng mén yòng dà xiàn xiōng wán
和。结胸门用大陷胸丸。
和。結胸門用大陷胸丸。

bìng rén wú biǎo lǐ zhèng fā rè qī bā rì suī mài fú shuò
病人无表里证，发热七八日，虽脉浮数
病人無表裏證，發熱七八日，雖脉浮數

zhě kě xià zhī yí dà chái hú tāng
者，可下之，宜大柴胡汤。
者，可下之，宜大柴胡湯。

tài yáng bìng liù qī rì biǎo zhèng réng zài mài wēi ér chén
太阳病六七日，表证仍在，脉微而沉，
太陽病六七日，表證仍在，脉微而沉，

fǎn bù jié xiōng qí rén fā kuáng zhě yǐ rè zài xià jiāo shào
反不结胸，其人发狂者，以热在下焦，少
反不結胸，其人發狂者，以熱在下焦，少

fù dāng yìng mǎn ér xiǎo biàn zì lì zhě xià xuè nǎi yù suǒ
腹当硬满，而小便自利者，下血乃愈。所
腹當硬滿，而小便自利者，下血乃愈。所

yǐ rán zhě yǐ tài yáng suí jīng yū rè zài lǐ gù yě yí
以然者，以太阳随经，瘀热在里故也。宜
以然者，以太陽隨經，瘀熱在裏故也。宜

xià zhī yǐ dǐ dāng tāng
下之，以抵当汤。
下之，以抵當湯。

shuǐ zhì sān shí méi áo táo rén èr shí méi qù pí jiān
水蛭三十枚，熬 桃仁二十枚，去皮、尖
水蛭三十枚，熬 桃仁二十枚，去皮、尖

méng chóng sān shí méi qù chì zú áo dà huáng sān
虻虫三十枚，去翅、足，熬 大黄三
虻蟲三十枚，去翅、足，熬 大黃三

liǎng qù pí pò liù piàn
两，去皮，破六片
兩，去皮，破六片

shàng sì wèi yǐ shuǐ wǔ shēng zhǔ qǔ sān shēng qù zǐ
上四味，以水五升，煮取三升，去滓。
上四味，以水五升，煑取三升，去滓。

wēn fú yī shēng bù xià zhě gèng fú
温服一升，不下者更服。
溫服一升，不下者更服。

tài yáng bìng shēn huáng mài chén jié shào fù yìng mǎn xiǎo
太阳病，身黄，脉沉结，少腹硬满，小
太陽病，身黃，脉沉結，少腹硬滿，小

biàn bù lì zhě wéi wú xuè yě xiǎo biàn zì lì qí rén rú
便不利者，为无血也，小便自利，其人如
便不利者，為無血也，小便自利，其人如

kuáng zhě xuè zhèng dì shǔ dǐ dāng tāng zhèng
狂者，血证谛，属抵当汤证。
狂者，血證諦，屬抵當湯證。

shāng hán yǒu rè shào fù mǎn yīng xiǎo biàn bù lì jīn fǎn
伤寒有热，少腹满，应小便不利，今反
傷寒有熱，少腹滿，應小便不利，今反

lì zhě wéi yǒu xuè yě dāng xià zhī yí dǐ dāng wán
利者，为有血也，当下之，宜抵当丸。
利者，為有血也，當下之，宜抵當丸。

dà huáng sān liǎng táo rén èr shí wǔ gè qù pí jiān
大黄三两　桃仁二十五个，去皮、尖
大黃三兩　桃仁二十五個，去皮、尖

méng chóng qù chì zú áo shuǐ zhì gè èr shí gè áo
虻虫去翅、足，熬　水蛭各二十个，熬
虻蟲去翅、足，熬　水蛭各二十個，熬

shàng sì wèi dǎo shāi wéi sì wán yǐ shuǐ yī shēng zhǔ yī
上四味，捣筛为四丸，以水一升，煮一
上四味，擣篩為四丸，以水一升，煑一

wán qǔ qī gě fú zhī zuì shí dāng xià xuè ruò bù xià zhě
丸，取七合服之。晬时当下血，若不下者，
丸，取七合服之。晬時當下血，若不下者，

gèng fú
更服。
更服。

yáng míng bìng fā rè hàn chū zhě cǐ wéi rè yuè bù néng
阳明病，发热汗出者，此为热越，不能
陽明病，發熱汗出者，此為熱越，不能

fā huáng yě dàn tóu hàn chū shēn wú hàn qí jǐng ér huán
发黄也。但头汗出，身无汗，齐颈而还，
發黃也。但頭汗出，身無汗，齊頸而還，

xiǎo biàn bù lì kě yǐn shuǐ jiāng zhě yǐ yū rè zài lǐ shēn bì
小便不利，渴引水浆者，以瘀热在里，身必
小便不利，渴引水漿者，以瘀熱在裏，身必

fā huáng yí xià zhī yǐ yīn chén hāo tāng
发黄。宜下之，以茵陈蒿汤。
發黃。宜下之，以茵陳蒿湯。

yīn chén hāo liù liǎng zhī zǐ shí sì gè bāi dà huáng
茵陈蒿六两　栀子十四个，擘　大黄
茵陳蒿六兩　梔子十四個，擘　大黃

èr liǎng pò
二两，破
二兩，破

shàng sān wèi yǐ shuǐ yī dǒu èr shēng xiān zhǔ yīn chén jiǎn
上三味，以水一斗二升，先煮茵陈减
上三味，以水一斗二升，先煑茵陳減

liù shēng nà èr wèi zhǔ qǔ sān shēng qù zǐ fēn wēn sān
六升，纳二味，煮取三升，去滓。分温三
六升，納二味，煮取三升，去滓。分溫三

fú xiǎo biàn dāng lì niào rú zào jiá zhī zhuàng sè zhèng chì
服。小便当利，尿如皂荚汁状，色正赤，
服。小便當利，尿如皂莢汁狀，色正赤，

yī xiǔ fù jiǎn huáng cóng xiǎo biàn qù yě
一宿腹减，黄从小便去也。
一宿腹減，黄從小便去也。

yáng míng zhèng qí rén xǐ wàng zhě bì yǒu xù xuè suǒ
阳明证，其人喜忘者，必有蓄血。所
陽明證，其人喜忘者，必有蓄血。所

yǐ rán zhě běn yǒu jiǔ yū xuè gù lìng xǐ wàng shǐ suī yìng
以然者，本有久瘀血，故令喜忘。屎虽硬，
以然者，本有久瘀血，故令喜忘。屎雖硬，

dà biàn fǎn yì qí sè bì hēi yí dǐ dāng tāng xià zhī
大便反易，其色必黑，宜抵当汤下之。
大便反易，其色必黑，宜抵當湯下之。

hàn chū zhān yǔ zhě yǐ yǒu zào shǐ zài wèi zhōng cǐ wéi
汗出，谵语者，以有燥屎在胃中，此为
汗出，譫語者，以有燥屎在胃中，此為

fēng yě xū xià zhě guò jīng nǎi kě xià zhī xià zhī ruò zǎo
风也。须下者，过经乃可下之。下之若早
風也。須下者，過經乃可下之。下之若早

zhě yǔ yán bì luàn yǐ biǎo xū lǐ shí gù yě xià zhī yù
者，语言必乱，以表虚里实故也，下之愈。
者，語言必亂，以表虛裏實故也，下之愈。

yí dà chái hú dà chéng qì tāng
宜大柴胡、大承气汤。
宜大柴胡、大承氣湯。

bìng rén fán rè hàn chū zé jiě yòu rú nüè zhuàng rì bū
病人烦热，汗出则解，又如疟状，日晡
病人煩熱，汗出則解，又如瘧狀，日晡

suǒ fā rè zhě shǔ yáng míng yě mài shí zhě kě xià zhī yí
所发热者，属阳明也。脉实者，可下之，宜
所發熱者，屬陽明也。脉實者，可下之，宜

dà chái hú dà chéng qì tāng
大柴胡、大承气汤。
大柴胡、大承氣湯。

yáng míng bìng zhān yǔ yǒu cháo rè fǎn bù néng shí zhě wèi
阳明病，谵语有潮热，反不能食者，胃
陽明病，譫語有潮熱，反不能食者，胃

zhōng yǒu zào shǐ wǔ liù méi yě ruò néng shí zhě dàn yìng ěr
中有燥屎五六枚也。若能食者，但硬耳，
中有燥屎五六枚也。若能食者，但硬耳，

shǔ dà chéng qì tāng zhèng
属大承气汤证。
屬大承氣湯證。

xià lì zhān yǔ zhě yǒu zào shǐ yě shǔ xiǎo chéng qì tāng
下利谵语者，有燥屎也，属小承气汤。
下利譫語者，有燥屎也，屬小承氣湯。

dà huáng sì liǎng hòu pò èr liǎng zhì qù pí zhǐ shí
大黄四两　厚朴二两，炙，去皮　枳实
大黄四兩　厚朴二兩，炙，去皮　枳實

sān méi zhì
三枚，炙
三枚，炙

shàng sān wèi yǐ shuǐ sì shēng zhǔ qǔ yī shēng èr gě
上三味，以水四升，煮取一升二合，
上三味，以水四升，煑取一升二合，

qù zǐ fēn wēn zài fú ruò gēng yī zhě wù fú zhī

去滓。分温再服。若更衣者勿服之。

去滓。分溫再服。若更衣者勿服之。

dé bìng èr sān rì mài ruò wú tài yáng chái hú zhèng

得病二三日，脉弱，无太阳、柴胡证，

得病二三日，脉弱，無太陽、柴胡證，

fán zào xīn xià pǐ zhì sì wǔ rì suī néng shí yǐ chéng qì

烦躁，心下痞，至四五日，虽能食，以承气

煩躁，心下痞，至四五日，雖能食，以承氣

tāng shǎo shǎo yǔ wēi hé zhī lìng xiǎo ān zhì liù rì yǔ chéng

汤少少与微和之，令小安，至六日，与承

湯少少與微和之，令小安，至六日，與承

qì tāng yī shēng ruò bù dà biàn liù qī rì xiǎo biàn shǎo zhě

气汤一升。若不大便六七日，小便少者，

氣湯一升。若不大便六七日，小便少者，

suī bù dà biàn dàn chū tóu yìng hòu bì táng cǐ wèi dìng chéng

虽不大便，但初头硬，后必溏，此未定成

雖不大便，但初頭硬，後必溏，此未定成

yìng yě gōng zhī bì táng xū xiǎo biàn lì shǐ dìng yìng nǎi

硬也，攻之必溏。须小便利，屎定硬，乃

硬也，攻之必溏。須小便利，屎定硬，乃

kě gōng zhī yí dà chéng qì tāng

可攻之，宜大承气汤。

可攻之，宜大承氣湯。

tài yáng bìng zhòng fēng xià lì ǒu nì biǎo jiě zhě nǎi kě

太阳病中风，下利呕逆，表解者，乃可

太陽病中風，下利嘔逆，表解者，乃可

gōng zhī qí rén zhí zhí hàn chū fā zuò yǒu shí tóu tòng xīn

攻之。其人漐漐汗出，发作有时，头痛，心

攻之。其人漐漐汗出，發作有時，頭痛，心

xià pǐ yìng mǎn yǐn xié xià tòng gān ǒu zé duǎn qì hàn chū bù 下痞硬满，引胁下痛，干呕则短气，汗出不 下痞硬滿，引脅下痛，乾嘔則短氣，汗出不
wù hán zhě cǐ biǎo jiě lǐ wèi hé yě shǔ shí zǎo tāng 恶寒者，此表解里未和也，属十枣汤。 惡寒者，此表解裏未和也，屬十棗湯。
yán huā áo chì gān suì dà jǐ gè děng fèn 芫花熬赤　甘遂　大戟　各等分 芫花熬赤　甘遂　大戟　各等分
shàng sān wèi gè yì dǎo shāi chèng yǐ hé zhì zhī yǐ 上三味，各异捣筛秤，已合治之。以 上三味，各異擣篩秤，已合治之。以
shuǐ yī shēng bàn zhǔ dà féi zǎo shí méi qǔ bā gě qù zǎo 水一升半，煮大肥枣十枚，取八合，去枣， 水一升半，煑大肥棗十枚，取八合，去棗，
nà yào mò qiáng rén fú chóng yī qián bǐ léi rén bàn qián wēn 纳药末。强人服重一钱匕，羸人半钱，温 納藥末。強人服重一錢匕，羸人半錢，溫
fú zhī píng dàn fú 服之，平旦服。 服之，平旦服。
ruò xià shào bìng bù chú zhě míng rì gèng fú jiā bàn qián 若下少病不除者，明日更服加半钱。 若下少病不除者，明日更服加半錢。
dé kuài xià lì hòu mí zhōu zì yǎng 得快下利后，糜粥自养。 得快下利後，糜粥自養。
tài yáng bìng bù jiě rè jié bǎng guāng qí rén rú kuáng 太阳病不解，热结膀胱，其人如狂， 太陽病不解，熱結膀胱，其人如狂，

xuè zì xià xià zhě yù qí wài wèi jiě zhě shàng wèi kě
血自下，下者愈。其外未解者，尚未可
血自下，下者愈。其外未解者，尚未可

gōng dāng xiān jiě qí wài wài jiě yǐ dàn shào fù jí jié
攻，当先解其外。外解已，但少腹急结
攻，當先解其外。外解已，但少腹急結

zhě nǎi kě gōng zhī yí táo hé chéng qì tāng
者，乃可攻之，宜桃核承气汤。
者，乃可攻之，宜桃核承氣湯。

táo rén wǔ shí méi qù pí jiān dà huáng sì liǎng gān
桃仁五十枚，去皮、尖　大黄四两　甘
桃仁五十枚，去皮、尖　大黃四兩　甘

cǎo èr liǎng zhì máng xiāo sān liǎng guì zhī èr liǎng qù pí
草二两，炙　芒硝三两　桂枝二两，去皮
草二兩，炙　芒硝三兩　桂枝二兩，去皮

shàng wǔ wèi yǐ shuǐ qī shēng zhǔ sì wù qǔ èr shēng
上五味，以水七升，煮四物取二升
上五味，以水七升，煑四物取二升

bàn qù zǐ nà máng xiāo gèng shàng huǒ jiān wēi fèi xiān shí
半，去滓，纳芒硝，更上火煎微沸。先食
半，去滓，納芒硝，更上火煎微沸。先食

wēn fú wǔ gě rì sān fú dāng wēi lì
温服五合，日三服。当微利。
溫服五合，日三服。當微利。

shāng hán qī bā rì shēn huáng rú jú zǐ sè xiǎo biàn bù
伤寒七八日，身黄如橘子色，小便不
傷寒七八日，身黃如橘子色，小便不

lì fù wēi mǎn zhě shǔ yīn chén hāo tāng zhèng
利，腹微满者，属茵陈蒿汤证。
利，腹微滿者，屬茵陳蒿湯證。

shāng hán fā rè hàn chū bù jiě xīn zhōng pǐ yìng ǒu tù
伤寒发热，汗出不解，心中痞硬，呕吐
傷寒發熱，汗出不解，心中痞硬，嘔吐

ér xià lì zhě shǔ dà chái hú tāng zhèng
而下利者，属大柴胡汤证。
而下利者，屬大柴胡湯證。

shāng hán shí yú rì rè jié zài lǐ fù wǎng lái hán rè
伤寒十余日，热结在里，复往来寒热
傷寒十餘日，熱結在裏，復往來寒熱

zhě shǔ dà chái hú tāng zhèng
者，属大柴胡汤证。
者，屬大柴胡湯證。

dàn jié xiōng wú dà rè zhě yǐ shuǐ jié zài xiōng xié yě
但结胸，无大热者，以水结在胸胁也；
但結胸，無大熱者，以水結在胸脅也；

dàn tóu wēi hàn chū zhě shǔ dà xiàn xiōng tāng
但头微汗出者，属大陷胸汤。
但頭微汗出者，屬大陷胸湯。

dà huáng liù liǎng máng xiāo yī shēng gān suì mò èr qián bǐ
大黄六两　芒硝一升　甘遂末二钱匕
大黃六兩　芒硝一升　甘遂末二錢匕

shàng sān wèi yǐ shuǐ liù shēng xiān zhǔ dà huáng qǔ èr
上三味，以水六升，先煮大黄，取二
上三味，以水六升，先煑大黃，取二

shēng qù zǐ nà máng xiāo gèng zhǔ yī èr fèi nà gān suì
升，去滓，纳芒硝。更煮一二沸，纳甘遂
升，去滓，納芒硝。更煑一二沸，納甘遂

mò wēn fú shēng
末。温服升。
末。溫服升。

shāng hán liù qī rì jié xiōng rè shí mài chén ér jǐn xīn
伤寒六七日，结胸热实，脉沉而紧，心
傷寒六七日，結胸熱實，脉沉而緊，心

xià tòng àn zhī shí yìng zhě shǔ dà xiàn xiōng tāng zhèng
下痛，按之石硬者，属大陷胸汤证。
下痛，按之石硬者，屬大陷胸湯證。

yáng míng bìng qí rén duō hàn yǐ jīn yè wài chū wèi zhōng
阳明病，其人多汗，以津液外出，胃中
陽明病，其人多汗，以津液外出，胃中

zào dà biàn bì yìng yìng zé zhān yǔ shǔ xiǎo chéng qì tāng
燥，大便必硬，硬则谵语，属小承气汤
燥，大便必硬，硬則譫語，屬小承氣湯

zhèng
证。
證。

yáng míng bìng bù tù bù xià xīn fán zhě shǔ tiáo wèi chéng
阳明病，不吐不下，心烦者，属调胃承
陽明病，不吐不下，心煩者，屬調胃承

qì tāng
气汤。
氣湯。

dà huáng sì liǎng jiǔ xǐ gān cǎo èr liǎng zhì máng
大黄四两，酒洗 甘草二两，炙 芒
大黄四兩，酒洗 甘草二兩，炙 芒

xiāo bàn shēng
硝半升。
消半升。

shàng sān wèi yǐ shuǐ sān shēng zhǔ qǔ yī shēng qù zǐ
上三味，以水三升，煮取一升，去滓，
上三味，以水三升，煑取一升，去滓，

nà máng xiāo gèng shàng huǒ wēi zhǔ lìng fèi wēn dùn fú zhī
纳芒硝，更上火微煮令沸。温顿服之。
納芒硝，更上火微煑令沸。溫頓服之。

yáng míng bìng mài chí suī hàn chū bù wù hán zhě qí shēn bì
阳明病脉迟，虽汗出不恶寒者，其身必
陽明病脉遲，雖汗出不惡寒者，其身必

zhòng duǎn qì fù mǎn ér chuǎn yǒu cháo rè zhě cǐ wài yù
重，短气，腹满而喘，有潮热者，此外欲
重，短氣，腹滿而喘，有潮熱者，此外欲

jiě kě gōng lǐ yě shǒu zú jí rán hàn chū zhě cǐ dà biàn yǐ
解，可攻里也，手足濈然汗出者，此大便已
解，可攻裏也，手足濈然汗出者，此大便已

yìng yě dà chéng qì tāng zhǔ zhī ruò hàn chū duō wēi fā rè wù
硬也大承气汤主之。若汗出多，微发热恶
硬也大承氣湯主之。若汗出多，微發熱惡

hán zhě wài wèi jiě yě guì zhī tāng zhǔ zhī qí rè bù cháo
寒者，外未解也，桂枝汤主之。其热不潮，
寒者，外未解也，桂枝湯主之。其熱不潮，

wèi kě yǔ chéng qì tāng ruò fù dà mǎn bù tōng zhě yǔ xiǎo
未可与承气汤。若腹大满不通者，与小
未可與承氣湯。若腹大滿不通者，與小

chéng qì tāng wēi hé wèi qì wù lìng zhì dà xiè xià
承气汤微和胃气，勿令至大泄下。
承氣湯微和胃氣，勿令至大泄下。

guì zhī tāng fāng
桂枝汤方
桂枝湯方

guì zhī qù pí sháo yào shēng jiāng qiē gè sān liǎng
桂枝去皮 芍药 生姜切 各三两
桂枝去皮 芍藥 生薑切 各三兩

gān cǎo èr liǎng zhì dà zǎo shí èr méi bāi
甘草二两，炙 大枣十二枚，擘
甘草二兩，炙 大棗十二枚，擘

shàng wǔ wèi yǐ shuǐ qī shēng zhǔ qǔ sān shēng qù zǐ
上五味，以水七升，煮取三升，去滓，
上五味，以水七升，煮取三升，去滓，

wēn fú yī shēng fú tāng hòu yǐn rè xī zhōu yī shēng yú yǐ
温服一升。服汤后饮热稀粥一升余，以
溫服一升。服湯後飲熱稀粥一升餘，以

zhù yào lì qǔ wēi sì hàn
助药力，取微似汗。
助藥力，取微似汗。

yáng míng bìng cháo rè dà biàn wēi yìng zhě kě yǔ dà chéng
阳明病，潮热，大便微硬者，可与大承
陽明病，潮熱，大便微硬者，可與大承

qì tāng bù yìng zhě bù kě yǔ zhī ruò bù dà biàn liù qī
气汤。不硬者不可与之。若不大便六七
氣湯。不硬者不可與之。若不大便六七

rì kǒng yǒu zào shǐ yù zhī zhī fǎ shǎo yǔ xiǎo chéng qì
日，恐有燥屎，欲知之法，少与小承气
日，恐有燥屎，欲知之法，少與小承氣

tāng tāng rù fù zhōng zhuǎn shǐ qì zhě cǐ yǒu zào shǐ yě
汤。汤入腹中，转矢气者，此有燥屎也，
湯。湯入腹中，轉矢氣者，此有燥屎也，

nǎi kě gōng zhī ruò bù zhuǎn shǐ qì zhě cǐ dàn chū tóu yìng
乃可攻之。若不转矢气者，此但初头硬，
乃可攻之。若不轉矢氣者，此但初頭硬，

hòu bì táng bù kě gōng zhī gōng zhī bì zhàng mǎn bù néng shí
后必溏，不可攻之，攻之必胀满不能食
後必溏，不可攻之，攻之必脹滿不能食

yě yù yǐn shuǐ zhě yǔ shuǐ zé yuě qí hòu fā rè zhě dà
也。欲饮水者，与水则哕。其后发热者，大
也。欲飲水者，與水則噦。其後發熱者，大

biàn bì fù yìng ér shǎo yě yí yǐ xiǎo chéng qì tāng hé zhī
便必复硬而少也，宜以小承气汤和之。
便必復硬而少也，宜以小承氣湯和之。

bù zhuǎn shǐ qì zhě shèn bù kě gōng yě
不转矢气者，慎不可攻也。
不轉矢氣者，慎不可攻也。

yáng míng bìng zhān yǔ fā cháo rè mài huá ér jí zhě xiǎo
阳明病，谵语发潮热，脉滑而疾者，小
陽明病，譫語發潮熱，脉滑而疾者，小

chéng qì tāng zhǔ zhī yīn yǔ chéng qì tāng yī shēng fù zhōng
承气汤主之。因与承气汤一升，腹中
承氣湯主之。因與承氣湯一升，腹中

zhuǎn qì zhě gèng fú yī shēng ruò bù zhuǎn qì zhě wù gèng
转气者，更服一升。若不转气者，勿更
轉氣者，更服一升。若不轉氣者，勿更

yǔ zhī míng rì yòu bù dà biàn mài fǎn wēi sè zhě lǐ xū
与之。明日又不大便，脉反微涩者，里虚
與之。明日又不大便，脉反微澀者，裏虚

yě wéi nán zhì bù kě gèng yǔ chéng qì tāng
也，为难治，不可更与承气汤。
也，為難治，不可更與承氣湯。

èr yáng bìng bìng tài yáng zhèng bà dàn fā cháo rè shǒu
二阳并病，太阳证罢，但发潮热，手
二陽并病，太陽證罷，但發潮熱，手

zú zhí zhí hàn chū dà biàn nán ér zhān yǔ zhě xià zhī zé yù
足漐漐汗出，大便难而谵语者，下之则愈，
足漐漐汗出，大便難而譫語者，下之則愈，

yí dà chéng qì tāng
宜大承气汤。
宜大承氣湯。

bìng rén xiǎo biàn bù lì dà biàn zhà nán zhà yì shí yǒu wēi
病人小便不利，大便乍难乍易，时有微
病人小便不利，大便乍難乍易，時有微

rè chuǎn mào bù néng wò zhě yǒu zào shǐ yě shǔ dà chéng qì
热，喘冒不能卧者，有燥屎也，属大承气
熱，喘冒不能臥者，有燥屎也，屬大承氣

tāng zhèng
汤证。
湯證。

dà xià hòu liù qī rì bù dà biàn fán bù jiě fù mǎn
大下后，六七日不大便，烦不解，腹满
大下後，六七日不大便，煩不解，腹滿

tòng zhě cǐ yǒu zào shǐ yě suǒ yǐ rán zhě běn yǒu sù shí gù
痛者，此有燥屎也。所以然者，本有宿食故
痛者，此有燥屎也。所以然者，本有宿食故

yě shǔ dà chéng qì tāng zhèng
也，属大承气汤证。
也，屬大承氣湯證。

biàn fā hàn tù xià hòu bìng mài zhèng bìng zhì dì èr shí èr
辨发汗吐下后病脉证并治第二十二
辨發汗吐下後病脉證并治第二十二

shī yuē bìng rén mài wēi ér sè zhě cǐ wéi yī suǒ bìng yě
师曰：病人脉微而涩者，此为医所病也。
師曰：病人脉微而澀者，此為醫所病也。

dà fā qí hàn yòu shuò dà xià zhī qí rén wáng xuè bìng dāng
大发其汗，又数大下之，其人亡血，病当
大發其汗，又數大下之，其人亡血，病當

wù hán hòu nǎi fā rè wú xiū zhǐ shí xià yuè shèng rè yù
恶寒，后乃发热，无休止时。夏月盛热，欲
惡寒，後乃發熱，無休止時。夏月盛熱，欲

zhuó fù yī dōng yuè shèng hán yù luǒ qí shēn suǒ yǐ rán
着复衣；冬月盛寒，欲裸其身。所以然
著復衣；冬月盛寒，欲裸其身。所以然

zhě yáng wēi zé wù hán yīn ruò zé fā rè cǐ yī fā qí
者，阳微则恶寒，阴弱则发热。此医发其
者，陽微則惡寒，陰弱則發熱。此醫發其

hàn shǐ yáng qì wēi yòu dà xià zhī lìng yīn qì ruò wǔ yuè
汗，使阳气微，又大下之，令阴气弱。五月
汗，使陽氣微，又大下之，令陰氣弱。五月

zhī shí yáng qì zài biǎo wèi zhōng xū lěng yǐ yáng qì nèi wēi
之时，阳气在表，胃中虚冷，以阳气内微，
之時，陽氣在表，胃中虛冷，以陽氣內微，

bù néng shèng lěng gù yù zhuó fù yī shí yī yuè zhī shí yáng
不能胜冷，故欲着复衣；十一月之时，阳
不能勝冷，故欲著復衣；十一月之時，陽

qì zài lǐ wèi zhōng fán rè yǐ yīn qì nèi ruò bù néng shèng
气在里，胃中烦热，以阴气内弱，不能胜
氣在裏，胃中煩熱，以陰氣內弱，不能勝

rè gù yù luǒ qí shēn yòu yīn mài chí sè gù zhī wáng xuè
热，故欲裸其身。又阴脉迟涩，故知亡血
熱，故欲裸其身。又陰脉遲澀，故知亡血

yě
也。
也。

cùn kǒu mài fú dà ér yī fǎn xià zhī cǐ wéi dà nì
寸口脉浮大，而医反下之，此为大逆。
寸口脉浮大，而醫反下之，此為大逆。

fú zé wú xuè dà zé wéi hán hán qì xiāng bó zé wéi cháng
浮则无血，大则为寒，寒气相搏，则为肠
浮則無血，大則為寒，寒氣相搏，則為腸

míng yī nǎi bù zhī ér fǎn yǐn lěng shuǐ lìng hàn dà chū shuǐ
鸣。医乃不知而反饮冷水，令汗大出。水
鳴。醫乃不知而反飲冷水，令汗大出。水

dé hán qì lěng bì xiāng bó qí rén zé yē
得寒气，冷必相搏，其人则噎。
得寒氣，冷必相搏，其人則噎。

tài yáng bìng sān rì yǐ fā hàn ruò tù ruò xià ruò wēn
太阳病三日，已发汗，若吐若下若温
太陽病三日，已發汗，若吐若下若溫

zhēn réng bù jiě zhě cǐ wéi huài bìng guì zhī bù zhòng yǔ zhī
针，仍不解者，此为坏病，桂枝不中与之
針，仍不解者，此為壞病，桂枝不中與之

yě guān qí mài zhèng zhī fàn hé nì suí zhèng zhì zhī
也。观其脉证，知犯何逆，随证治之。
也。觀其脉證，知犯何逆，隨證治之。

mài fú shuò zhě fǎ dāng hàn chū ér yù ruò xià zhī shēn
脉浮数者，法当汗出而愈，若下之，身
脉浮數者，法當汗出而愈，若下之，身

zhòng xīn jì zhě bù kě fā hàn dāng zì hàn chū nǎi jiě suǒ
重心悸者，不可发汗，当自汗出乃解。所
重心悸者，不可發汗，當自汗出乃解。所

yǐ rán zhě chǐ zhōng mài wēi cǐ lǐ xū xū biǎo lǐ shí jīn
以然者，尺中脉微，此里虚，须表里实，津
以然者，尺中脉微，此裏虛，須表裏實，津

yè hé biàn zì hàn chū yù
液和，便自汗出愈。
液和，便自汗出愈。

fán bìng ruò fā hàn ruò tù ruò xià ruò wáng xuè wáng
凡病，若发汗，若吐，若下，若亡血，亡
凡病，若發汗，若吐，若下，若亡血，亡

jīn yè yīn yáng mài zì hé zhě bì zì yù
津液，阴阳脉自和者，必自愈。
津液，陰陽脉自和者，必自愈。

dà xià zhī hòu fù fā hàn xiǎo biàn bù lì zhě wáng jīn
大下之后，复发汗，小便不利者，亡津
大下之後，復發汗，小便不利者，亡津

yè gù yě wù zhì zhī dé xiǎo biàn lì bì zì yù
液故也。勿治之，得小便利，必自愈。
液故也。勿治之，得小便利，必自愈。

xià zhī hòu fù fā hàn bì zhèn hán mài wēi xì suǒ yǐ
下之后，复发汗，必振寒，脉微细。所以
下之後，復發汗，必振寒，脉微細。所以

rán zhě yǐ nèi wài jù xū gù yě
然者，以内外俱虚故也。
然者，以内外俱虛故也。

běn fā hàn ér fù xià zhī cǐ wéi nì yě ruò xiān fā hàn
本发汗而复下之，此为逆也；若先发汗，
本發汗而復下之，此為逆也；若先發汗，

zhì bù wéi nì běn xiān xià zhī ér fǎn hàn zhī wéi nì ruò xiān
治不为逆。本先下之而反汗之为逆。若先
治不為逆。本先下之而反汗之為逆。若先

xià zhī zhì bù wéi nì
下之，治不为逆。
下之，治不為逆。

tài yáng bìng xiān xià zhī ér bù yù yīn fù fā hàn yǐ
太阳病，先下之而不愈，因复发汗，以
太陽病，先下之而不愈，因復發汗，以

cǐ biǎo lǐ jù xū qí rén yīn zhì mào mào jiā hàn chū zì yù
此表里俱虚，其人因致冒，冒家汗出自愈。
此表裏俱虛，其人因致冒，冒家汗出自愈。

suǒ yǐ rán zhě hàn chū biǎo hé gù yě dé biǎo hé rán hòu fù
所以然者，汗出表和故也。得表和，然后复
所以然者，汗出表和故也。得表和，然後復

xià zhī
下之。
下之。

dé bìng liù qī rì mài chí fú ruò wù fēng hán shǒu zú
得病六七日，脉迟浮弱，恶风寒，手足
得病六七日，脉遲浮弱，惡風寒，手足

wēn yī èr sān xià zhī bù néng shí ér xié xià mǎn tòng miàn
温。医二三下之，不能食而胁下满痛，面
溫。醫二三下之，不能食而脅下滿痛，面

mù jí shēn huáng jǐng xiàng jiàng xiǎo biàn nán zhě yǔ chái hú
目及身黄，颈项强，小便难者，与柴胡
目及身黃，頸項強，小便難者，與柴胡

tāng hòu bì xià zhòng běn kě yǐn shuǐ ér ǒu zhě chái hú bù
汤，后必下重；本渴饮水而呕者，柴胡不
湯，後必下重；本渴飲水而嘔者，柴胡不

zhōng yǔ yě shí gǔ zhě yuě
中与也，食谷者哕。
中與也，食穀者噦。

tài yáng bìng èr sān rì bù néng wò dàn yù qǐ xīn xià
太阳病二三日，不能卧，但欲起，心下
太陽病二三日，不能臥，但欲起，心下

bì jié mài wēi ruò zhě cǐ běn yǒu hán fēn yě fǎn xià zhī
必结，脉微弱者，此本有寒分也。反下之，
必結，脉微弱者，此本有寒分也。反下之，

ruò lì zhǐ bì zuò jié xiōng wèi zhǐ zhě sì rì fù xià zhī
若利止，必作结胸。未止者，四日复下之，
若利止，必作結胸。未止者，四日復下之，

cǐ zuò xié rè lì yě
此作协热利也。
此作協熱利也。

tài yáng bìng xià zhī qí mài cù bù jié xiōng zhě cǐ wéi
太阳病，下之，其脉促，不结胸者，此为
太陽病，下之，其脉促，不結胸者，此為

yù jiě yě mài fú zhě bì jié xiōng mài jǐn zhě bì yān
欲解也。脉浮者，必结胸；脉紧者；必咽
欲解也。脉浮者，必結胸；脉緊者；必咽

tòng mài xián zhě bì liǎng xié jū jí mài xì shuò zhě tóu tòng
痛；脉弦者，必两胁拘急；脉细数者，头痛
痛；脉弦者，必兩脅拘急；脉細數者，頭痛

wèi zhǐ mài chén jǐn zhě bì yù ǒu mài chén huá zhě xié rè
未止；脉沉紧者，必欲呕；脉沉滑者，胁热
未止；脉沉緊者，必欲嘔；脉沉滑者，脅熱

lì mài fú huá zhě bì xià xuè
利；脉浮滑者，必下血。
利；脉浮滑者，必下血。

tài yáng shào yáng bìng bìng ér fǎn xià zhī chéng jié xiōng xīn
太阳少阳并病而反下之，成结胸。心
太陽少陽并病而反下之，成結胸。心

xià yìng xià lì bù zhǐ shuǐ jiāng bù xià qí rén xīn fán
下硬，下利不止，水浆不下，其人心烦。
下硬，下利不止，水漿不下，其人心煩。

mài fú ér jǐn ér fù xià zhī jǐn fǎn rù lǐ zé zuò
脉浮而紧，而复下之，紧反入里，则作
脉浮而緊，而復下之，緊反入裏，則作

pǐ àn zhī zì rú dàn qì pǐ ěr
痞。按之自濡，但气痞耳。
痞。按之自濡，但氣痞耳。

shāng hán tǔ xià fā hàn hòu xū fán mài shèn wēi bā jiǔ
伤寒吐下发汗后，虚烦，脉甚微，八九
傷寒吐下發汗後，虛煩，脉甚微，八九

rì xīn xià pǐ yìng xié xià tòng qì shàng chōng yān hóu xuàn
日心下痞硬，胁下痛，气上冲咽喉，眩
日心下痞硬，脅下痛，氣上衝咽喉，眩

mào jīng mài dòng tì zhě jiǔ ér chéng wěi
冒，经脉动惕者，久而成痿。
冒，經脉動惕者，久而成痿。

yáng míng bìng néng shí xià zhī bù jiě zhě qí rén bù néng
阳明病能食，下之不解者，其人不能
陽明病能食，下之不解者，其人不能

shí ruò gōng qí rè bì yuě suǒ yǐ rán zhě wèi zhōng xū lěng
食，若攻其热必哕。所以然者，胃中虚冷
食，若攻其熱必噦。所以然者，胃中虛冷

gù yě yǐ qí rén běn xū gōng qí rè bì yuě
故也。以其人本虚，攻其热必哕。
故也。以其人本虛，攻其熱必噦。

yáng míng bìng mài chí，shí nán yòng bǎo，bǎo zé fā fán tóu

阳明病脉迟，食难用饱，饱则发烦头

陽明病脉遲，食難用飽，飽則發煩頭

xuàn，bì xiǎo biàn nán，cǐ yù zuò gǔ dān。suī xià zhī，fù mǎn

眩，必小便难，此欲作谷瘅。虽下之，腹满

眩，必小便難，此欲作穀疸。雖下之，腹滿

rú gù。suǒ yǐ rán zhě，mài chí gù yě。

如故。所以然者，脉迟故也。

如故。所以然者，脉遲故也。

fū bìng yáng duō zhě rè，xià zhī zé yìng，hàn duō，jí fā

夫病阳多者热，下之则硬，汗多，极发

夫病陽多者熱，下之則硬，汗多，極發

qí hàn yì yìng。

其汗亦硬。

其汗亦硬。

tài yáng bìng，cùn huǎn guān fú chǐ ruò，qí rén fā rè hàn

太阳病，寸缓关浮尺弱，其人发热汗

太陽病，寸緩關浮尺弱，其人發熱汗

chū，fù wù hán，bù ǒu，dàn xīn xià pǐ zhě，cǐ yǐ yī xià

出，复恶寒，不呕，但心下痞者，此以医下

出，復惡寒，不嘔，但心下痞者，此以醫下

zhī yě。

之也。

之也。

tài yīn zhī wéi bìng，fù mǎn ér tù，shí bù xià，zì lì

太阴之为病，腹满而吐，食不下，自利

太陰之為病，腹滿而吐，食不下，自利

yì shèn，shí fù zì tòng。ruò xià zhī，bì xiōng xià jié yìng。

益甚，时腹自痛。若下之，必胸下结硬。

益甚，時腹自痛。若下之，必胸下結硬。

shāng hán dà tù dà xià zhī jí xū fù jí hàn zhě qí
伤寒大吐大下之，极虚，复极汗者，其
傷寒大吐大下之，極虛，復極汗者，其

rén wài qì fú yù fù yǔ zhī shuǐ yǐ fā qí hàn yīn dé
人外气怫郁。复与之水，以发其汗，因得
人外氣怫鬱。復與之水，以發其汗，因得

yuě suǒ yǐ rán zhě wèi zhōng hán lěng gù yě
哕。所以然者，胃中寒冷故也。
噦。所以然者，胃中寒冷故也。

tù lì fā hàn hòu mài píng xiǎo fán zhě yǐ xīn xū bù
吐利发汗后，脉平，小烦者，以新虚不
吐利發汗後，脉平，小煩者，以新虛不

shèng gǔ qì gù yě
胜谷气故也。
勝穀氣故也。

tài yáng bìng yī fā hàn suì fā rè wù hán yīn fù xià
太阳病，医发汗，遂发热恶寒。因复下
太陽病，醫發汗，遂發熱惡寒。因復下

zhī xīn xià pǐ biǎo lǐ jù xū yīn yáng qì bìng jié wú yáng
之，心下痞。表里俱虚，阴阳气并竭，无阳
之，心下痞。表裏俱虛，陰陽氣并竭，無陽

zé yīn dú fù jiā shāo zhēn yīn xiōng fán miàn sè qīng huáng
则阴独。复加烧针，因胸烦，面色青黄，
則陰獨。復加燒針，因胸煩，面色青黃，

fū shùn zhě nán zhì jīn sè wēi huáng shǒu zú wēn zhě yì
肤瞤者，难治。今色微黄，手足温者，易
膚瞤者，難治。今色微黃，手足溫者，易

yù
愈。
愈。

tài yáng bìng dé zhī bā jiǔ rì rú nüè zhuàng fā rè wù
太阳病，得之八九日，如疟状，发热恶
太陽病，得之八九日，如瘧狀，發熱惡

hán rè duō hán shǎo qí rén bù ǒu qīng biàn yù zì kě yī
寒，热多寒少，其人不呕，清便欲自可，一
寒，熱多寒少，其人不嘔，清便欲自可，一

rì èr sān dù fā mài wēi huǎn zhě wéi yù yù yě mài wēi
日二三度发。脉微缓者，为欲愈也。脉微
日二三度發。脉微緩者，為欲愈也。脉微

ér wù hán zhě cǐ yīn yáng jù xū bù kě gèng fā hàn gèng
而恶寒者，此阴阳俱虚，不可更发汗、更
而惡寒者，此陰陽俱虛，不可更發汗、更

xià gèng tù yě miàn sè fǎn yǒu rè sè zhě wèi yù jiě yě
下、更吐也。面色反有热色者，未欲解也，
下、更吐也。面色反有熱色者，未欲解也，

yǐ qí bù néng dé xiǎo hàn chū shēn bì yǎng shǔ guì zhī má huáng
以其不能得小汗出，身必痒，属桂枝麻黄
以其不能得小汗出，身必癢，屬桂枝麻黃

gè bàn tāng
各半汤。
各半湯。

guì zhī yī liǎng shí liù zhū sháo yào yī liǎng shēng jiāng yī
桂枝一两十六铢 芍药一两 生姜一
桂枝一兩十六銖 芍藥一兩 生薑一

liǎng qiē gān cǎo yī liǎng zhì má huáng yī liǎng qù jié
两，切 甘草一两，炙 麻黄一两，去节
兩，切 甘草一兩，炙 麻黃一兩，去節

dà zǎo sì méi bāi xìng rén èr shí sì gè tāng jìn qù
大枣四枚，擘 杏仁二十四个，汤浸，去
大棗四枚，擘 杏仁二十四個，湯浸，去

pí jiān jí liǎng rén zhě 皮、尖及两仁者 皮、尖及兩仁者
shàng qī wèi，yǐ shuǐ wǔ shēng，xiān zhǔ má huáng yī èr 上七味，以水五升，先煮麻黄一二 上七味，以水五升，先煑麻黄一二
fèi，qù shàng mò，nà zhū yào，zhǔ qǔ yī shēng bā gě，qù 沸，去上沫，纳诸药，煮取一升八合，去 沸，去上沫，納諸藥，煑取一升八合，去
zǐ。wēn fú liù gě。 滓。温服六合。 滓。溫服六合。
fú guì zhī tāng huò xià zhī，réng tóu xiàng jiàng tòng，xī xī 服桂枝汤或下之，仍头项强痛，翕翕 服桂枝湯或下之，仍頭項強痛，翕翕
fā rè，wú hàn，xīn xià mǎn wēi tòng，xiǎo biàn bù lì zhě，shǔ 发热，无汗，心下满微痛，小便不利者，属 發熱，無汗，心下滿微痛，小便不利者，屬
guì zhī qù guì jiā fú líng bái zhú tāng。 桂枝去桂加茯苓白术汤。 桂枝去桂加茯苓白术湯。
sháo yào sān liǎng gān cǎo èr liǎng，zhì shēng jiāng sān 芍药三两 甘草二两，炙 生姜三 芍藥三兩 甘草二兩，炙 生薑三
liǎng，qiē bái zhú sān liǎng fú líng sān liǎng dà zǎo shí èr 两，切 白术三两 茯苓三两 大枣十二 兩，切 白术三兩 茯苓三兩 大棗十二
méi，bāi 枚，擘 枚，擘

shàng liù wèi yǐ shuǐ bā shēng zhǔ qǔ sān shēng qù zǐ
上六味，以水八升，煮取三升，去滓。
上六味，以水八升，煑取三升，去滓。

wēn fú yī shēng xiǎo biàn lì zé yù
温服一升。小便利则愈。
溫服一升。小便利則愈。

tài yáng bìng xiān fā hàn bù jiě ér xià zhī mài fú zhě bù
太阳病，先发汗不解而下之，脉浮者不
太陽病，先發汗不解而下之，脉浮者不

yù fú wéi zài wài ér fǎn xià zhī gù lìng bù yù jīn mài
愈。浮为在外，而反下之，故令不愈。今脉
愈。浮為在外，而反下之，故令不愈。今脉

fú gù zài wài dāng xū jiě wài zé yù yí guì zhī tāng
浮，故在外，当须解外则愈，宜桂枝汤。
浮，故在外，當須解外則愈，宜桂枝湯。

guì zhī sān liǎng qù pí sháo yào sān liǎng shēng jiāng sān
桂枝三两，去皮 芍药三两 生姜三
桂枝三兩，去皮 芍藥三兩 生薑三

liǎng qiē gān cǎo èr liǎng zhì dà zǎo shí èr méi bāi
两，切 甘草二两，炙 大枣十二枚，擘
兩，切 甘草二兩，炙 大棗十二枚，擘

shàng wǔ wèi yǐ shuǐ qī shēng zhǔ qǔ sān shēng qù zǐ
上五味，以水七升，煮取三升，去滓。
上五味，以水七升，煑取三升，去滓。

wēn fú yī shēng xū yú chuò rè xī zhōu yī shēng yǐ zhù yào
温服一升。须臾啜热稀粥一升，以助药
溫服一升。須臾啜熱稀粥一升，以助藥

lì qǔ hàn
力，取汗。
力，取汗。

xià zhī hòu fù fā hàn zhòu rì fán zào bù dé mián yè
下之后，复发汗，昼日烦躁不得眠，夜
下之後，復發汗，晝日煩躁不得眠，夜

ér ān jìng bù ǒu bù kě wú biǎo zhèng mài chén wēi shēn
而安静，不呕，不渴，无表证，脉沉微，身
而安靜，不嘔，不渴，無表證，脉沉微，身

wú dà rè zhě shǔ gān jiāng fù zǐ tāng
无大热者，属干姜附子汤。
無大熱者，屬乾薑附子湯。

gān jiāng yī liǎng fù zǐ yī méi shēng yòng qù pí pò
干姜一两 附子一枚，生用，去皮，破
乾薑一兩 附子一枚，生用，去皮，破

bā piàn
八片
八片

shàng èr wèi yǐ shuǐ sān shēng zhǔ qǔ yī shēng qù zǐ
上二味，以水三升，煮取一升，去滓。
上二味，以水三升，煑取一升，去滓。

dùn fú
顿服。
頓服。

shāng hán ruò tù ruò xià hòu xīn xià nì mǎn qì shàng chōng
伤寒若吐若下后，心下逆满，气上冲
傷寒若吐若下後，心下逆滿，氣上衝

xiōng qǐ zé tóu xuàn mài chén jǐn fā hàn zé dòng jīng shēn
胸，起则头眩，脉沉紧，发汗则动经，身
胸，起則頭眩，脉沉緊，發汗則動經，身

wéi zhèn zhèn yáo zhě shǔ fú líng guì zhī bái zhú gān cǎo tāng
为振振摇者，属茯苓桂枝白术甘草汤。
為振振搖者，屬茯苓桂枝白术甘草湯。

fú líng sì liǎng guì zhī sān liǎng qù pí bái zhú èr liǎng
茯苓四两 桂枝三两，去皮 白术二两
茯苓四兩 桂枝三兩，去皮 白术二兩

gān cǎo èr liǎng zhì
甘草二两，炙
甘草二兩，炙

shàng sì wèi yǐ shuǐ liù shēng zhǔ qǔ sān shēng qù zǐ
上四味，以水六升，煮取三升，去滓。
上四味，以水六升，煑取三升，去滓。

fēn wēn sān fú
分温三服。
分溫三服。

fā hàn ruò xià zhī hòu bìng réng bù jiě fán zào zhě shǔ
发汗，若下之后，病仍不解，烦躁者，属
發汗，若下之後，病仍不解，煩躁者，屬

fú líng sì nì tāng
茯苓四逆汤。
茯苓四逆湯。

fú líng sì liǎng rén shēn yī liǎng fù zǐ yī méi shēng
茯苓四两 人参一两 附子一枚，生
茯苓四兩 人參一兩 附子一枚，生

yòng qù pí pò bā piàn gān cǎo èr liǎng zhì gān jiāng yī
用，去皮，破八片 甘草二两，炙 干姜一
用，去皮，破八片 甘草二兩，炙 乾薑一

liǎng bàn
两半
兩半

shàng wǔ wèi yǐ shuǐ wǔ shēng zhǔ qǔ èr shēng qù zǐ
上五味，以水五升，煮取二升，去滓。
上五味，以水五升，煑取二升，去滓。

wēn fú qī gě rì sān fú
温服七合，日三服。
溫服七合，日三服。

fā hàn tù xià hòu xū fán bù dé mián ruò jù zhě bì
发汗吐下后，虚烦不得眠，若剧者，必
發汗吐下後，虚煩不得眠，若劇者，必

fǎn fù diān dǎo xīn zhōng ào náo shǔ zhī zǐ chǐ tāng ruò shǎo
反复颠倒，心中懊侬，属栀子豉汤。若少
反復顛倒，心中懊憹，屬梔子豉湯。若少

qì zhě zhī zǐ gān cǎo chǐ tāng ruò ǒu zhě zhī zǐ shēng jiāng
气者，栀子甘草豉汤。若呕者，栀子生姜
氣者，梔子甘草豉湯。若嘔者，梔子生薑

chǐ tāng
豉汤。
豉湯。

féi zhī zǐ shí sì méi bāi xiāng chǐ sì gě mián guǒ
肥栀子十四枚，擘 香豉四合，绵裹
肥梔子十四枚，擘 香豉四合，綿裹

shàng èr wèi yǐ shuǐ sì shēng xiān zhǔ zhī zǐ dé èr
上二味，以水四升，先煮栀子，得二
上二味，以水四升，先煮梔子，得二

shēng bàn nà chǐ zhǔ qǔ yī shēng bàn qù zǐ fēn wéi èr
升半，纳豉，煮取一升半，去滓。分为二
升半，納豉，煮取一升半，去滓。分為二

fú wēn jìn yī fú dé tù zhě zhǐ hòu fú
服。温进一服，得吐者，止后服。
服。溫進一服，得吐者，止後服。

zhī zǐ gān cǎo chǐ tāng fāng
栀子甘草豉汤方
梔子甘草豉湯方

féi zhī zǐ shí sì gè bāi gān cǎo sān liǎng zhì xiāng 肥栀子十四个，擘 甘草三两，炙 香 肥梔子十四個，擘 甘草三兩，炙 香
chǐ sì gě mián guǒ 豉四合，绵裹 豉四合，綿裹
shàng sān wèi yǐ shuǐ sì shēng xiān zhǔ èr wèi qǔ èr 上三味，以水四升，先煮二味，取二 上三味，以水四升，先煮二味，取二
shēng bàn nà chǐ zhǔ qǔ yī shēng bàn qù zǐ fēn èr fú 升半，纳豉，煮取一升半，去滓。分二服。 升半，納豉，煮取一升半，去滓。分二服。
wēn jìn yī fú dé tù zhě zhǐ hòu fú 温进一服。得吐者，止后服。 溫進一服。得吐者，止後服。
zhī zǐ shēng jiāng chǐ tāng **栀子生姜豉汤** **梔子生薑豉湯**
féi zhī zǐ shí sì gè bāi shēng jiāng wǔ liǎng qiē 肥栀子十四个，擘 生姜五两，切 肥梔子十四個，擘 生薑五兩，切
xiāng chǐ sì gě mián guǒ 香豉四合，绵裹 香豉四合，綿裹
shàng sān wèi yǐ shuǐ sì shēng xiān zhǔ èr wèi qǔ èr 上三味，以水四升，先煮二味，取二 上三味，以水四升，先煮二味，取二
shēng bàn nà chǐ zhǔ qǔ yī shēng bàn qù zǐ fēn èr fú 升半，纳豉，煮取一升半，去滓，分二服。 升半，納豉，煮取一升半，去滓，分二服。

wēn jìn yī fú dé tù zhě zhǐ hòu fú
温进一服，得吐者，止后服。
溫進一服，得吐者，止後服。

fā hàn ruò xià zhī ér fán rè xiōng zhōng zhì zhě shǔ zhī
发汗，若下之，而烦热胸中窒者，属栀
發汗，若下之，而煩熱胸中窒者，屬梔

zǐ chǐ tāng zhèng
子豉汤证。
子豉湯證。

tài yáng bìng guò jīng shí yú rì xīn xià wēn wēn yù tù
太阳病，过经十余日，心下温温欲吐，
太陽病，過經十餘日，心下溫溫欲吐，

ér xiōng zhōng tòng dà biàn fǎn táng fù wēi mǎn yù yù wēi
而胸中痛，大便反溏，腹微满，郁郁微
而胸中痛，大便反溏，腹微滿，鬱鬱微

fán xiān cǐ shí jí tù xià zhě yǔ tiáo wèi chéng qì tāng ruò
烦，先此时极吐下者，与调胃承气汤。若
煩，先此時極吐下者，與調胃承氣湯。若

bù ěr zhě bù kě yǔ dàn yù ǒu xiōng zhōng tòng wēi táng
不尔者，不可与。但欲呕，胸中痛，微溏
不爾者，不可與。但欲嘔，胸中痛，微溏

zhě cǐ fēi chái hú tāng zhèng yǐ ǒu gù zhī jí tù xià yě
者，此非柴胡汤证，以呕故知极吐下也。
者，此非柴胡湯證，以嘔故知極吐下也。

tiáo wèi chéng qì tāng fāng
调胃承气汤方
調胃承氣湯方

dà huáng sì liǎng jiǔ xǐ gān cǎo èr liǎng zhì máng
大黄四两，酒洗 甘草二两，炙 芒
大黃四兩，酒洗 甘草二兩，炙 芒

xiāo bàn shēng
硝半升
硝半升

shàng sān wèi，yǐ shuǐ sān shēng，zhǔ qǔ yī shēng，qù zǐ，
上三味，以水三升，煮取一升，去滓，
上三味，以水三升，煑取一升，去滓，

nà máng xiāo，gèng shàng huǒ lìng fèi。dùn fú zhī。
纳芒硝，更上火令沸。顿服之。
納芒硝，更上火令沸。頓服之。

tài yáng bìng，chóng fā hàn ér fù xià zhī，bù dà biàn wǔ liù
太阳病，重发汗而复下之，不大便五六
太陽病，重發汗而復下之，不大便五六

rì，shé shàng zào ér kě，rì bū suǒ xiǎo yǒu cháo rè，cóng xīn
日，舌上燥而渴，日晡所小有潮热，从心
日，舌上燥而渴，日晡所小有潮熱，從心

xià zhì shào fù yìng mǎn ér tòng bù kě jìn zhě，shǔ dà xiàn xiōng
下至少腹硬满而痛不可近者，属大陷胸
下至少腹硬滿而痛不可近者，屬大陷胸

tāng
汤。
湯。

dà huáng liù liǎng，qù pí，jiǔ xǐ　máng xiāo yī shēng
大黄六两，去皮，酒洗　芒硝一升
大黄六兩，去皮，酒洗　芒硝一升

gān suì mò yī qián bǐ
甘遂末一钱匕
甘遂末一錢匕

shàng sān wèi，yǐ shuǐ liù shēng，zhǔ dà huáng，qǔ èr
上三味，以水六升，煮大黄，取二
上三味，以水六升，煑大黄，取二

shēng qù zǐ nà máng xiāo zhǔ liǎng fèi nà gān suì wèi 升，去滓，纳芒硝，煮两沸，纳甘遂末。 升，去滓，納芒硝，煑兩沸，納甘遂末。
wēn fú yī shēng dé kuài lì zhǐ hòu fú 温服一升，得快利，止后服。 溫服一升，得快利，止後服。
shāng hán wǔ liù rì yǐ fā hàn ér fù xià zhī xiōng xié 伤寒五六日，已发汗而复下之，胸胁 傷寒五六日，已發汗而復下之，胸脅
mǎn wēi jié xiǎo biàn bù lì kě ér bù ǒu dàn tóu hàn chū 满微结，小便不利，渴而不呕，但头汗出， 滿微結，小便不利，渴而不嘔，但頭汗出，
wǎng lái hán rè xīn fán zhě cǐ wéi wèi jiě yě shǔ chái hú guì 往来寒热，心烦者，此为未解也，属柴胡桂 往來寒熱，心煩者，此為未解也，屬柴胡桂
zhī gān jiāng tāng 枝干姜汤。 枝乾薑湯。
chái hú bàn jīn guì zhī sān liǎng qù pí gān jiāng èr 柴胡半斤　桂枝三两，去皮　干姜二 柴胡半斤　桂枝三兩，去皮　乾薑二
liǎng guā lóu gēn sì liǎng huáng qín sān liǎng gān cǎo èr 两　栝楼根四两　黄芩三两　甘草二 兩　栝楼根四兩　黃芩三兩　甘草二
liǎng zhì mǔ lì èr liǎng áo 两，炙　牡蛎二两，熬 兩，炙　牡蠣二兩，熬
shàng qī wèi yǐ shuǐ yī dǒu èr shēng zhǔ qǔ liù shēng 上七味，以水一斗二升，煮取六升， 上七味，以水一斗二升，煑取六升，

qù zǐ zài jiān qǔ sān shēng wēn fú yī shēng rì sān fú
去滓，再煎取三升。温服一升，日三服。
去滓，再煎取三升。溫服一升，日三服。

chū fú wēi fán hòu hàn chū biàn yù
初服微烦，后汗出便愈。
初服微煩，後汗出便愈。

shāng hán fā hàn ruò tù ruò xià jiě hòu xīn xià pǐ yìng
伤寒发汗，若吐若下，解后，心下痞硬，
傷寒發汗，若吐若下，解後，心下痞硬，

yī qì bù chú zhě shǔ xuán fù dài zhě tāng
噫气不除者，属旋覆代赭汤。
噫氣不除者，屬旋覆代赭湯。

shāng hán dà xià zhī fù fā hàn xīn xià pǐ wù hán
伤寒，大下之，复发汗，心下痞，恶寒
傷寒，大下之，復發汗，心下痞，惡寒

zhě biǎo wèi jiě yě bù kě gōng pǐ dāng xiān jiě biǎo biǎo
者，表未解也。不可攻痞，当先解表，表
者，表未解也。不可攻痞，當先解表，表

jiě nǎi gōng pǐ
解乃攻痞。
解乃攻痞。

jiě biǎo yí guì zhī tāng yòng qián fāng gōng pǐ yí dà huáng
解表宜桂枝汤，用前方；攻痞宜大黄
解表宜桂枝湯，用前方；攻痞宜大黃

huáng lián xiè xīn tāng
黄连泻心汤。
黃連瀉心湯。

dà huáng èr liǎng jiǔ xǐ huáng lián yī liǎng
大黄二两，酒洗　黄连一两
大黃二兩，酒洗　黃連一兩

shàng èr wèi, yǐ má fèi tāng èr shēng zì zhī, xū yú jiǎo
上二味，以麻沸汤二升渍之，须臾绞
上二味，以麻沸湯二升漬之，須臾絞

qù zǐ. fēn wēn zài fú.
去滓。分温再服。
去滓。分溫再服。

shāng hán, ruò tù xià hòu, qī bā rì bù jiě, rè jié zài
伤寒，若吐下后，七八日不解，热结在
傷寒，若吐下後，七八日不解，熱結在

lǐ, biǎo lǐ jù rè, shí shí wù fēng, dà kě, shé shàng gān zào
里，表里俱热，时时恶风，大渴，舌上干躁
裏，表裏俱熱，時時惡風，大渴，舌上乾躁

ér fán, yù yǐn shuǐ shù shēng zhě, shǔ bái hǔ jiā rén shēn tāng.
而烦，欲饮水数升者，属白虎加人参汤。
而煩，欲飲水數升者，屬白虎加人參湯。

shāng hán, ruò tù ruò xià hòu bù jiě, bù dà biàn wǔ liù
伤寒，若吐若下后不解，不大便五六
傷寒，若吐若下後不解，不大便五六

rì, shàng zhì shí yú rì, rì bū suǒ fā cháo rè, bù wù hán,
日，上至十余日，日晡所发潮热，不恶寒，
日，上至十餘日，日晡所發潮熱，不惡寒，

dú yǔ rú jiàn guǐ zhuàng. ruò jù zhě, fā zé bù shí rén, xún
独语如见鬼状。若剧者，发则不识人，循
獨語如見鬼狀。若劇者，發則不識人，循

yī mō chuáng, tì ér bù ān, wēi chuǎn zhí shì. mài xián zhě
衣摸床，惕而不安，微喘直视。脉弦者
衣摸床，惕而不安，微喘直視。脉弦者

shēng, sè zhě sǐ. wēi zhě, dàn fā rè zhān yǔ zhě, shǔ dà
生，涩者死。微者，但发热谵语者，属大
生，澀者死。微者，但發熱譫語者，屬大

chéng qì tāng 承气汤。 承氣湯。
dà huáng sì liǎng qù pí jiǔ xǐ hòu pò bàn jīn zhì 大黄四两，去皮，酒洗　厚朴半斤，炙 大黃四兩，去皮，酒洗　厚朴半斤，炙
zhǐ shí wǔ méi zhì máng xiāo sān gě 枳实五枚，炙　芒硝三合 枳實五枚，炙　芒硝三合
shàng sì wèi yǐ shuǐ yī dǒu xiān zhǔ èr wèi qǔ wǔ 上四味，以水一斗，先煮二味，取五 上四味，以水一斗，先煑二味，取五
shēng nà dà huáng zhǔ qǔ èr shēng qù zǐ nà máng xiāo 升，纳大黄，煮取二升，去滓，纳芒硝， 升，納大黃，煑取二升，去滓，納芒硝，
gèng zhǔ lìng yī fèi fēn wēn zài fú dé lì zhě zhǐ hòu fú 更煮令一沸，分温再服。得利者，止后服。 更煑令一沸，分溫再服。得利者，止後服。
sān yáng hé bìng fù mǎn shēn zhòng nán yǐ zhuǎn cè kǒu 三阳合病，腹满，身重，难以转侧，口 三陽合病，腹滿，身重，難以轉側，口
bù rén miàn gòu zhān yǔ yí niào fā hàn zé zhān yǔ xià 不仁，面垢。谵语，遗尿。发汗则谵语，下 不仁，面垢。譫語，遺尿。發汗則譫語，下
zhī zé é shàng shēng hàn ruò shǒu zú nì lěng zì hàn chū zhě 之则额上生汗。若手足逆冷，自汗出者， 之則額上生汗。若手足逆冷，自汗出者，
shǔ bái hǔ tāng 属白虎汤。 屬白虎湯。

yáng míng bìng mài fú ér jǐn yān zào kǒu kǔ fù mǎn ér

阳明病，脉浮而紧，咽燥口苦，腹满而

陽明病，脉浮而緊，咽燥口苦，腹滿而

chuǎn fā rè hàn chū bù wù hán fǎn wù rè shēn zhòng ruò

喘，发热汗出，不恶寒反恶热，身重。若

喘，發熱汗出，不惡寒反惡熱，身重。若

fā hàn zé zào xīn kuì kuì ér fǎn zhān yǔ ruò jiā wēn zhēn

发汗，则躁，心愦愦而反谵语。若加温针，

發汗，則躁，心憒憒而反譫語。若加溫針，

bì chù tì fán zào bù dé mián ruò xià zhī zé wèi zhōng kōng

必怵惕烦躁不得眠。若下之，则胃中空

必怵惕煩躁不得眠。若下之，則胃中空

xū kè qì dòng gé xīn zhōng ào náo shé shàng tái zhě shǔ

虚，客气动膈，心中懊侬，舌上苔者，属

虛，客氣動膈，心中懊憹，舌上胎者，屬

zhī zǐ chǐ tāng zhèng

栀子豉汤证。

梔子豉湯證。

yáng míng bìng xià zhī xīn zhōng ào náo ér fán wèi zhōng yǒu

阳明病下之，心中懊侬而烦，胃中有

陽明病下之，心中懊憹而煩，胃中有

zào shǐ zhě kě gōng fù wēi mǎn chū tóu yìng hòu bì táng

燥屎者，可攻。腹微满，初头硬，后必溏，

燥屎者，可攻。腹微滿，初頭硬，後必溏，

bù kě gōng zhī ruò yǒu zào shǐ zhě yí dà chéng qì tāng

不可攻之。若有燥屎者，宜大承气汤。

不可攻之。若有燥屎者，宜大承氣湯。

tài yáng bìng ruò tù ruò xià ruò fā hàn hòu wēi fán

太阳病，若吐、若下、若发汗后，微烦，

太陽病，若吐、若下、若發汗後，微煩，

xiǎo biàn shuò dà biàn yīn yìng zhě yǔ xiǎo chéng qì tāng hé zhī
小便数，大便因硬者，与小承气汤和之
小便數，大便因硬者，與小承氣湯和之

yù
愈。
愈。

dà huáng sì liǎng jiǔ xǐ hòu pò èr liǎng zhì zhǐ shí
大黄四两，酒洗　厚朴二两，炙　枳实
大黄四兩，酒洗　厚朴二兩，炙　枳實

sān méi zhì
三枚，炙
三枚，炙

shàng sān wèi yǐ shuǐ sì shēng zhǔ qǔ yī shēng èr gě
上三味，以水四升，煮取一升二合，
上三味，以水四升，煑取一升二合，

qù zǐ fēn wēn èr fú
去滓。分温二服。
去滓。分溫二服。

dà hàn ruò dà xià ér jué lěng zhě shǔ sì nì tāng
大汗，若大下而厥冷者，属四逆汤。
大汗，若大下而厥冷者，屬四逆湯。

gān cǎo sān liǎng zhì gān jiāng yī liǎng bàn fù zǐ yī
甘草三两，炙　干姜一两半　附子一
甘草三兩，炙　乾薑一兩半　附子一

méi shēng yòng qù pí pò bā piàn
枚，生用，去皮，破八片
枚，生用，去皮，破八片

shàng sān wèi yǐ shuǐ sān shēng zhǔ qǔ yī shēng èr gě
上三味，以水三升，煮取一升二合，
上三味，以水三升，煑取一升二合，

qù zǐ fēn wēn zài fú qiáng rén kě dà fù zǐ yī méi gān
去滓。分温再服。强人可大附子一枚，干
去滓。分溫再服。強人可大附子一枚，乾

jiāng sì liǎng
姜四两。
薑四兩。

tài yáng bìng xià zhī hòu qí qì shàng chōng zhě kě yǔ guì
太阳病，下之后，其气上冲者，可与桂
太陽病，下之後，其氣上衝者，可與桂

zhī tāng ruò bù shàng chōng zhě bù dé yǔ zhī
枝汤。若不上冲者，不得与之。
枝湯。若不上衝者，不得與之。

tài yáng bìng xià zhī hòu mài cù xiōng mǎn zhě shǔ guì zhī
太阳病，下之后，脉促胸满者，属桂枝
太陽病，下之後，脉促胸滿者，屬桂枝

qù sháo yào tāng
去芍药汤。
去芍藥湯。

guì zhī sān liǎng qù pí gān cǎo sān liǎng zhì shēng jiāng
桂枝三两，去皮 甘草三两，炙 生姜
桂枝三兩，去皮 甘草三兩，炙 生薑

sān liǎng dà zǎo shí èr méi bāi
三两 大枣十二枚，擘
三兩 大棗十二枚，擘

shàng sì wèi yǐ shuǐ qī shēng zhǔ qǔ sān shēng qù zǐ
上四味，以水七升，煮取三升，去滓。
上四味，以水七升，煑取三升，去滓。

wēn fú yī shēng
温服一升。
溫服一升。

ruò wēi wù hán zhě shǔ guì zhī qù sháo yào jiā fù zǐ tāng
若微恶寒者，属桂枝去芍药加附子汤。
若微惡寒者，屬桂枝去芍藥加附子湯。

guì zhī sān liǎng qù pí gān cǎo èr liǎng zhì shēng jiāng
桂枝三两，去皮 甘草二两，炙 生姜
桂枝三兩，去皮 甘草二兩，炙 生薑

sān liǎng qiē dà zǎo shí èr méi bāi fù zǐ yī méi páo
三两，切 大枣十二枚，擘 附子一枚，炮
三兩，切 大棗十二枚，擘 附子一枚，炮

shàng wǔ wèi yǐ shuǐ qī shēng zhǔ qǔ sān shēng qù zǐ
上五味，以水七升，煮取三升，去滓。
上五味，以水七升，煑取三升，去滓。

wēn fú yī shēng
温服一升。
溫服一升。

tài yáng bìng guì zhī zhèng yī fǎn xià zhī lì suì bù
太阳病，桂枝证，医反下之，利遂不
太陽病，桂枝證，醫反下之，利遂不

zhǐ mài cù zhě biǎo wèi jiě yě chuǎn ér hàn chū zhě shǔ gé
止，脉促者，表未解也，喘而汗出者，属葛
止，脉促者，表未解也，喘而汗出者，屬葛

gēn huáng qín huáng lián tāng
根黄芩黄连汤。
根黃芩黃連湯。

tài yáng bìng xià zhī wēi chuǎn zhě biǎo wèi jiě gù yě shǔ
太阳病，下之微喘者，表未解故也，属
太陽病，下之微喘者，表未解故也，屬

guì zhī jiā hòu pò xìng zǐ tāng
桂枝加厚朴杏子汤。
桂枝加厚朴杏子湯。

guì zhī sān liǎng qù pí sháo yào sān liǎng shēng jiāng sān
桂枝三两，去皮　芍药三两　生姜三
桂枝三兩，去皮　芍藥三兩　生薑三

liǎng qiē gān cǎo èr liǎng zhì hòu pò èr liǎng zhì qù
两，切　甘草二两，炙　厚朴二两，炙，去
兩，切　甘草二兩，炙　厚朴二兩，炙，去

pí dà zǎo shí èr méi bāi xìng rén wǔ shí gè qù
皮，　大枣十二枚，擘　杏仁五十个，去
皮，　大棗十二枚，擘　杏仁五十個，去

pí jiān
皮、尖
皮、尖

shàng qī wèi yǐ shuǐ qī shēng zhǔ qǔ sān shēng qù zǐ
上七味，以水七升，煮取三升，去滓，
上七味，以水七升，煑取三升，去滓，

wēn fú yī shēng
温服一升。
溫服一升。

shāng hán bù dà biàn liù qī rì tóu tòng yǒu rè zhě yǔ
伤寒，不大便六七日，头痛有热者，与
傷寒，不大便六七日，頭痛有熱者，與

chéng qì tāng qí xiǎo biàn qīng zhě zhī bù zài lǐ réng zài biǎo
承气汤。其小便清者，知不在里，仍在表
承氣湯。其小便清者，知不在裏，仍在表

yě dāng xū fā hàn ruò tóu tòng zhě bì nǜ yí guì zhī
也，当须发汗。若头痛者，必衄。宜桂枝
也，當須發汗。若頭痛者，必衄。宜桂枝

tāng
汤。
湯。

shāng hán wǔ liù rì ， dà xià zhī hòu ， shēn rè bù qù ， xīn
伤寒五六日，大下之后，身热不去，心
傷寒五六日，大下之後，身熱不去，心

zhōng jié tòng zhě ， wèi yù jiě yě ， shǔ zhī zǐ chǐ tāng zhèng 。
中结痛者，未欲解也，属栀子豉汤证。
中結痛者，未欲解也，屬梔子豉湯證。

shāng hán xià hòu ， xīn fán ， fù mǎn ， wò qǐ bù ān zhě ， shǔ
伤寒下后，心烦，腹满，卧起不安者，属
傷寒下後，心煩，腹滿，臥起不安者，屬

zhī zǐ hòu pò tāng 。
栀子厚朴汤。
梔子厚朴湯。

zhī zǐ shí sì méi ， bāi hòu pò sì liǎng ， zhì zhǐ shí
栀子十四枚，擘 厚朴四两，炙 枳实
梔子十四枚，擘 厚朴四兩，炙 枳實

sì gè ， shuǐ jìn ， zhì lìng chì
四个，水浸，炙令赤
四個，水浸，炙令赤

shàng sān wèi ， yǐ shuǐ sān shēng bàn ， zhǔ qǔ yī shēng bàn ，
上三味，以水三升半，煮取一升半，
上三味，以水三升半，煑取一升半，

qù zǐ 。 fēn èr fú 。 wēn jìn yī fú ， dé tù zhě ， zhǐ hòu
去滓。分二服。温进一服，得吐者，止后
去滓。分二服。溫進一服，得吐者，止後

fú 。
服。
服。

shāng hán ， yī yǐ wán yào dà xià zhī ， shēn rè bù qù ， wēi
伤寒，医以丸药大下之，身热不去，微
傷寒，醫以丸藥大下之，身熱不去，微

fán zhě shǔ zhī zǐ gān jiāng tāng
烦者，属栀子干姜汤。
煩者，屬梔子乾薑湯。

zhī zǐ shí sì gè bāi gān jiāng èr liǎng
栀子十四个，擘 干姜二两
梔子十四個，擘 乾薑二兩

shàng èr wèi yǐ shuǐ sān shēng bàn zhǔ qǔ yī shēng bàn
上二味，以水三升半，煮取一升半，
上二味，以水三升半，煑取一升半，

qù zǐ fēn èr fú yī fú dé tù zhě zhǐ hòu fú
去滓。分二服。一服得吐者，止后服。
去滓。分二服。一服得吐者，止後服。

fán yòng zhī zǐ tāng bìng rén jiù wēi táng zhě bù kě yǔ fú
凡用栀子汤，病人旧微溏者，不可与服
凡用梔子湯，病人舊微溏者，不可與服

zhī
之。
之。

shāng hán yī xià zhī xù dé xià lì qīng gǔ bù zhǐ shēn
伤寒，医下之，续得下利清谷不止，身
傷寒，醫下之，續得下利清穀不止，身

téng tòng zhě jí dāng jiù lǐ hòu shēn téng tòng qīng biàn zì tiáo
疼痛者，急当救里。后身疼痛，清便自调
疼痛者，急當救裏。後身疼痛，清便自調

zhě jí dāng jiù biǎo jiù lǐ yí sì nì tāng jiù biǎo yí guì
者，急当救表。救里宜四逆汤；救表宜桂
者，急當救表。救裏宜四逆湯；救表宜桂

zhī tāng
枝汤。
枝湯。

tài yáng bìng guò jīng shí yú rì fǎn èr sān xià zhī hòu
太阳病，过经十余日，反二三下之，后
太陽病，過經十餘日，反二三下之，後

sì wǔ rì chái hú zhèng réng zài zhě xiān yǔ xiǎo chái hú tāng
四五日，柴胡证仍在者，先与小柴胡汤。
四五日，柴胡證仍在者，先與小柴胡湯。

ǒu bù zhǐ xīn xià jí yù yù wēi fán zhě wéi wèi jiě yě
呕不止，心下急，郁郁微烦者，为未解也，
嘔不止，心下急，鬱鬱微煩者，為未解也，

kě yǔ dà chái hú tāng xià zhī zé yù
可与大柴胡汤，下之则愈。
可與大柴胡湯，下之則愈。

chái hú bàn jīn huáng qín sān liǎng sháo yào sān liǎng bàn
柴胡半斤 黄芩三两 芍药三两 半
柴胡半斤 黄芩三兩 芍藥三兩 半

xià bàn shēng xǐ shēng jiāng wǔ liǎng zhǐ shí sì méi zhì
夏半升，洗 生姜五两 枳实四枚，炙
夏半升，洗 生薑五兩 枳實四枚，炙

dà zǎo shí èr méi bāi
大枣十二枚，擘
大棗十二枚，擘

shàng qī wèi yǐ shuǐ yī dǒu èr shēng zhǔ qǔ liù shēng
上七味，以水一斗二升，煮取六升，
上七味，以水一斗二升，煑取六升，

qù zǐ zài jiān qǔ sān shēng wēn fú yī shēng rì sān fú
去滓，再煎取三升。温服一升，日三服。
去滓，再煎取三升。溫服一升，日三服。

yī fāng jiā dà huáng èr liǎng ruò bù jiā kǒng bù wéi dà chái hú
一方加大黄二两，若不加，恐不为大柴胡
一方加大黃二兩，若不加，恐不為大柴胡

tāng
汤。
湯。

shāng hán shí sān rì bù jiě xiōng xié mǎn ér ǒu rì bū
伤寒，十三日不解，胸胁满而呕，日晡
傷寒，十三日不解，胸脅滿而嘔，日晡

suǒ fā cháo rè yǐ ér wēi lì cǐ běn chái hú zhèng xià zhī
所发潮热，已而微利。此本柴胡证，下之
所發潮熱，已而微利。此本柴胡證，下之

yǐ bù dé lì jīn fǎn lì zhě zhī yī yǐ wán yào xià zhī cǐ
以不得利，今反利者，知医以丸药下之，此
以不得利，今反利者，知醫以丸藥下之，此

fēi qí zhì yě cháo rè zhě shí yě xiān fú xiǎo chái hú tāng
非其治也。潮热者，实也，先服小柴胡汤
非其治也。潮熱者，實也，先服小柴胡湯

yǐ jiě wài hòu yǐ chái hú jiā máng xiāo tāng zhǔ zhī
以解外，后以柴胡加芒硝汤主之。
以解外，後以柴胡加芒硝湯主之。

chái hú èr liǎng shí liù zhū huáng qín yī liǎng rén shēn yī
柴胡二两十六铢 黄芩一两 人参一
柴胡二兩十六銖 黃芩一兩 人參一

liǎng gān cǎo yī liǎng zhì shēng jiāng yī liǎng bàn xià èr
两 甘草一两，炙 生姜一两 半夏二
兩 甘草一兩，炙 生薑一兩 半夏二

shí zhū dà zǎo sì méi bāi máng xiāo èr liǎng
十铢 大枣四枚，擘 芒硝二两
十銖 大棗四枚，擘 芒硝二兩

shàng bā wèi yǐ shuǐ sì shēng zhǔ qǔ èr shēng qù zǐ
上八味，以水四升，煮取二升，去滓，
上八味，以水四升，煮取二升，去滓，

nà máng xiāo gèng zhǔ wēi fèi fēn wēn zài fú bù jiě gèng
纳芒硝，更煮微沸。分温再服。不解更
納芒硝，更煑微沸。分溫再服。不解更

zuò
作。
作。

shāng hán shí sān rì guò jīng zhān yǔ zhě yǐ yǒu rè yě
伤寒十三日，过经谵语者，以有热也，
傷寒十三日，過經譫語者，以有熱也，

dāng yǐ tāng xià zhī ruò xiǎo biàn lì zhě dà biàn dāng yìng ér
当以汤下之。若小便利者，大便当硬，而
當以湯下之。若小便利者，大便當硬，而

fǎn xià lì mài tiáo hé zhě zhī yī yǐ wán yào xià zhī fēi qí
反下利，脉调和者，知医以丸药下之，非其
反下利，脉調和者，知醫以丸藥下之，非其

zhì yě ruò zì xià lì zhě mài dāng wēi jué jīn fǎn hé zhě
治也。若自下利者，脉当微厥，今反和者，
治也。若自下利者，脉當微厥，今反和者，

cǐ wéi nèi shí yě shǔ tiáo wèi chéng qì tāng zhèng
此为内实也，属调胃承气汤证。
此為內實也，屬調胃承氣湯證。

shāng hán bā jiǔ rì xià zhī xiōng mǎn fán jīng xiǎo biàn bù
伤寒八九日，下之胸满烦惊，小便不
傷寒八九日，下之胸滿煩驚，小便不

lì zhān yǔ yī shēn jìn zhòng bù kě zhuǎn cè zhě shǔ chái
利，谵语，一身尽重，不可转侧者，属柴
利，譫語，一身盡重，不可轉側者，屬柴

hú jiā lóng gú mǔ lì tāng
胡加龙骨牡蛎汤。
胡加龍骨牡蠣湯。

chái hú sì liǎng lóng gú yī liǎng bàn huáng qín yī liǎng bàn
柴胡四两 龙骨一两半 黄芩一两半
柴胡四兩 龍骨一兩半 黄芩一兩半

shēng jiāng yī liǎng bàn qiē qiān dān yī liǎng bàn rén shēn yī liǎng bàn
生姜一两半，切 铅丹一两半 人参一两半
生薑一兩半，切 鉛丹一兩半 人參一兩半

guì zhī yī liǎng bàn qù pí fú líng yī liǎng bàn
桂枝一两半，去皮 茯苓一两半
桂枝一兩半，去皮 茯苓一兩半

bàn xià èr gě bàn xǐ dà huáng èr liǎng mǔ lì yī liǎng bàn áo
半夏二合半，洗 大黄二两 牡蛎一两半，熬
半夏二合半，洗 大黄二兩 牡蠣一兩半，熬

dà zǎo liù méi bāi
大枣六枚，擘
大棗六枚，擘

shàng shí èr wèi yǐ shuǐ bā shēng zhǔ qǔ sì shēng nà dà huáng qiē rú qí zǐ gèng zhǔ yī liǎng fèi qù zǐ wēn fú yī shēng
上十二味，以水八升，煮取四升，纳大黄切如棋子，更煮一两沸，去滓。温服一升。
上十二味，以水八升，煑取四升，納大黄切如棋子，更煑一兩沸，去滓。溫服一升。

huǒ nì xià zhī yīn shāo zhēn fán zào zhě shǔ guì zhī gān cǎo lóng gú mǔ lì tāng
火逆，下之，因烧针烦躁者，属桂枝甘草龙骨牡蛎汤。
火逆，下之，因燒針煩躁者，屬桂枝甘草龍骨牡蠣湯。

tài yáng bìng mài fú ér dòng shuò fú zé wéi fēng shuò zé
太阳病，脉浮而动数，浮则为风，数则
太陽病，脉浮而動數，浮則為風，數則

wéi rè dòng zé wéi tòng shuò zé wéi xū tóu tòng fā rè wēi
为热，动则为痛，数则为虚，头痛发热，微
為熱，動則為痛，數則為虛，頭痛發熱，微

dào hàn chū ér fǎn wù hán zhě biǎo wèi jiě yě yī fǎn xià
盗汗出，而反恶寒者，表未解也。医反下
盜汗出，而反惡寒者，表未解也。醫反下

zhī dòng shuò biàn chí gé nèi jù tòng wèi zhōng kōng xū kè
之，动数变迟，膈内拒痛，胃中空虚，客
之，動數變遲，膈内拒痛，胃中空虛，客

qì dòng gé duǎn qì zào fán xīn zhōng ào náo yáng qì nèi
气动膈，短气躁烦，心中懊侬，阳气内
氣動膈，短氣躁煩，心中懊憹，陽氣内

xiàn xīn xià yīn yìng zé wéi jié xiōng shǔ dà xiàn xiōng tāng
陷，心下因硬，则为结胸，属大陷胸汤
陷，心下因硬，則為結胸，屬大陷胸湯

zhèng ruò bù jié xiōng dàn tóu hàn chū yú chù wú hàn qí
证。若不结胸，但头汗出，余处无汗，齐
證。若不結胸，但頭汗出，餘處無汗，齊

jǐng ér huán xiǎo biàn bù lì shēn bì fā huáng
颈而还，小便不利，身必发黄。
頸而還，小便不利，身必發黃。

shāng hán wǔ liù rì ǒu ér fā rè zhě chái hú tāng zhèng
伤寒五六日，呕而发热者，柴胡汤证
傷寒五六日，嘔而發熱者，柴胡湯證

jù ér yǐ tā yào xià zhī chái hú zhèng réng zài zhě fù yǔ
具，而以他药下之，柴胡证仍在者，复与
具，而以他藥下之，柴胡證仍在者，復與

chái hú tāng cǐ suī yǐ xià zhī bù wéi nì bì zhēng zhēng ér
柴胡汤。此虽已下之不为逆，必蒸蒸而
柴胡湯。此雖已下之不為逆，必蒸蒸而

zhèn què fā rè hàn chū ér jiě ruò xīn xià mǎn ér yìng tòng
振，却发热汗出而解。若心下满而硬痛
振，却發熱汗出而解。若心下滿而硬痛

zhě cǐ wéi jié xiōng yě dà xiàn xiōng tāng zhǔ zhī yòng qián
者，此为结胸也，大陷胸汤主之，用前
者，此為結胸也，大陷胸湯主之，用前

fāng dàn mǎn ér bù tòng zhě cǐ wéi pǐ chái hú bù zhōng yǔ
方。但满而不痛者，此为痞，柴胡不中与
方。但滿而不痛者，此為痞，柴胡不中與

zhī shǔ bàn xià xiè xīn tāng
之，属半夏泻心汤。
之，屬半夏瀉心湯。

bàn xià bàn shēng xǐ huáng shēn sān liǎng gān jiāng sān
半夏半升，洗　黄参三两　干姜三
半夏半升，洗　黃參三兩　乾薑三

liǎng rén shēn sān liǎng gān cǎo sān liǎng zhì huáng lián yī liǎng
两　人参三两　甘草三两，炙　黄连一两
兩　人參三兩　甘草三兩，炙　黃連一兩

dà zǎo shí èr méi bāi
大枣十二枚，擘
大棗十二枚，擘

shàng qī wèi yǐ shuǐ yī dǒu zhǔ qǔ liù shēng qù zǐ
上七味，以水一斗，煮取六升，去滓，
上七味，以水一斗，煮取六升，去滓，

zài jiān qǔ sān shēng wēn fú yī shēng rì sān fú
再煎取三升，温服一升，日三服。
再煎取三升，溫服一升，日三服。

běn yǐ xià zhī gù xīn xià pǐ yǔ xiè xīn tāng pǐ bù
本已下之，故心下痞，与泻心汤，痞不
本已下之，故心下痞，與瀉心湯，痞不

jiě qí rén kě ér kǒu zào fán xiǎo biàn bù lì zhě shǔ wǔ
解，其人渴而口燥，烦，小便不利者，属五
解，其人渴而口燥，煩，小便不利者，屬五

líng sǎn
苓散。
苓散。

zhū líng shí bā zhū qù hēi pí bái zhú shí bā zhū fú
猪苓十八铢，去黑皮 白术十八铢 茯
豬苓十八銖，去黑皮 白术十八銖 茯

líng shí bā zhū zé xiè yī liǎng liù zhū guì xīn bàn liǎng qù
苓十八铢 泽泻一两六铢 桂心半两，去
苓十八銖 澤瀉一兩六銖 桂心半兩，去

pí
皮
皮

shàng wǔ wèi wèi sǎn bái yǐn hé fú fāng cùn bǐ rì sān
上五味，为散，白饮和服方寸匕，日三
上五味，為散，白飲和服方寸匕，日三

fú duō yǐn nuǎn shuǐ hàn chū yù
服，多饮暖水，汗出愈。
服，多飲暖水，汗出愈。

shāng hán zhòng fēng yī fǎn xià zhī qí rén xià lì rì shù
伤寒中风，医反下之，其人下利日数
傷寒中風，醫反下之，其人下利日數

shí xíng gǔ bù huà fù zhōng léi míng xīn xià pǐ yìng ér mǎn
十行，谷不化，腹中雷鸣，心下痞硬而满，
十行，穀不化，腹中雷鳴，心下痞硬而滿，

gān ǒu xīn fán bù dé ān yī jiàn xīn xià pǐ wèi bìng bù jìn
干呕心烦不得安。医见心下痞，谓病不尽，
乾嘔心煩不得安。醫見心下痞，謂病不盡，

fù xià zhī qí pǐ yì shèn cǐ fēi jié rè dàn yǐ wèi zhōng
复下之，其痞益甚。此非结热，但以胃中
復下之，其痞益甚。此非結熱，但以胃中

xū kè qì shàng nì gù shǐ yìng yě shǔ gān cǎo xiè xīn tāng
虚，客气上逆，故使硬也，属甘草泻心汤。
虛，客氣上逆，故使硬也，屬甘草瀉心湯。

shāng hán fú tāng yào xià lì bù zhǐ xīn xià pǐ yìng
伤寒，服汤药，下利不止，心下痞硬，
傷寒，服湯藥，下利不止，心下痞硬，

fú xiè xīn tāng yǐ fù yǐ tā yào xià zhī lì bù zhǐ yī yǐ
服泻心汤已，复以他药下之，利不止。医以
服瀉心湯已，復以他藥下之，利不止。醫以

lǐ zhōng yǔ zhī lì yì shèn lǐ zhōng lǐ zhōng jiāo cǐ lì
理中与之，利益甚。理中，理中焦，此利
理中與之，利益甚。理中，理中焦，此利

zài xià jiāo shǔ chì shí zhī yǔ yú liáng tāng fù bù zhǐ zhě
在下焦，属赤石脂禹余粮汤。复不止者，
在下焦，屬赤石脂禹餘粮湯。復不止者，

dāng lì qí xiǎo biàn
当利其小便。
當利其小便。

tài yáng bìng wài zhèng wèi chú ér shù xià zhī suì xié rè ér
太阳病，外证未除而数下之，遂协热而
太陽病，外證未除而數下之，遂協熱而

lì lì xià bù zhǐ xīn xià pǐ yìng biǎo lǐ bù jiě zhě shǔ
利，利下不止，心下痞硬，表里不解者，属
利，利下不止，心下痞硬，表裏不解者，屬

guì zhī rén shēn tāng 桂枝人参汤。 桂枝人參湯。
guì zhī sì liǎng bié qiē qù pí gān cǎo sì liǎng zhì 桂枝四两，别切，去皮 甘草四两，炙 桂枝四兩，別切，去皮 甘草四兩，炙
bái zhú sān liǎng rén shēn sān liǎng gān jiāng sān liǎng 白术三两 人参三两 干姜三两 白朮三兩 人參三兩 乾薑三兩
shàng wǔ wèi yǐ shuǐ jiǔ shēng xiān zhǔ sì wèi qǔ wǔ 上五味，以水九升，先煮四味，取五 上五味，以水九升，先煑四味，取五
shēng nà guì gèng zhǔ qǔ sān shēng qù zǐ wēn fú yī 升，纳桂，更煮取三升，去滓。温服一 升，納桂，更煑取三升，去滓。溫服一
shēng rì zài yè yī fú 升，日再夜一服。 升，日再夜一服。
xià hòu bù kě gēng xíng guì zhī tāng hàn chū ér chuǎn wú 下后不可更行桂枝汤，汗出而喘，无 下後不可更行桂枝湯，汗出而喘，無
dà rè zhě shǔ má huáng xìng zǐ gān cǎo shí gāo tāng 大热者，属麻黄杏子甘草石膏汤。 大熱者，屬麻黃杏子甘草石膏湯。
má huáng sì liǎng qù jié xìng rén wǔ shí gè qù pí 麻黄四两，去节 杏仁五十个，去皮、 麻黃四兩，去節 杏仁五十個，去皮、
jiān gān cǎo èr liǎng zhì shí gāo bàn jīn suì 尖 甘草二两，炙 石膏半斤，碎 尖 甘草二兩，炙 石膏半斤，碎

shàng sì wèi yǐ shuǐ qī shēng xiān zhǔ má huáng jiǎn èr
上四味，以水七升，先煮麻黄，减二
上四味，以水七升，先煑麻黃，減二

shēng qù shàng mò nà zhū yào zhǔ qǔ sān shēng qù zǐ
升，去上沫，纳诸药，煮取三升，去滓。
升，去上沫，納諸藥，煑取三升，去滓。

wēn fú yī shēng
温服一升。
溫服一升。

yáng míng bìng xià zhī qí wài yǒu rè shǒu zú wēn bù
阳明病，下之，其外有热，手足温，不
陽明病，下之，其外有熱，手足溫，不

jié xiōng xīn zhōng ào náo jī bù néng shí dàn tóu hàn chū zhě
结胸，心中懊侬，饥不能食，但头汗出者，
結胸，心中懊憹，飢不能食，但頭汗出者，

shǔ zhī zǐ chǐ tāng zhèng
属栀子豉汤证。
屬梔子豉湯證。

shāng hán tù hòu fù zhàng mǎn zhě shǔ tiáo wèi chéng qì tāng
伤寒吐后，腹胀满者，属调胃承气汤
傷寒吐後，腹脹滿者，屬調胃承氣湯

zhèng
证。
證。

bìng rén wú biǎo lǐ zhèng fā rè qī bā rì mài suī fú shuò
病人无表里证，发热七八日，脉虽浮数
病人無表裏證，發熱七八日，脉雖浮數

zhě kě xià zhī jiǎ lìng yǐ xià mài shuò bù jiě jīn rè zé
者，可下之。假令已下，脉数不解，今热则
者，可下之。假令已下，脉數不解，今熱則

xiāo gǔ xǐ jī，zhì liù qī rì bù dà biàn zhě，yǒu yū xuè，shǔ
消谷喜饥，至六七日不大便者，有瘀血，属
消穀喜飢，至六七日不大便者，有瘀血，屬

dǐ dāng tāng
抵当汤。
抵當湯。

dà huáng sān liǎng，jiǔ xǐ　táo rén èr shí méi，qù pí
大黄三两，酒洗　桃仁二十枚，去皮、
大黄三兩，酒洗　桃仁二十枚，去皮、

jiān　shuǐ zhì sān shí méi，áo　méng chóng qù chì zú，sān shí
尖　水蛭三十枚，熬　虻虫去翅足，三十
尖　水蛭三十枚，熬　虻蟲去翅足，三十

méi，áo
枚，熬
枚，熬

shàng sì wèi，yǐ shuǐ wǔ shēng，zhǔ qǔ sān shēng，qù zǐ。
上四味，以水五升，煮取三升，去滓。
上四味，以水五升，煑取三升，去滓。

wēn fú yī shēng，bù xià gèng fú。
温服一升，不下更服。
溫服一升，不下更服。

běn tài yáng bìng，yī fǎn xià zhī，yīn ěr fù mǎn shí tòng
本太阳病，医反下之，因尔腹满时痛
本太陽病，醫反下之，因爾腹滿時痛

zhě，shǔ tài yīn yě，shǔ guì zhī jiā sháo yào tāng。
者，属太阴也，属桂枝加芍药汤。
者，屬太陰也，屬桂枝加芍藥湯。

shāng hán liù qī rì，dà xià，cùn mài chén ér chí，shǒu zú
伤寒六七日，大下，寸脉沉而迟，手足
傷寒六七日，大下，寸脉沉而遲，手足

jué nì xià bù mài bù zhì hóu yān bù lì tuò nóng xuè xiè

厥逆，下部脉不至，喉咽不利，唾脓血，泄

厥逆，下部脈不至，喉咽不利，唾膿血，泄

lì bù zhǐ zhě wéi nán zhì shǔ má huáng shēng má tāng

利不止者，为难治，属麻黄升麻汤。

利不止者，為難治，屬麻黄升麻湯。

má huáng èr liǎng bàn qù jié shēng mā yī liǎng liù zhū

麻黄二两半，去节 升麻一两六铢

麻黄二兩半，去節 升麻一兩六銖

dāng guī yī liǎng liù zhū zhī mǔ shí bā zhū huáng qín shí bā

当归一两六铢 知母十八铢 黄芩十八

當歸一兩六銖 知母十八銖 黄芩十八

zhū wēi ruí shí bā zhū sháo yào liù zhū tiān mén dōng liù

铢 葳蕤十八铢 芍药六铢 天门冬六

銖 萎蕤十八銖 芍藥六銖 天門冬六

zhū qù xīn guì zhī liù zhū qù pí fú líng liù zhū gān

铢，去心 桂枝六铢，去皮 茯苓六铢 甘

銖，去心 桂枝六銖，去皮 茯苓六銖 甘

cǎo liù zhū zhì shí gāo liù zhū suì mián guǒ bái zhú liù

草六铢，炙 石膏六铢，碎，绵裹 白术六

草六銖，炙 石膏六銖，碎，綿裹 白术六

zhū gān jiāng liù zhū

铢 干姜六铢

銖 乾薑六銖

shàng shí sì wèi yǐ shuǐ yī dǒu xiān zhǔ má huáng yī liǎng

上十四味，以水一斗，先煮麻黄一两

上十四味，以水一斗，先煑麻黄一兩

fèi qù shàng mò nà zhū yào zhǔ qǔ sān shēng qù zǐ fēn

沸，去上沫，纳诸药，煮取三升，去滓。分

沸，去上沫，納諸藥，煑取三升，去滓。分

wēn sān fú xiāng qù rú chuī sān dǒu mǐ qǐng lìng jìn hàn chū yù
温三服，相去如炊三斗米顷令尽，汗出愈。
溫三服，相去如炊三斗米頃令盡，汗出愈。

shāng hán běn zì hán xià yī fù tù xià zhī hán gé gèng nì
伤寒本自寒下，医复吐下之，寒格更逆
傷寒本自寒下，醫復吐下之，寒格更逆

tù xià ruò shí rù kǒu jí tù shǔ gān jiāng huáng qín huáng lián rén
吐下，若食入口即吐，属干姜黄芩黄连人
吐下，若食入口即吐，屬乾薑黄芩黄連人

shēn tāng
参汤。
參湯。